COLOR ATLAS OF ULTRASOUND ANATOMY 3RD EDITION

超声解剖彩色图谱（第3版）

著者 ［德］Berthold Block
主译 亓恒涛

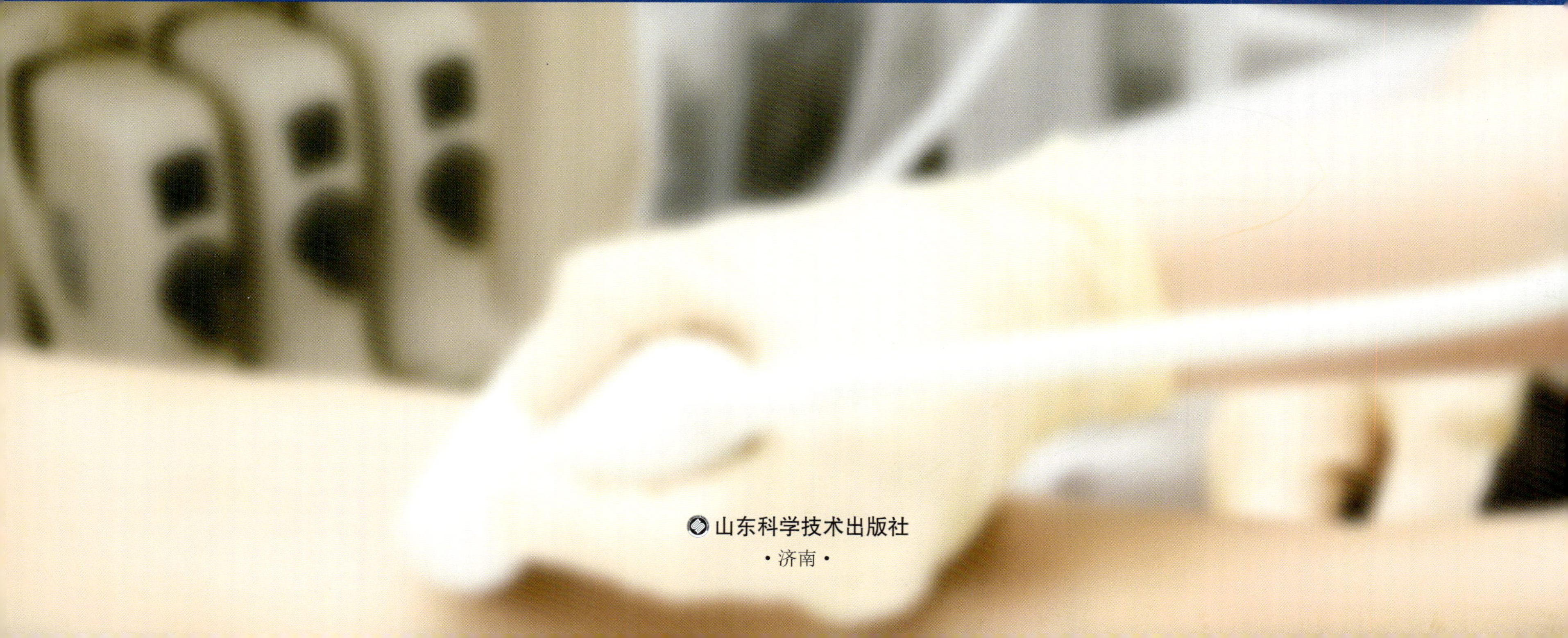

山东科学技术出版社
·济南·

图书在版编目（CIP）数据

超声解剖彩色图谱 /［德］贝特霍尔德·布洛克（Berthold Block）著；亓恒涛主译 . -- 3 版 . -- 济南：山东科学技术出版社，2024.7
ISBN 978-7-5331-9555-7

Ⅰ . ①超… Ⅱ . ①贝… ②亓… Ⅲ . ①超声应用 – 人体解剖学 – 图谱 Ⅳ . ① R322

中国国家版本馆 CIP 数据核字 (2024) 第 101545 号

超声解剖彩色图谱（第 3 版）

CHAOSHENG JIEPOU CAISE TUPU（DI 3 BAN）

责任编辑：冯　悦
装帧设计：李晨溪

主管单位：山东出版传媒股份有限公司
出 版 者：山东科学技术出版社
地址：济南市市中区舜耕路 517 号
邮编：250003　电话：（0531）82098088
网址：www.lkj.com.cn
电子邮件：sdkj@sdcbcm.com
发 行 者：山东科学技术出版社
地址：济南市市中区舜耕路 517 号
邮编：250003　电话：（0531）82098067
印 刷 者：济南龙玺印刷有限公司
地址：济南市历城区桑园路 14 号
邮编：250100　电话：（0531）86027518

规格：16 开（260 mm × 184 mm）
印张：12　**字数：**108 千
版次：2024 年 7 月第 1 版　**印次：**2024 年 7 月第 1 次印刷
定价：86.00 元

Original title:
Color Atlas of Ultrasound Anatomy, 3/e by Berthold Block
Illustrator: Gay & Sender, Bremen, Germany

版权登记号：图字 15-2022-109

著者　［德］**Berthold Block, MD**

Private Practice

Braunschweig

Germany

主译　亓恒涛　山东第一医科大学附属省立医院

译者　（以姓氏笔画为序）

王　蕾　山东第一医科大学附属省立医院

王铁铮　山东第一医科大学附属省立医院

王烨婷　山东第一医科大学附属省立医院

刘丽华　山东第一医科大学附属省立医院

苏　晨　山东第一医科大学附属省立医院

张茗卉　首都医科大学附属北京友谊医院

张淑倩　山东大学齐鲁医院

陈　雯　山东第一医科大学附属省立医院

秦珂臻　山东第一医科大学附属省立医院

班永光　山东第一医科大学附属省立医院

郭　飞　山东大学附属威海市立医院

崔丽园　山东第一医科大学附属省立医院

重要提示

医学是一门不断变化、不断发展的科学。研究和临床经验不断扩展着我们的知识，特别在正确治疗和药物疗法方面。对于本书提及的任何药物剂量或使用方法，作者、编辑和出版社已尽一切努力确保此类内容符合本书出版时的知识水平。

然而这并不涉及、暗示或表示出版社对本书中所述的任何药物剂量说明和用药方式负有任何保证或责任。每位读者应当仔细阅读每种药物附带的制造商说明书，并在必要时咨询医生或专家，检查其中提及的剂量或制造商声明的禁忌证是否与本书中的声明不同，这对于使用较少或刚刚上市的药物尤为重要。使用的任何一种药物剂量或任何一种用药方式完全由读者自行承担风险和责任。如果在出版后发现工作中的错误，勘误表将发布在 www.thieme.com 的药品描述页面上。

尽管本书并没有一一强调，书中提及的一些产品名称、专利和注册设计实际上有注册商标或专有名称。因此，即使出现的名称不是专有名称，也不得解释为其不受版权保护。

Thieme 出版社平等地对待所有性别身份。我们鼓励作者在上下文允许的情况下使用性别中性或性别平等的表达方式。

中文版序

“居高声自远，非是藉秋风。” Berthold Block 撰著的 *Color Atlas of Ultrasound Anatomy*，于 2008 年由 Thieme 出版社首次以英文出版，随后翻译成中文、日文、法文、德文、西班牙文、意大利文、土耳其文、波兰文、葡萄牙文、克罗地亚文、捷克文、希腊文等十几种文字出版。客观事实说明了这部专著在全球的广泛影响，并为超声学科的发展树立了一座光辉的里程碑。

“苟日新，日日新，又日新。” *Color Atlas of Ultrasound Anatomy* 第 3 版于 2022 年出版，图像的编排独具匠心：体表平面扫描、器官内部对应、示意对照图解。深入之后能够浅出，对于初学者来说是很有帮助的一本书，对于超声专业和临床工作者更是良师益友。“物情无巨细，自适固其常。”超声解剖学是超声学科的基础，是临床正确诊断的依据。这部专著为影像科医师、临床各科医师、医学生提供了坚实的超声学解剖基础。

“采得百花成蜜后，为谁辛苦为谁甜。”这部令人耳目一新的译著，由亓恒涛博士主译，并组织了多位风华正茂的超声医学、影像医学博士和硕士分工完成，译著的出版得到山东科学技术出版社的鼎力支持，体现了“他山之石，可以攻玉”“操千曲而后晓声，观千剑而后识器”的意境。庆贺之时，是为之序。

中国工程院资深院士 钟世镇

2024 年春

第 3 版前言

本书第 3 版对胆囊、脾脏和肾脏篇中的四组超声图像进行了修订和扩展。对前列腺和子宫篇的内容进行了扩展，现在分别包含了经直肠和经阴道超声图像。前列腺篇的图像由 Harald Junius 博士提供，子宫篇的图像由 Christian Schütte 博士提供。我要再次对他们的奉献表示感谢。

Berthold Block

布伦瑞克，2021 年秋

第 2 版前言

超声扫描会获得一系列的断面图像，而诠释检查的基础也正是这一张张断面图像。很多时候，检查者容易因不同患者相同区域的各种声像图表现而困惑。导致这种情况的原因很多，如组织密度、体内脂肪的差异，年龄的不同，前方的气体以及伪像。在大多数受检者中，明显的偏差并不真正是由解剖学的差异造成的。只有严格遵循超声扫描规范时，才能在每个受检者身上获得高度一致的断面图像。即使图像本身差异很大，其解剖学关系也可保持不变。

在出版社和作者的努力下，本书英文版首版于 2008 年出版，这具有开创性的意义。该书已被翻译成多国文字在世界范围内出版发行，这也表明超声解剖学界亟须一套完整而又系统的扫描方法。

在本书第 2 版中，首版中的部分插图被新的图片所替代，同时增加了一系列全新的图片。新的图片是在通用电气公司的超声仪器上采集完成的，为此，我们特别感谢通用电气公司的热心帮助。感谢 Mrs. Katharina Wasser 和 Mrs. Jana Steding 在超声机器和技术上的帮助，同时感谢德国 Hering Ultraschalltechnik/Sonoring 公司的 Mr. Jan-Hendrik Hering，其在联络通用电气公司等诸多方面提供了帮助。

许多人在本书的创作过程中做出了贡献。感谢 Dr. Hartwig Schondube 和 Dr. Matthias Geist，特别感谢 Dr. Waldemar Muschol 和 Dr. Helge Donitz 对本书的帮助。也要感谢 Thieme 医学出版公司的员工，他们让本书的出版成为现实，尤其要感谢 Mr. Stephan Konnry、Ms. Gabriele Kuhn-Giovannini 和 Ms. Elisabeth Kurz。

Berthold Block

目　录

注：本书图中数字与器官的对应关系请参照第 178 页。

扫描路径上的数字所对应本书中相应的图序号见下图。

▶ 血管

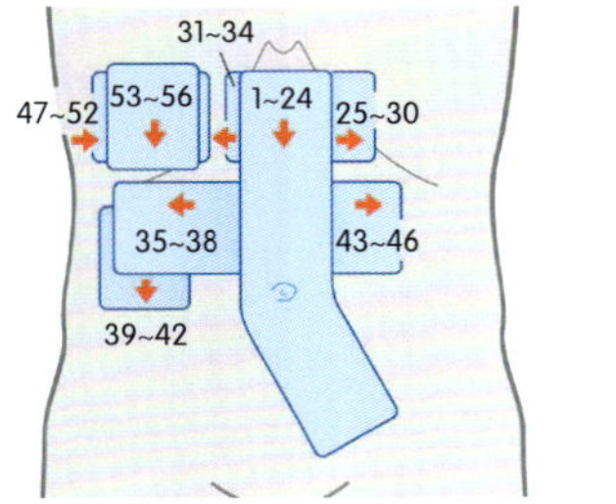

▶ 肝脏

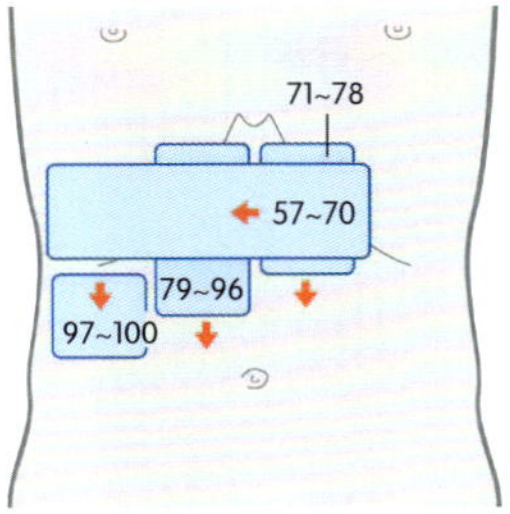

▶ 胆囊

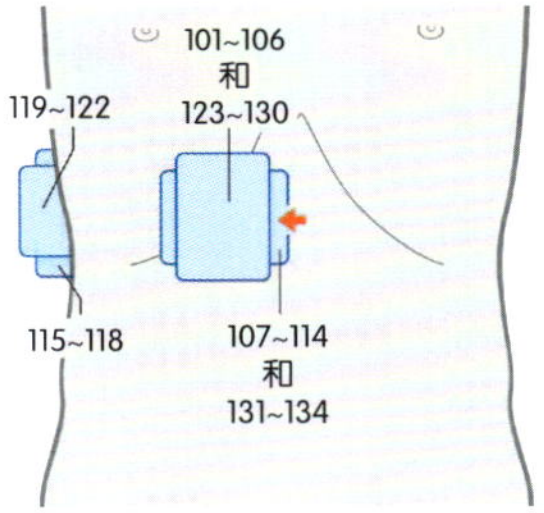

▶ 胰腺

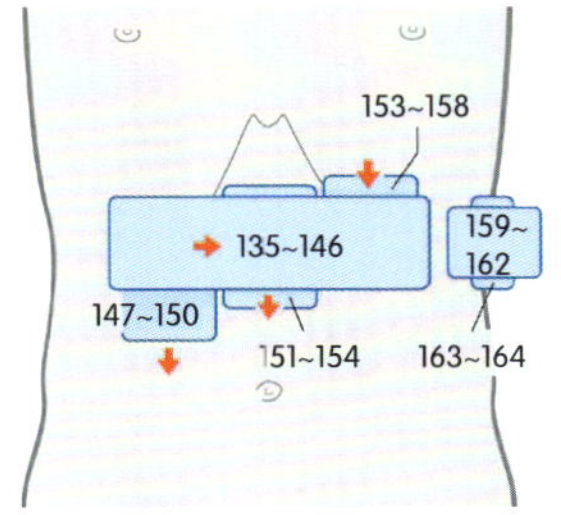

▶ 脾脏

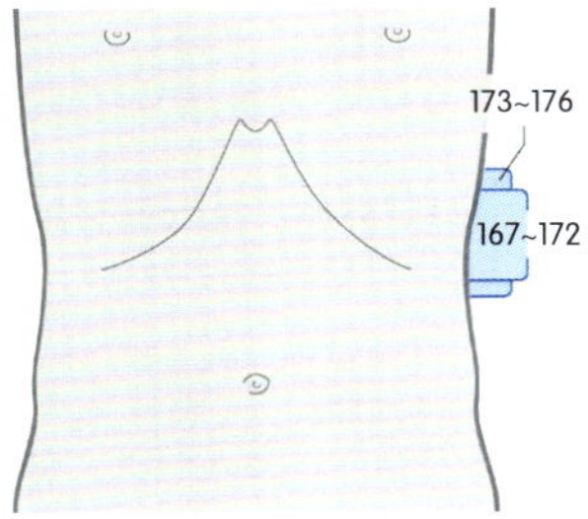

▶ 肾脏

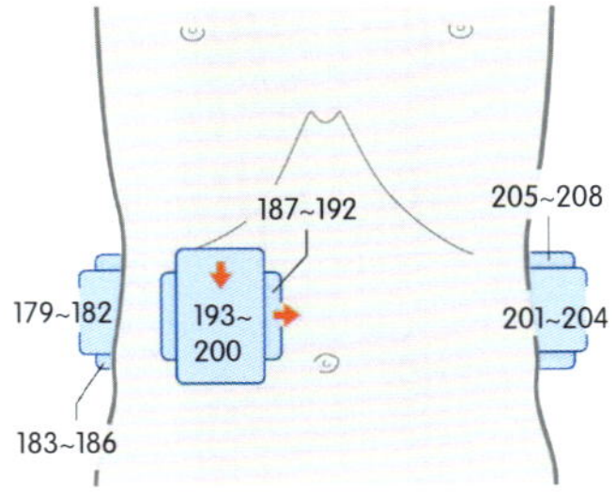

▶ 肾上腺

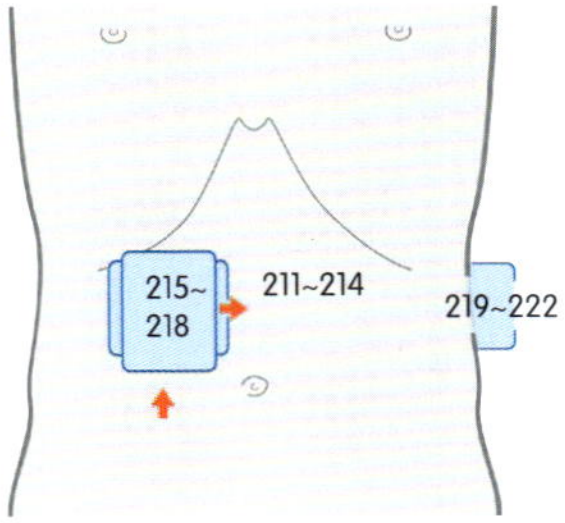

▶ 胃

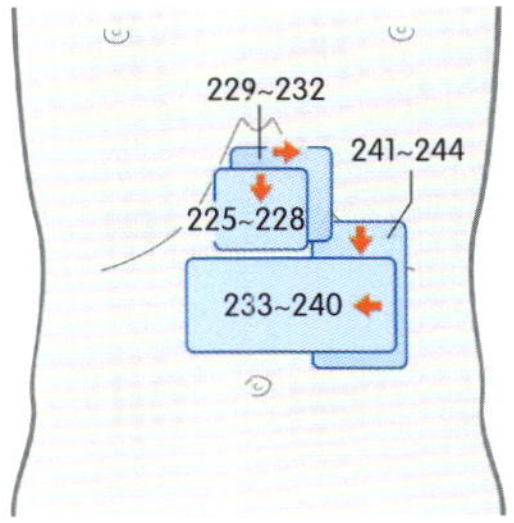

▶ 膀胱

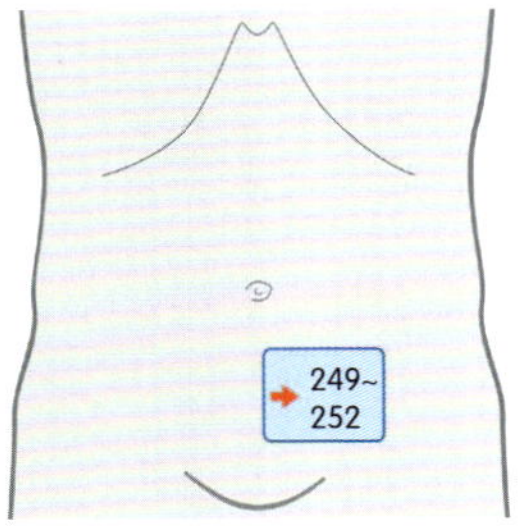

▶ 前列腺

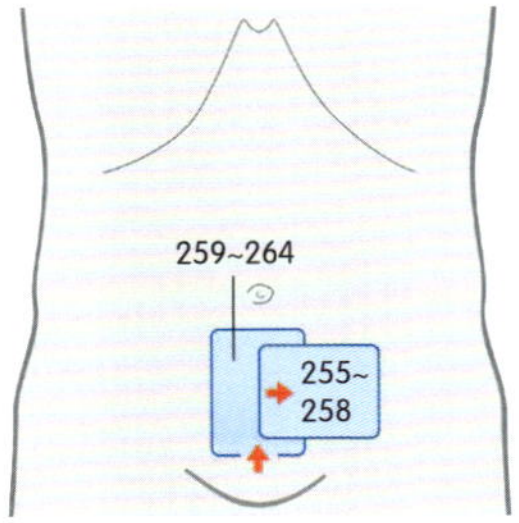

▶ 子宫

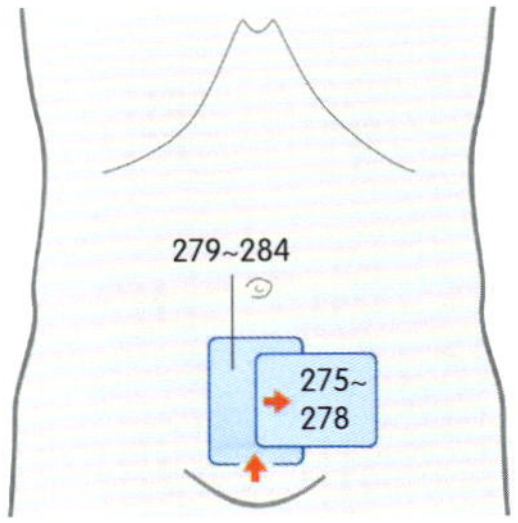

▶ 甲状腺

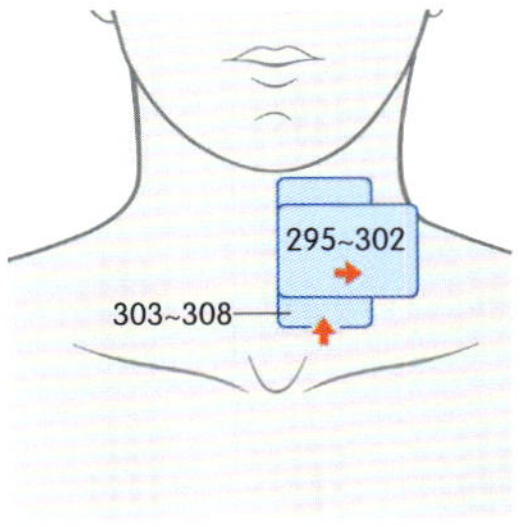

腹部扫描标准切面

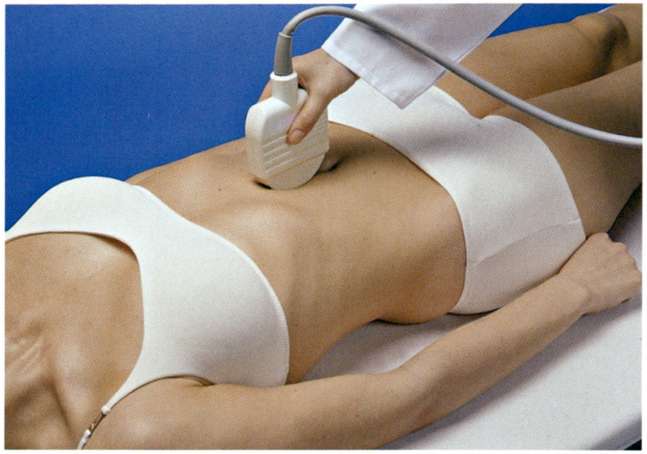
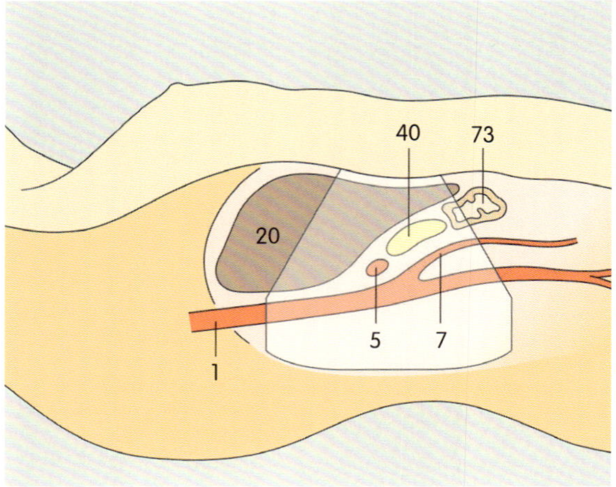

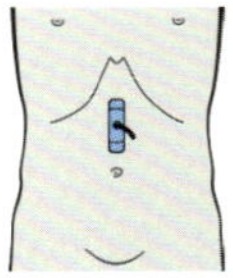

▶ 上腹部纵向扫描，中部

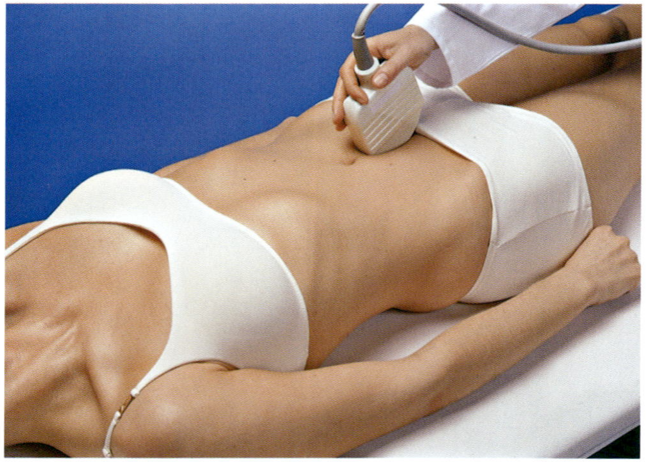
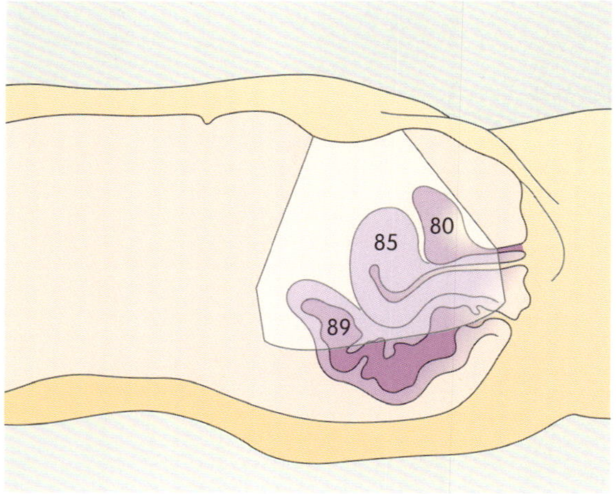

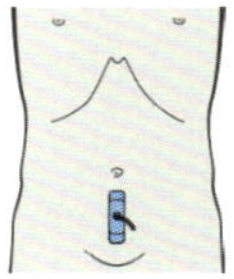

▶ 下腹部纵向扫描，中部

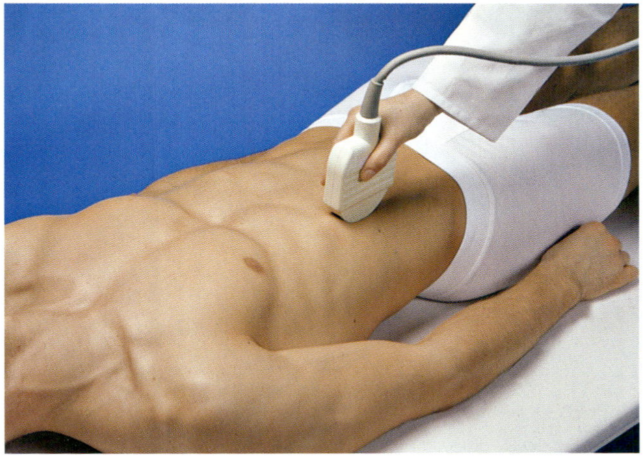

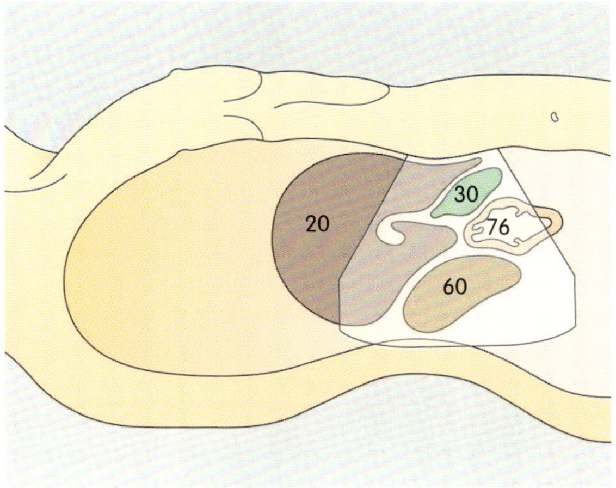

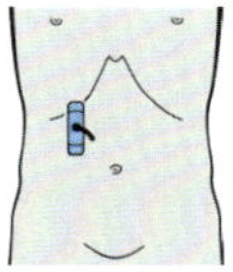

▶ 上腹部纵向扫描，右侧

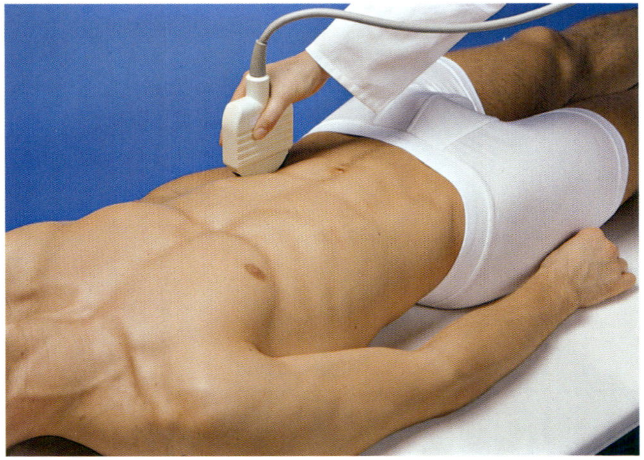

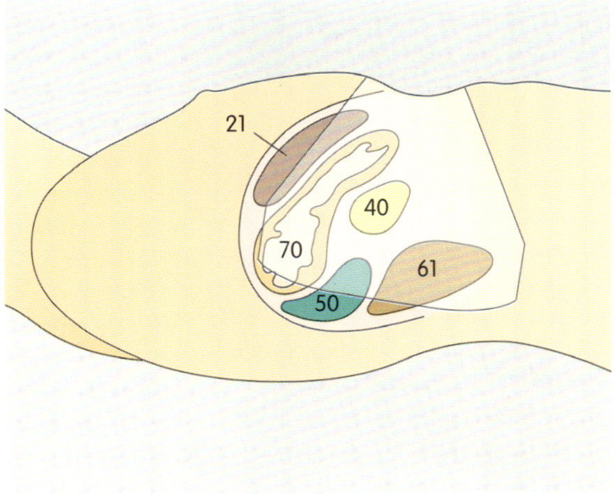

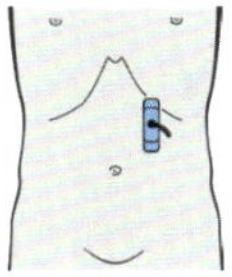

▶ 上腹部纵向扫描，左侧

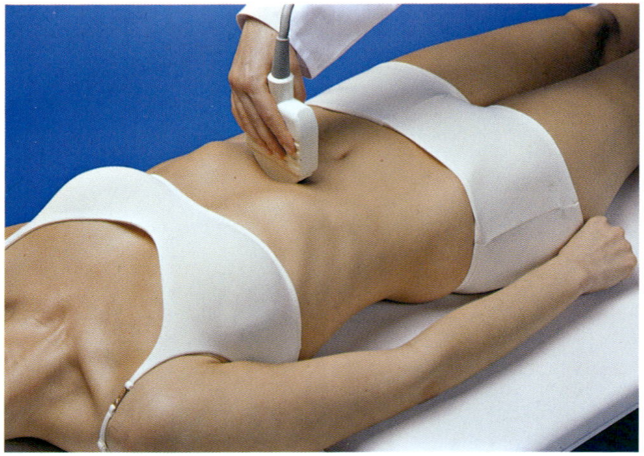

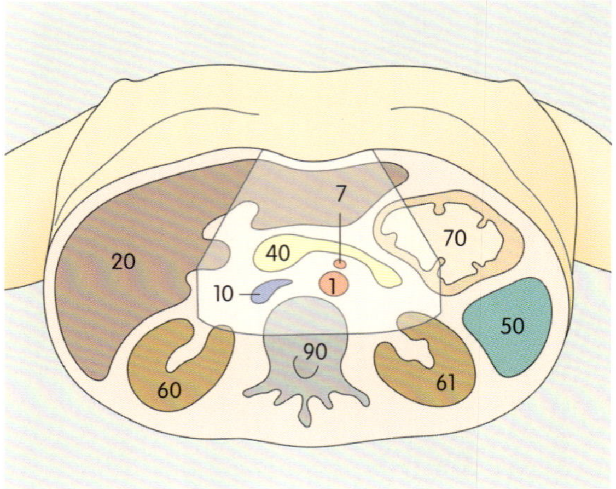

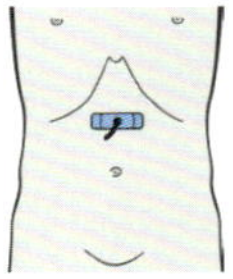

▶ 上腹部横向扫描，中部

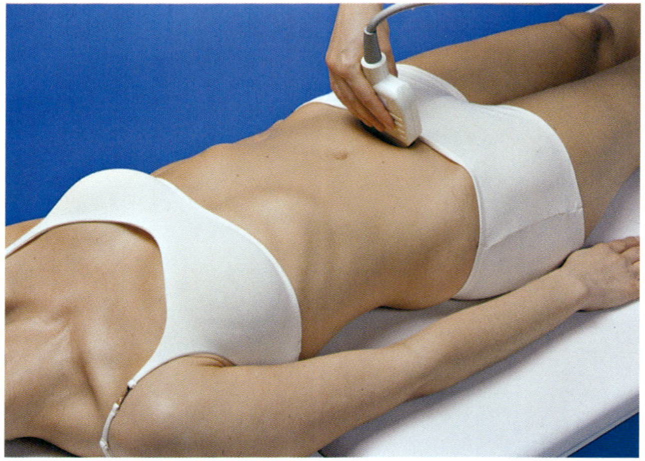

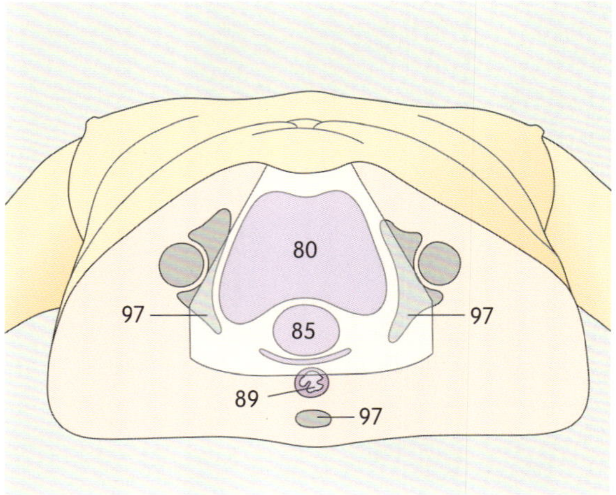

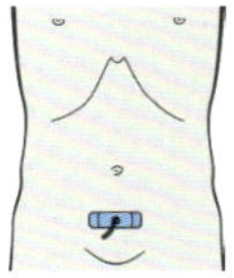

▶ 下腹部横向扫描，中部

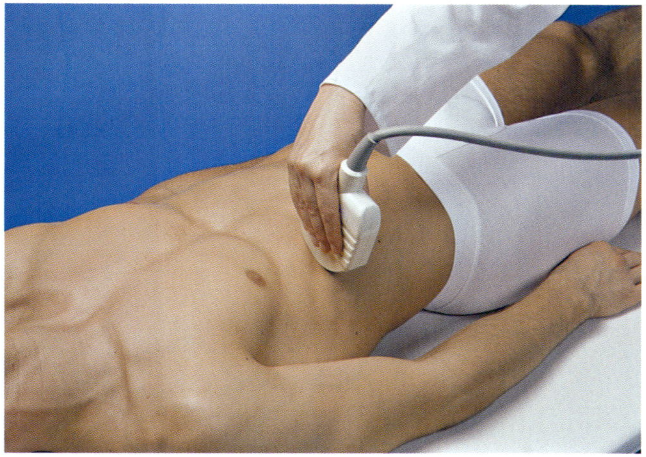

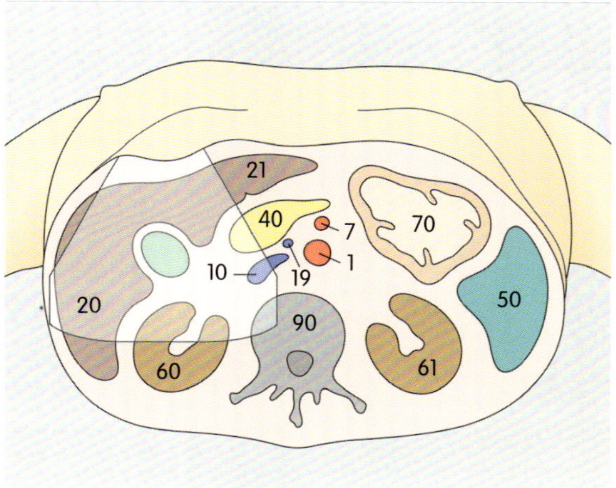

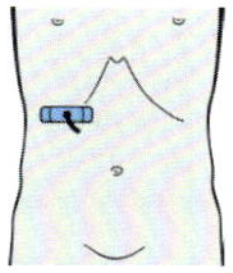

▶ 上腹部横向扫描，右侧

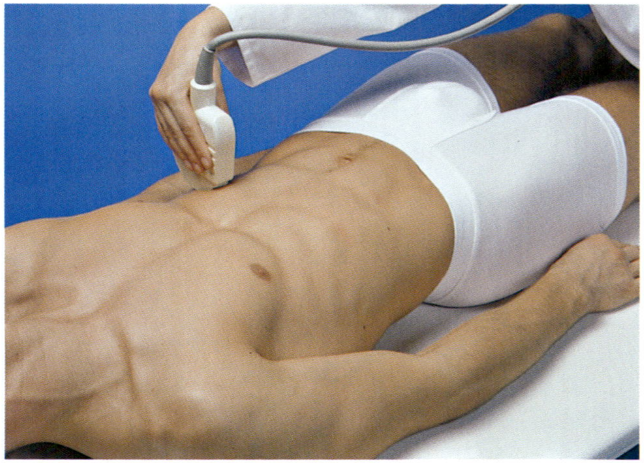

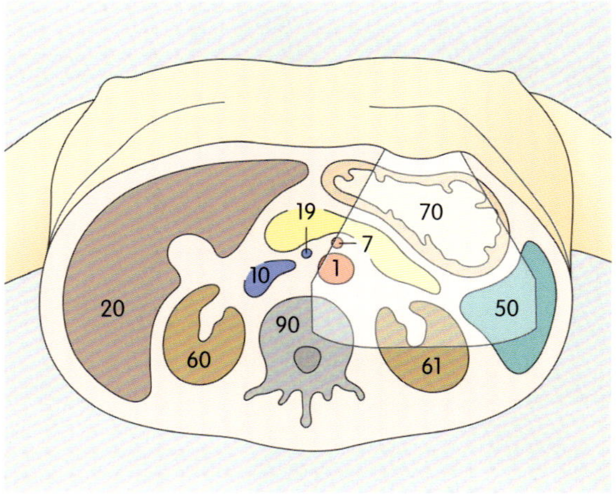

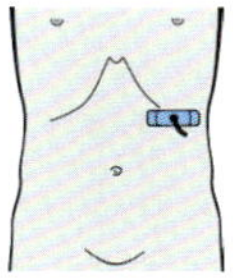

▶ 上腹部横向扫描，左侧

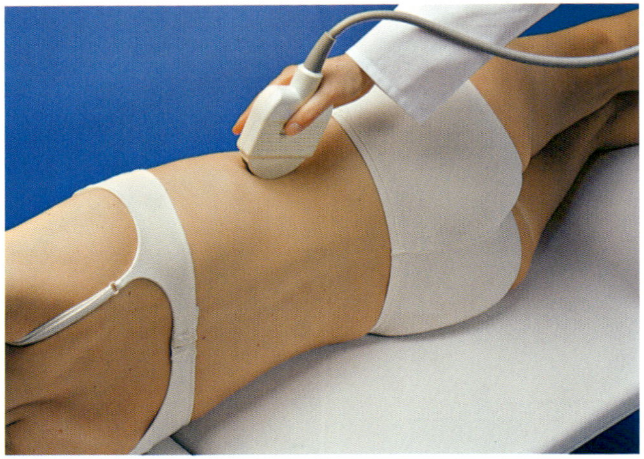

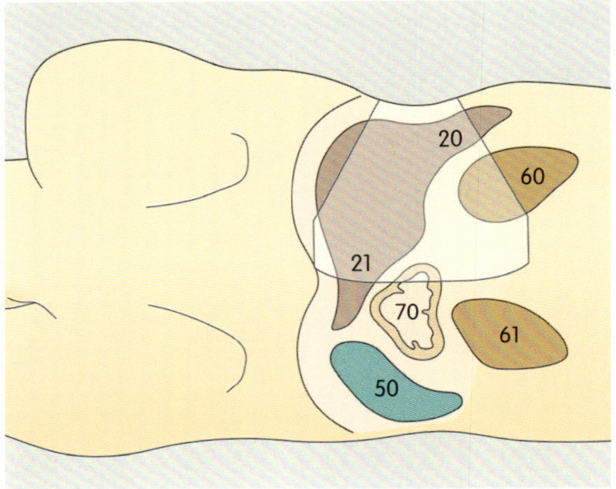

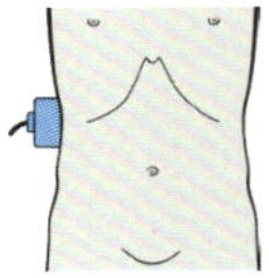

▶ 侧腹部纵向扫描，右侧

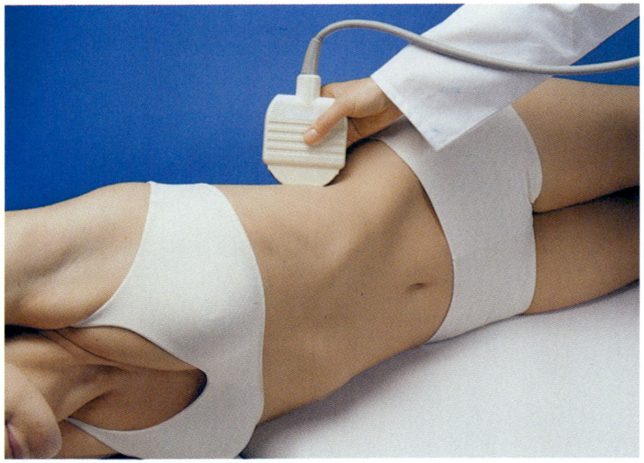

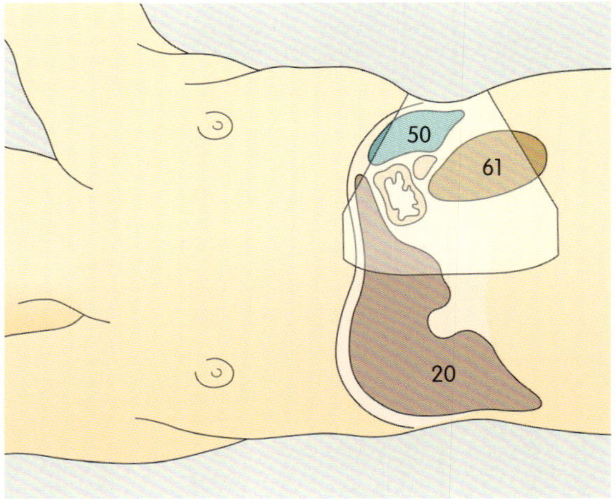

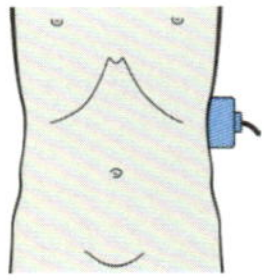

▶ 侧腹部纵向扫描，左侧

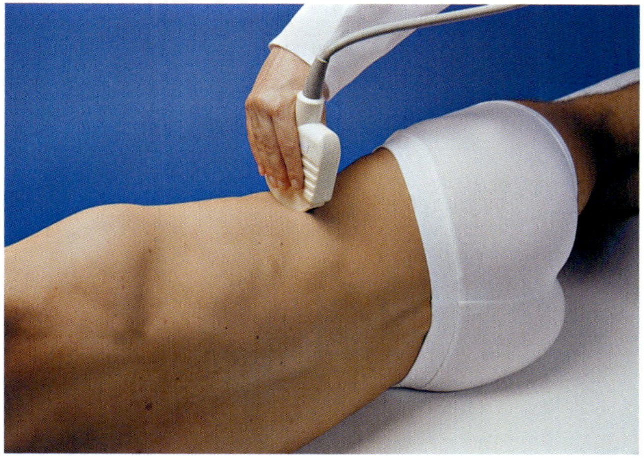

▶ 侧腹部横向扫描，右侧

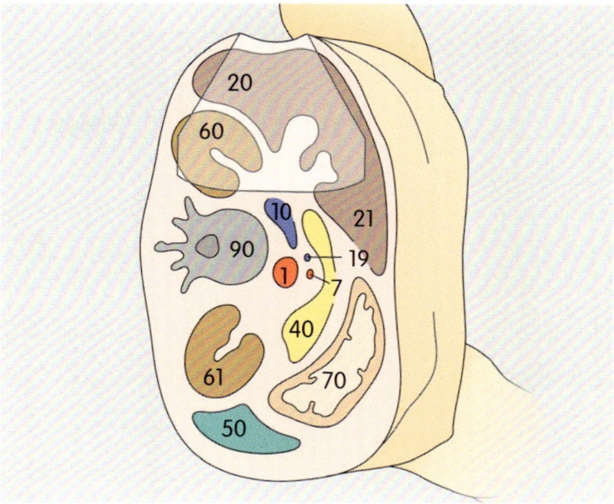

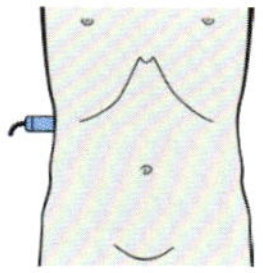

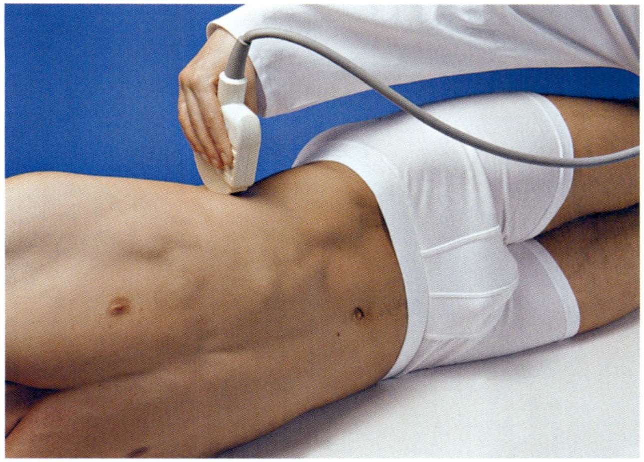

▶ 侧腹部横向扫描，左侧

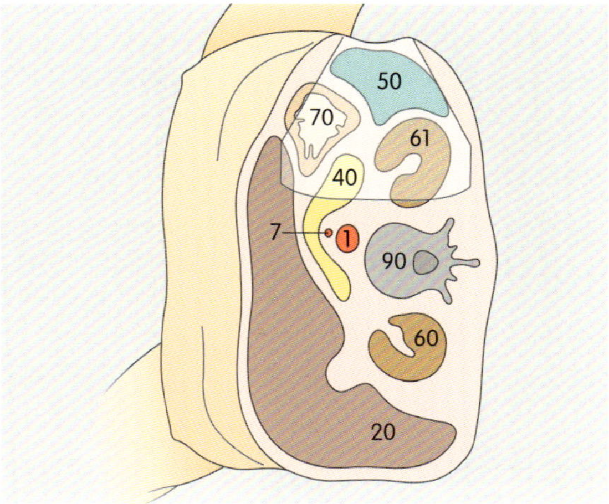

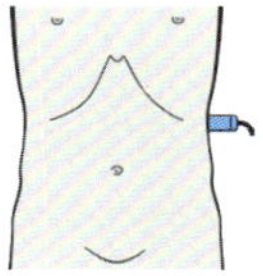

血管

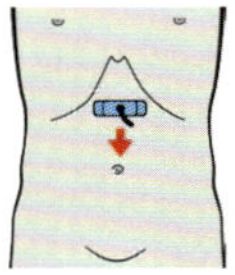

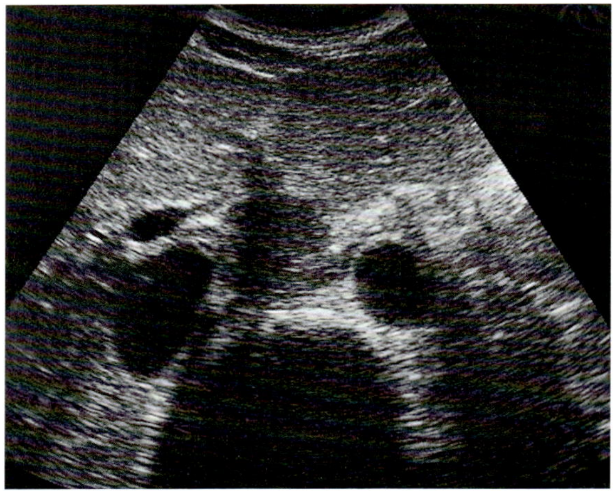

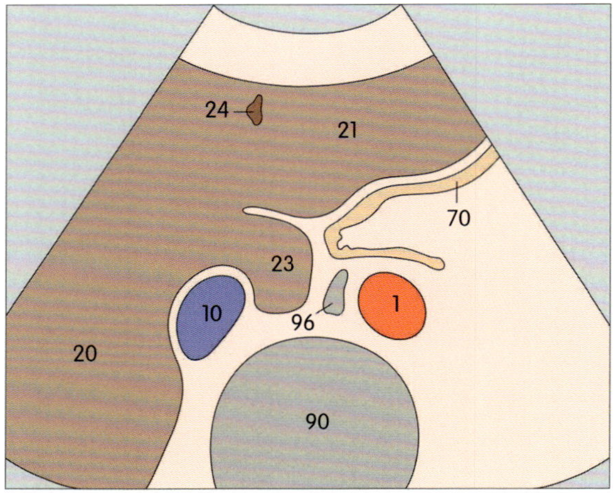

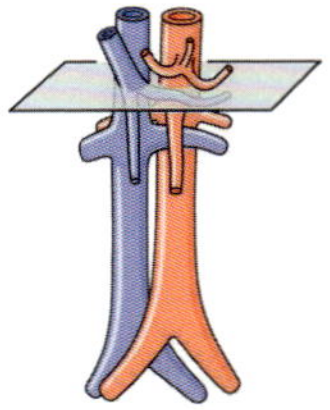

▶ 1　腹主动脉和下腔静脉穿过膈肌段

下腔静脉位于膈肌下方，被肝组织围绕。腹主动脉位于胃食管连接部的正后方，这增加了腹主动脉的扫描难度 ◀

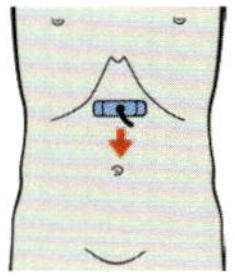

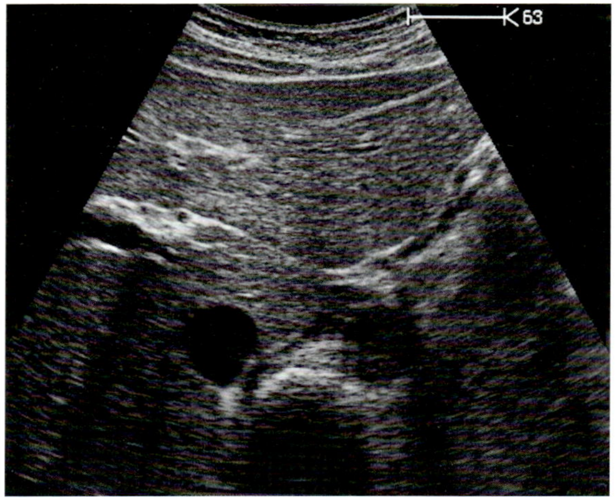

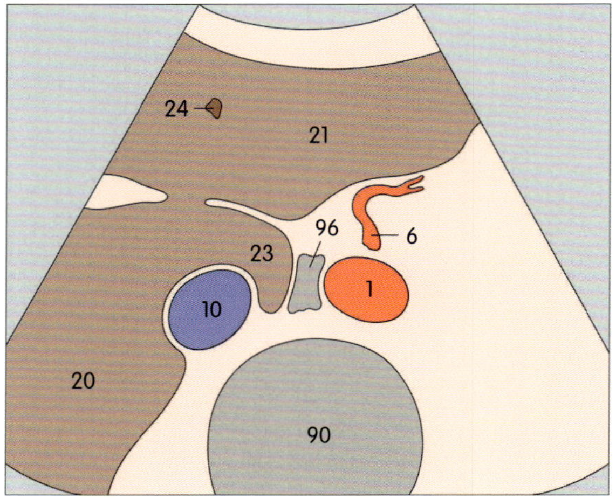

▶ 2　胃左动脉

胃左动脉是位于腹腔干头侧的小管径血管 ◀

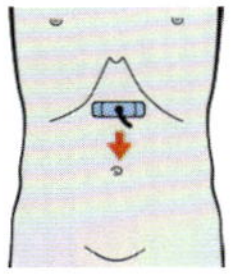
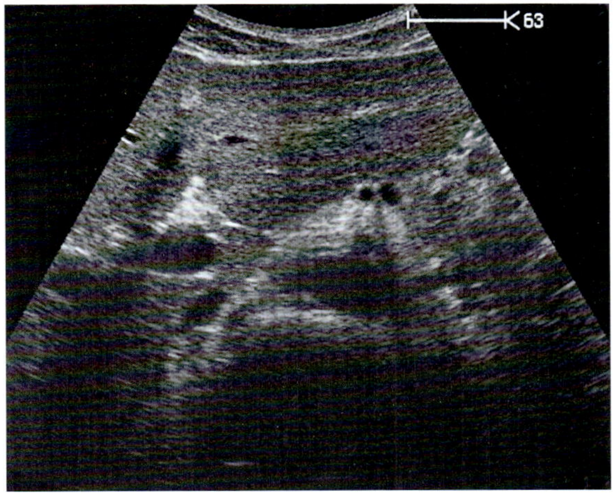

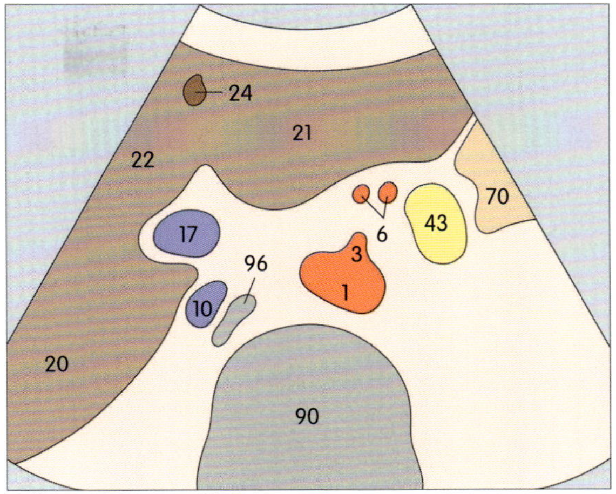

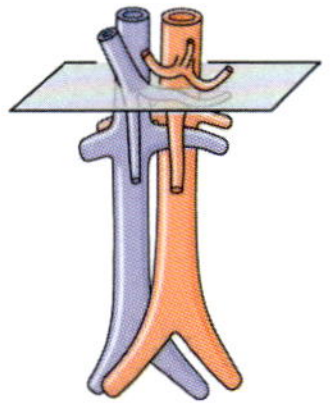

▶3　腹腔干

自腹主动脉发出后，腹腔干略向左走行

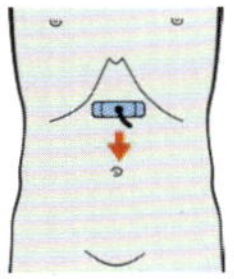
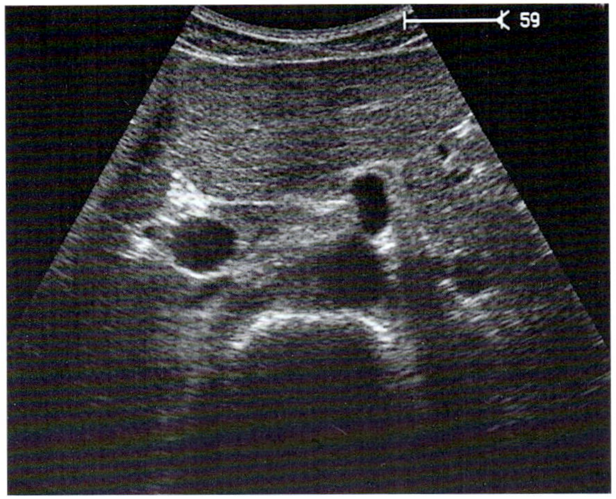

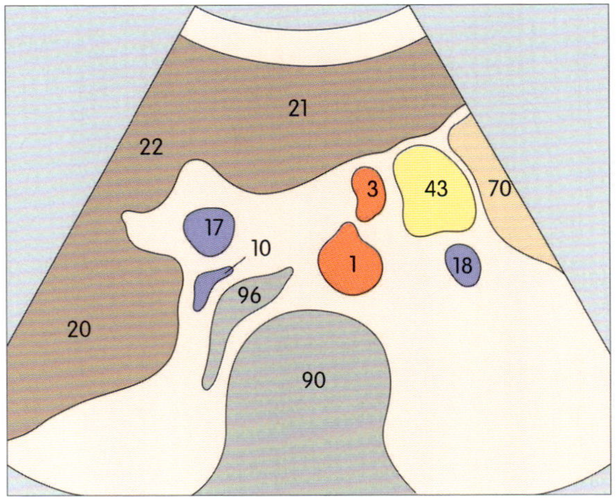

▶4　腹腔干

在大多数受检者中，腹腔干的近端稍向下走行

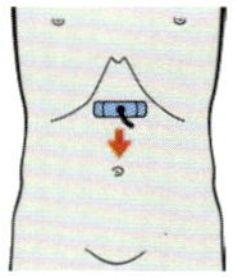

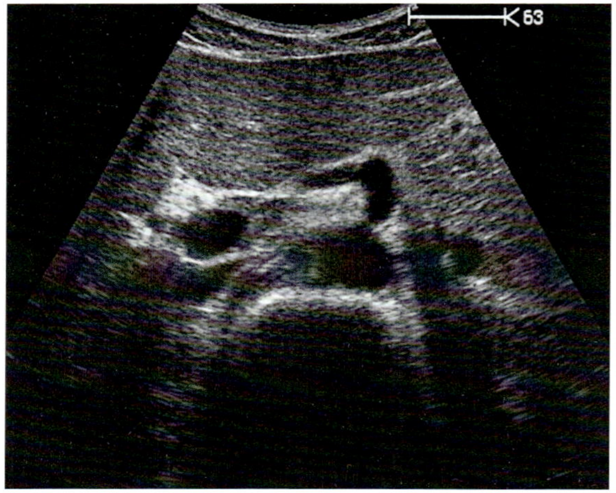

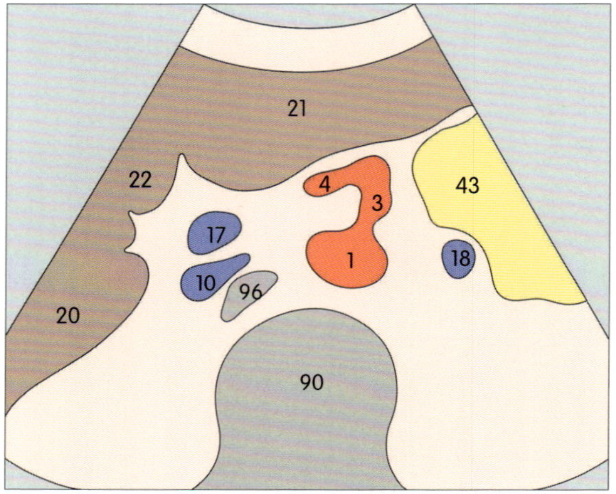

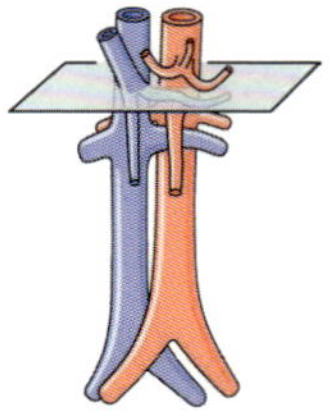

▶ 5　肝动脉

腹腔干略微向右延伸，发出肝总动脉

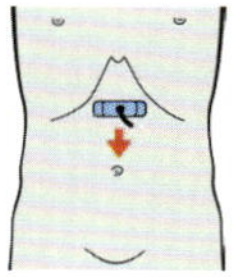

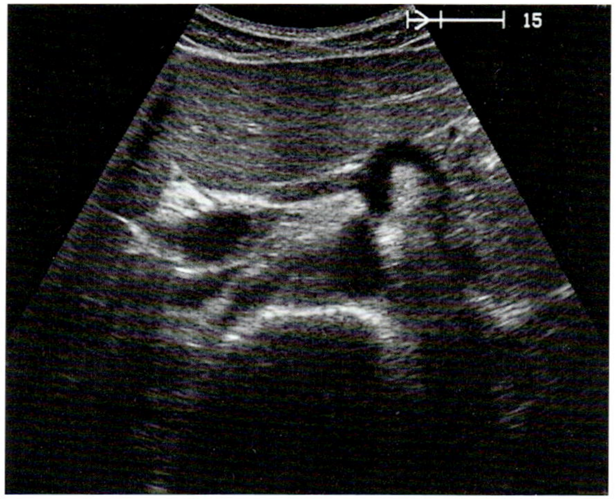

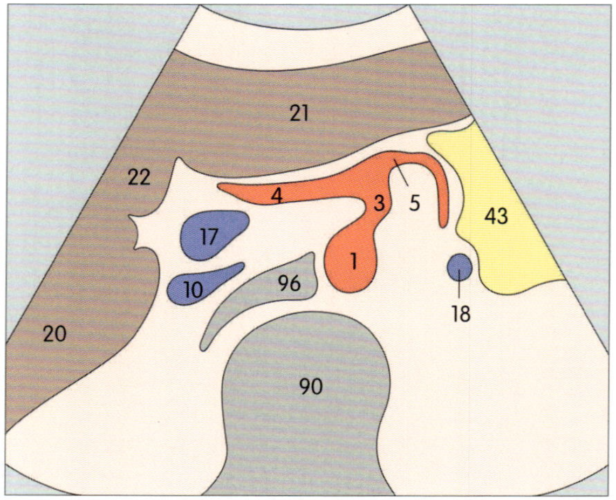

▶ 6　脾动脉

脾动脉自腹腔干发出，二者的走行呈直角关系

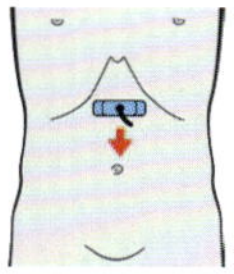

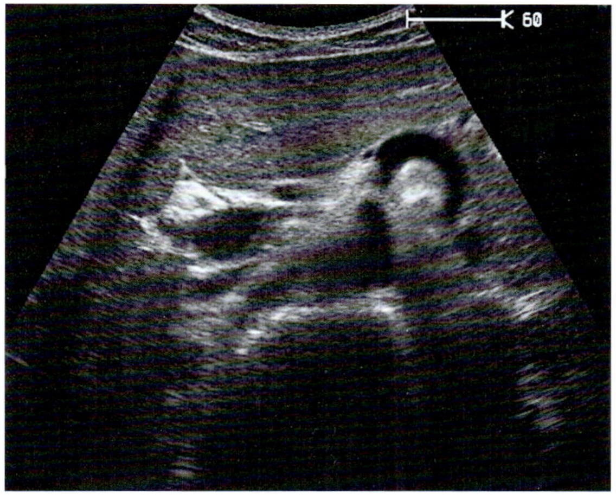

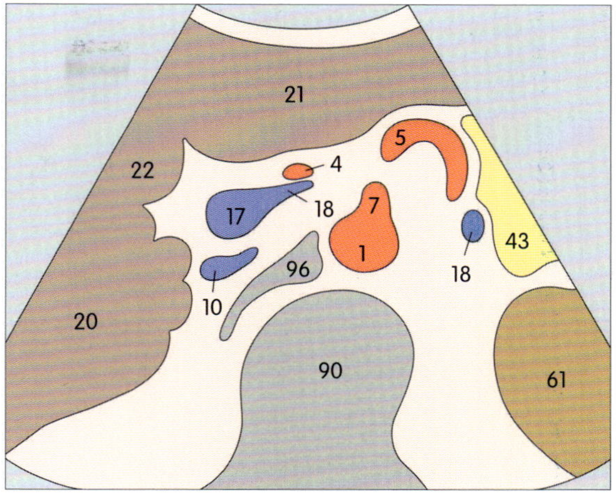

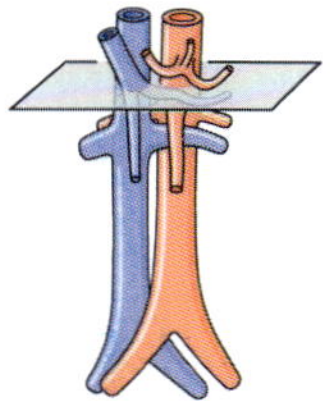

▶ 7　肠系膜上动脉

肠系膜上动脉自腹腔干起始部稍下方发自腹主动脉，走行方向与腹主动脉平行

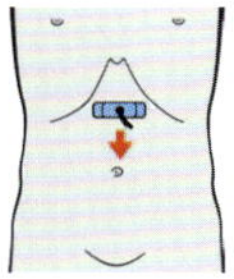

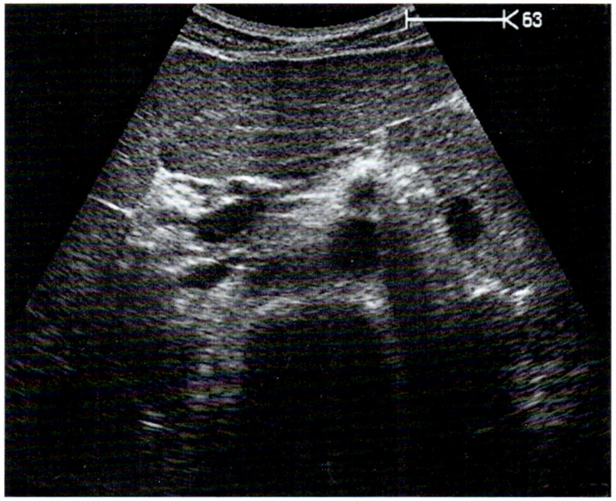

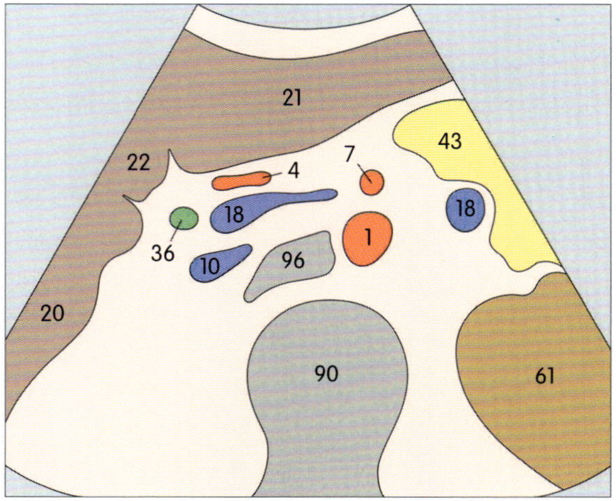

▶ 8　肠系膜上动脉

肠系膜上动脉根部经常被高回声脂肪垫所包绕

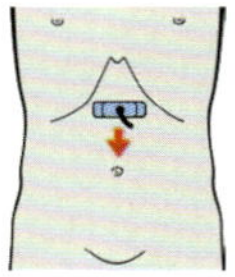

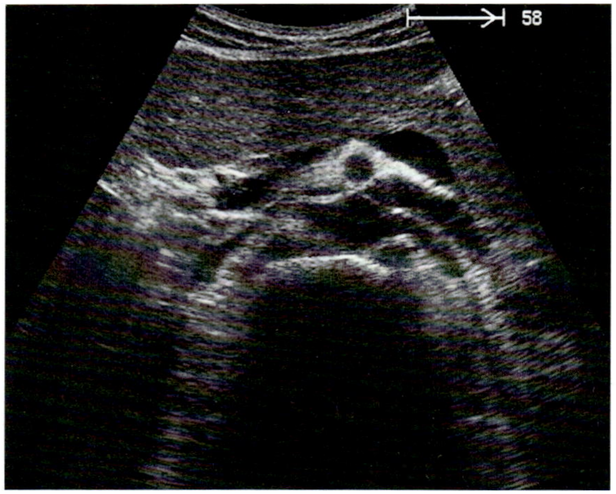

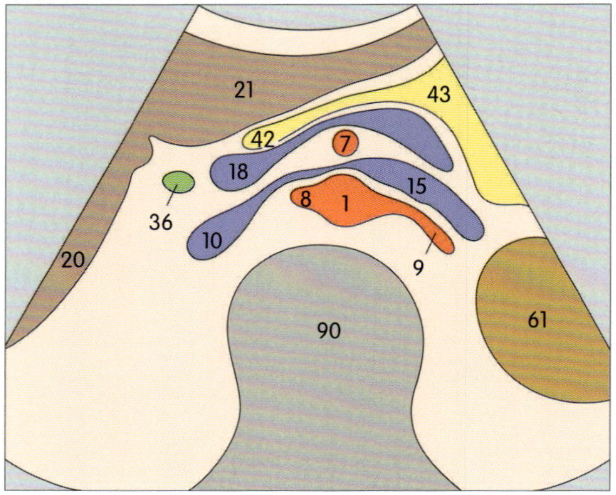

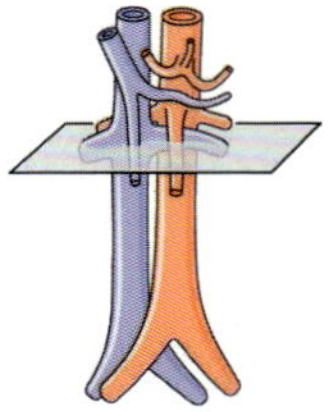

▶ 9　肠系膜上动脉和脾静脉

腹主动脉、肠系膜上动脉以及走行于肠系膜上动脉上方的脾静脉，是确定胰头位置的标志 ◀

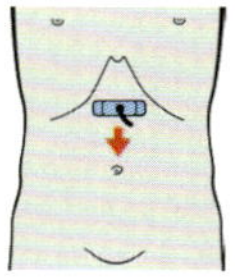

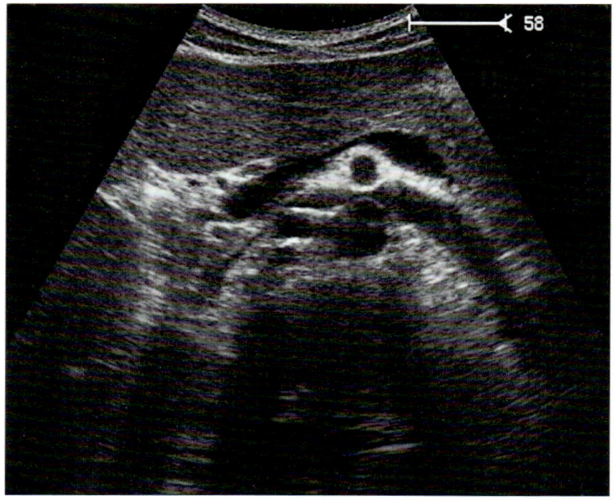

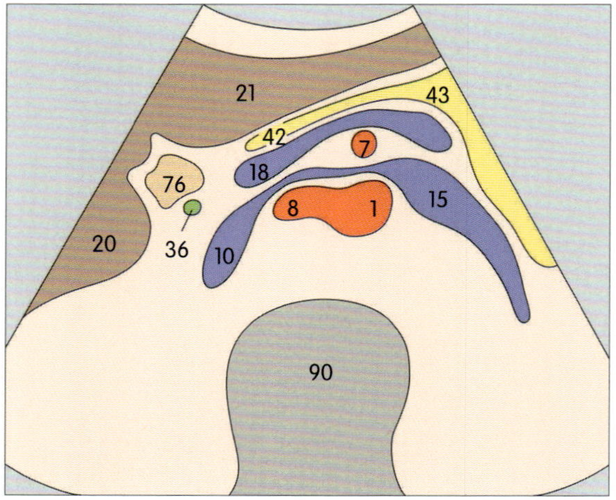

▶ 10　左肾静脉和右肾动脉

生理情况下，左肾静脉受腹主动脉和肠系膜上动脉的压迫，所以左肾静脉在压迫位置的左侧轻度淤血 ◀

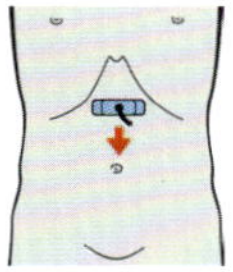

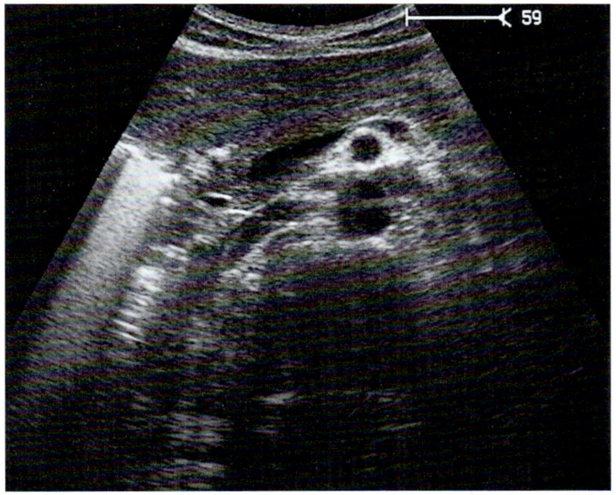

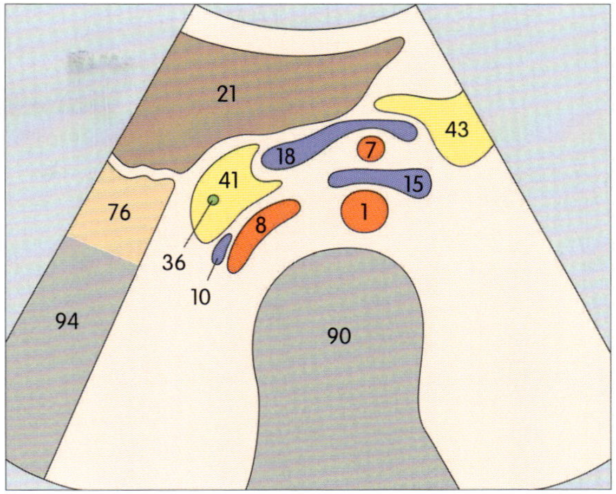

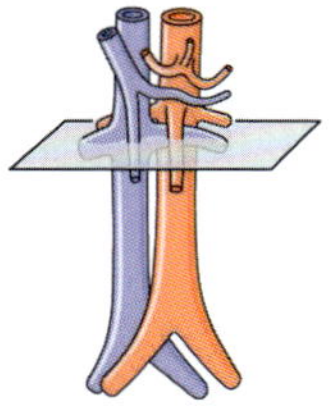

▶ 11　肾脏下方的腹主动脉和下腔静脉

下腔静脉很容易被探头压扁，同时也会受到邻近器官的挤压

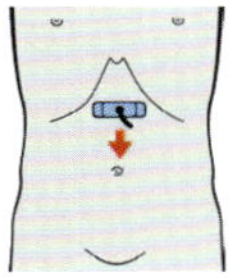

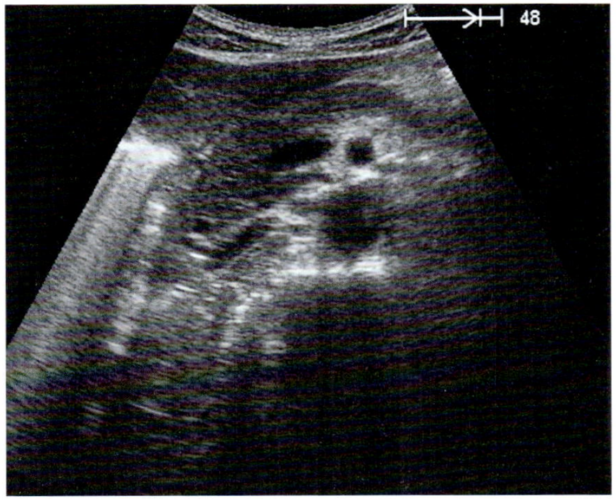

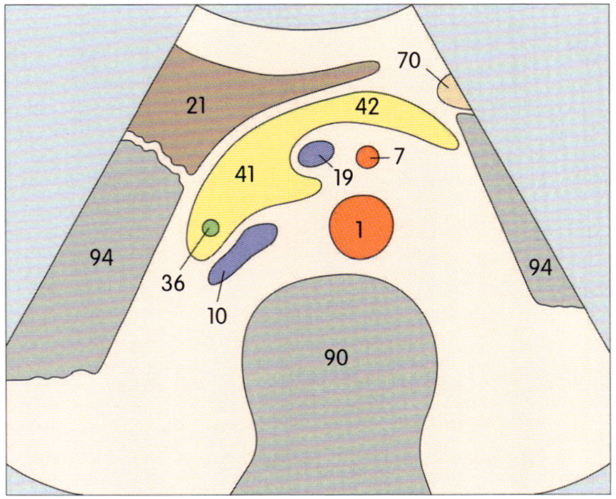

▶ 12　肾脏下方的腹主动脉和下腔静脉

腹主动脉呈环形横断面，而下腔静脉是扁平的

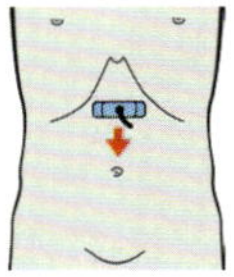

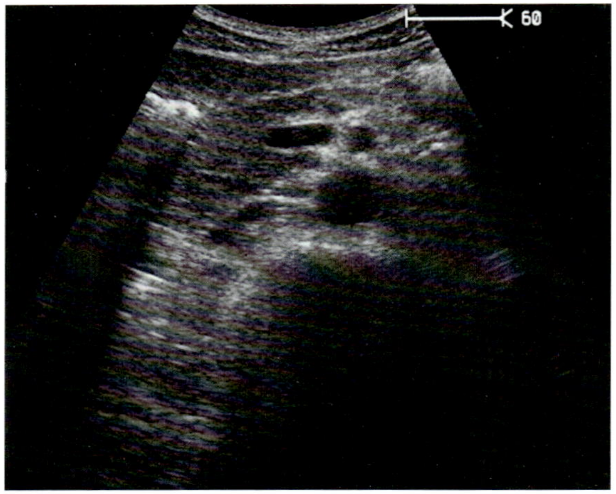

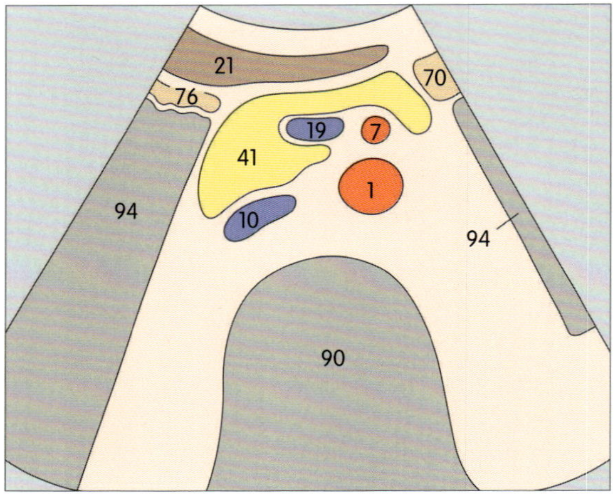

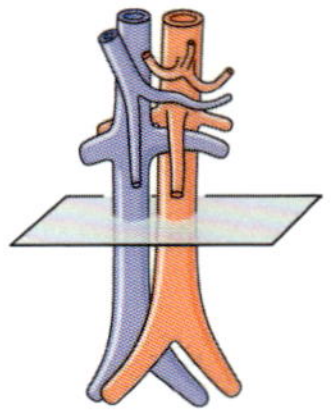

▶ 13　肾脏下方的腹主动脉和下腔静脉

下腔静脉的内径随着脉搏和呼吸的变化而变化。腹主动脉的近心端直径约为 2.5 cm，而远心端直径约为 2.0 cm ◀

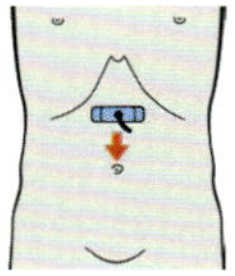

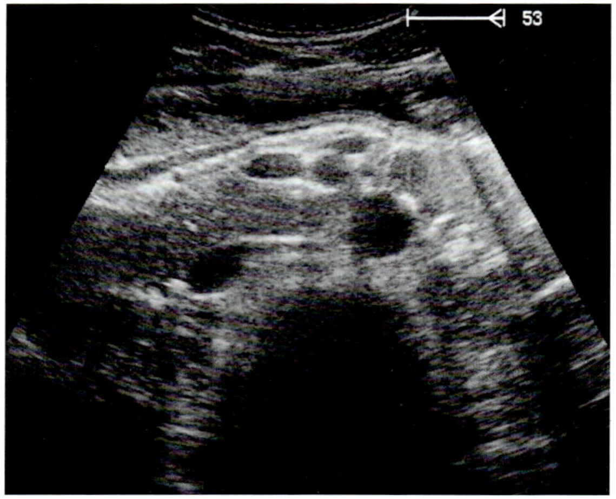

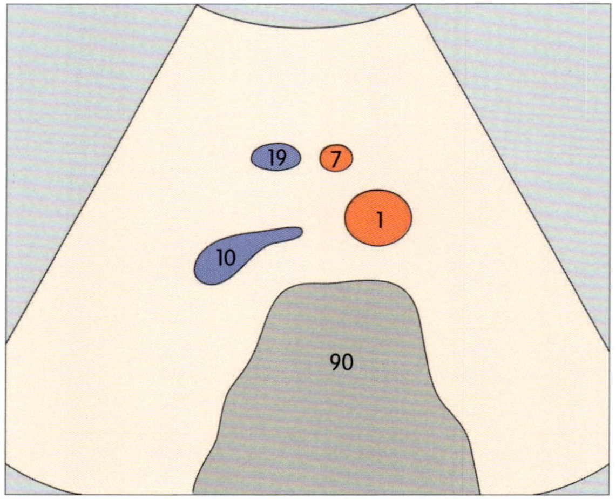

▶ 14　肾脏下方的腹主动脉、下腔静脉和肠系膜上动、静脉

在上腹部低位横切面中，腹主动脉、下腔静脉和肠系膜上动、静脉组成一个典型的四血管结构 ◀

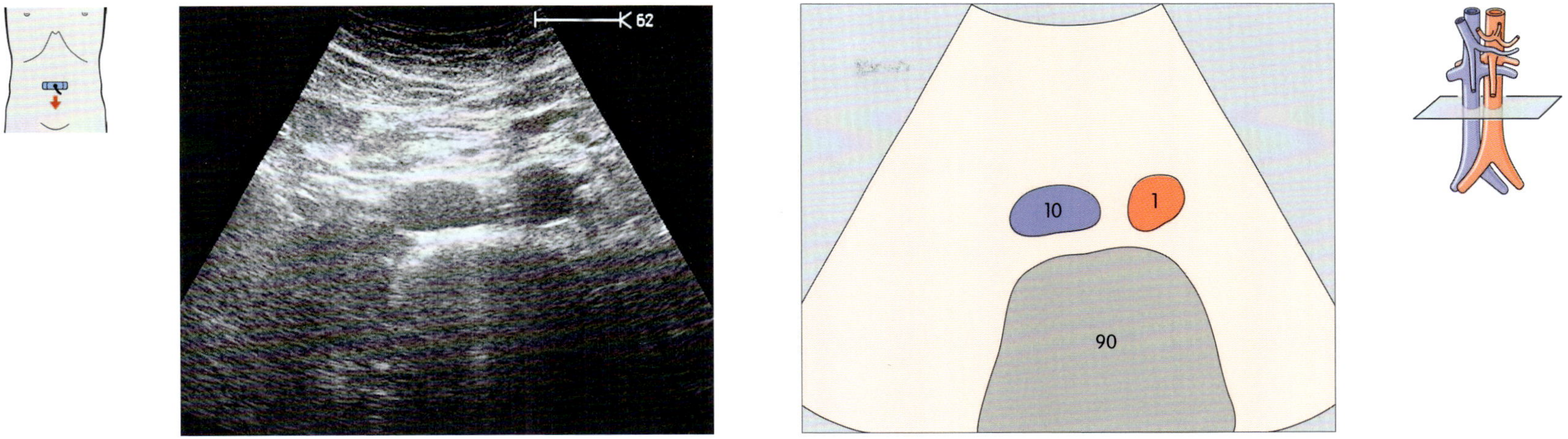

▶ 15 肾脏下方的腹主动脉和下腔静脉

在上腹部，腹主动脉和下腔静脉相距较远，而在骶骨岬水平，二者紧靠在一起 ◀

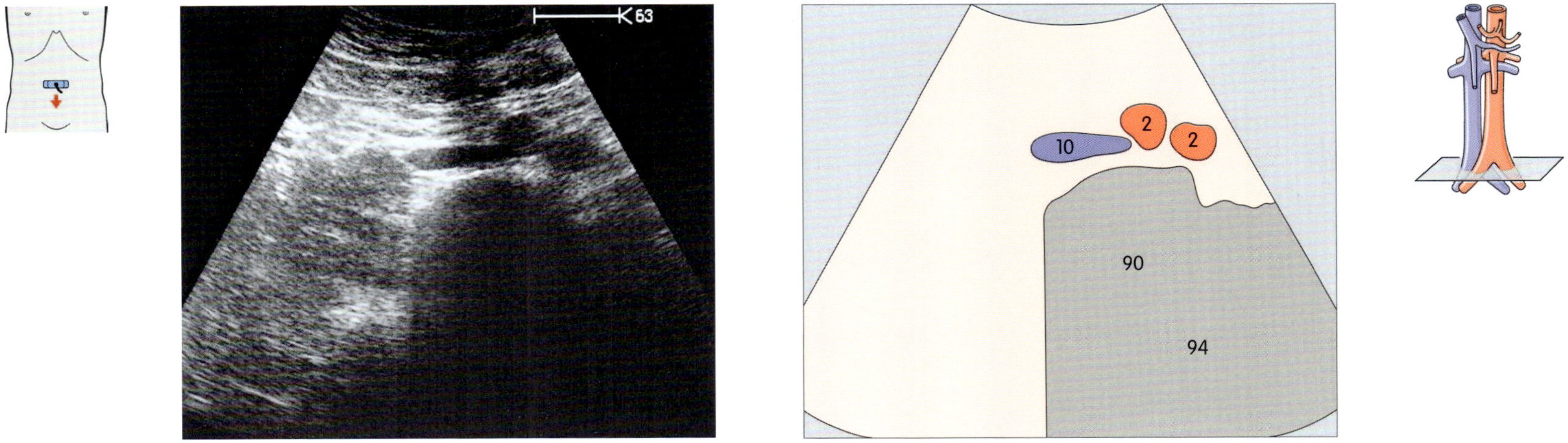

▶ 16 腹主动脉分叉

在骶骨岬上方第 4 腰椎椎体水平，腹主动脉分为两侧髂总动脉 ◀

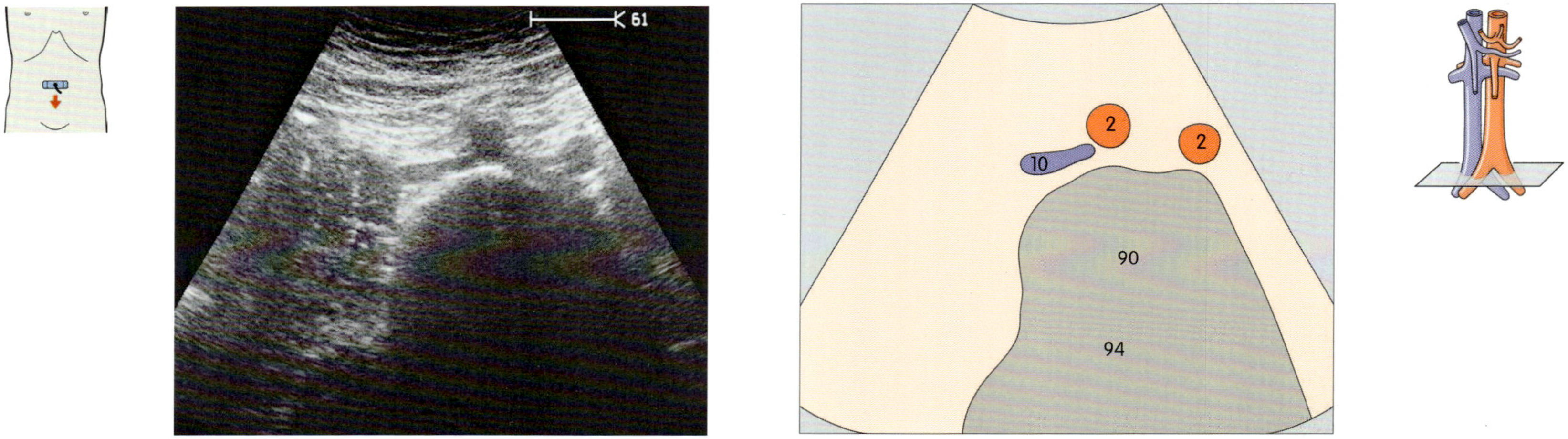

▶ 17　髂总动脉

腹主动脉的分叉略高于两侧髂总静脉汇合处

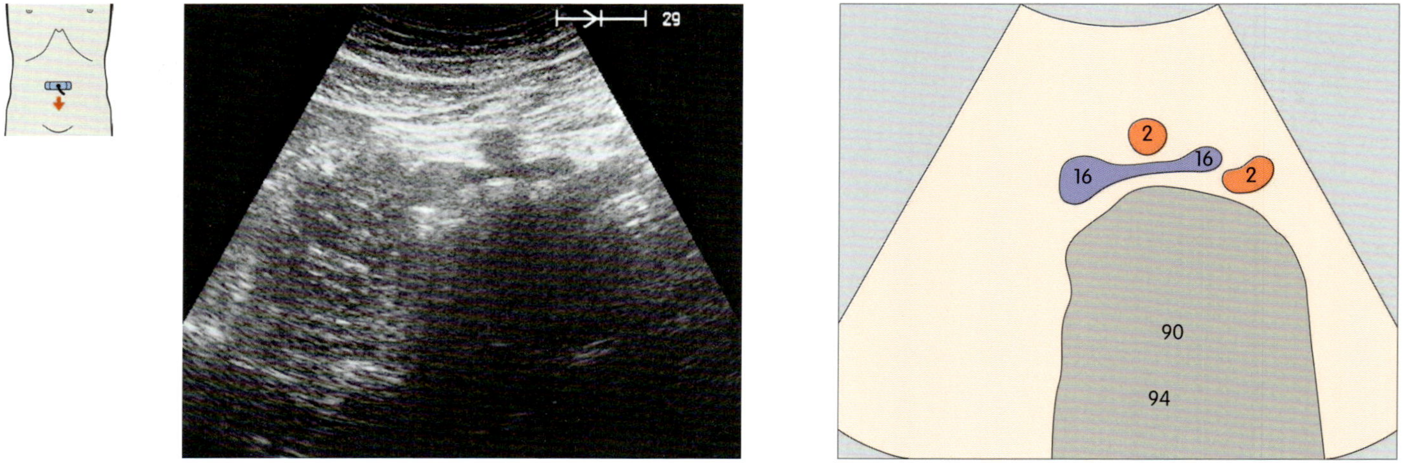

▶ 18　髂总静脉汇合部

两侧髂总静脉大约在脐水平相汇合

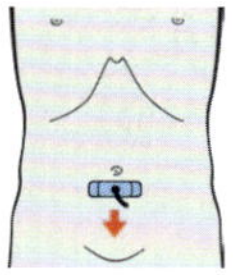

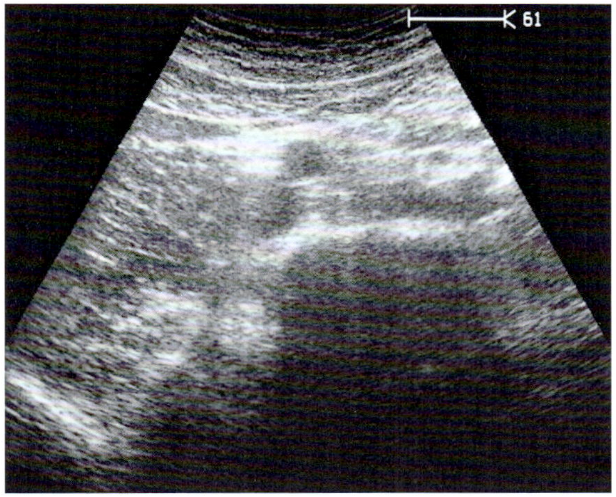

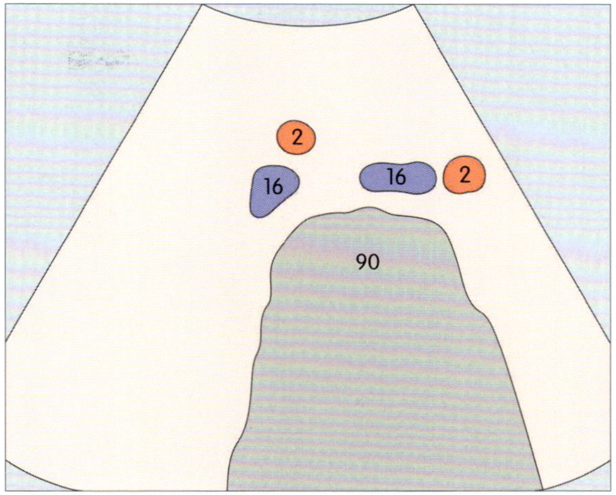

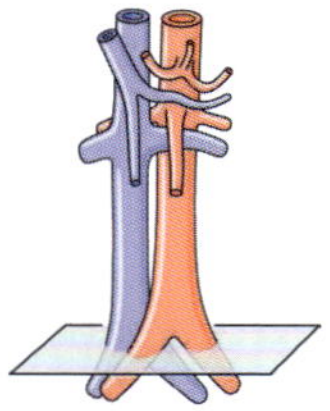

▶ 19 髂血管

髂动脉最初走行在髂静脉的前方，而后走行于其外侧

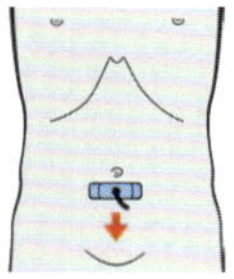

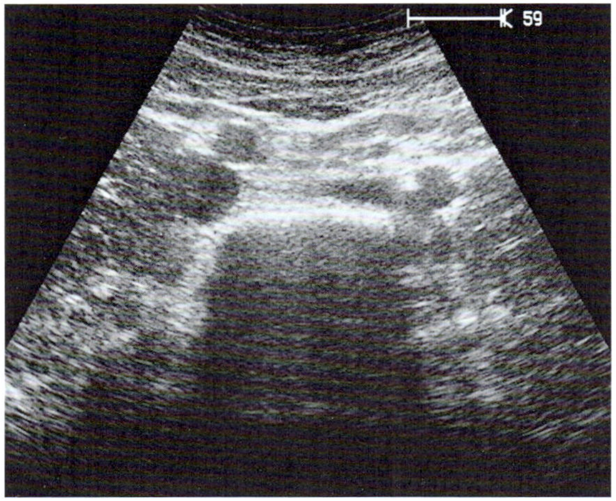

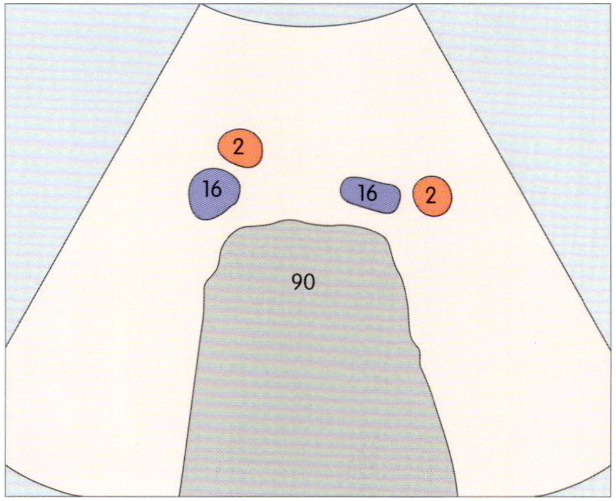

▶ 20 髂血管

髂动脉沿着小骨盆的凹陷向下移行为股动脉

血管

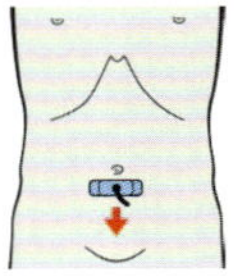

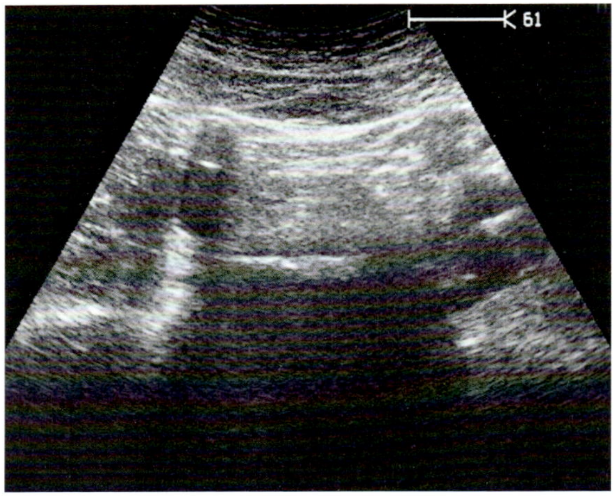

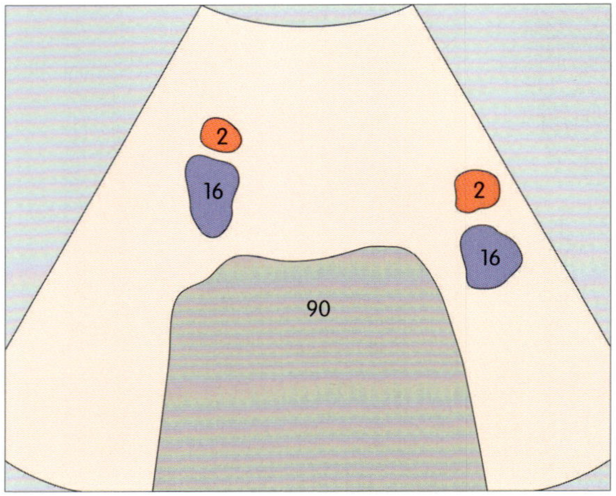

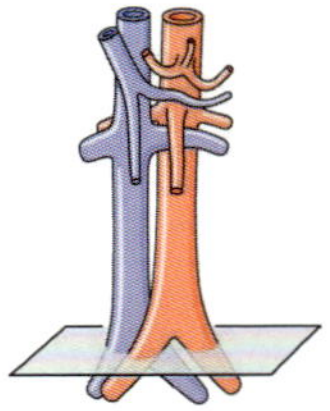

▶ 21　髂血管

对髂血管进行连续向下横切扫描时，血管断面逐渐向外并向后方移动

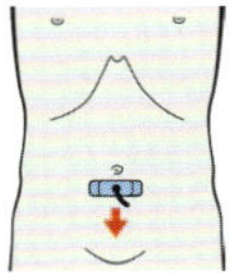

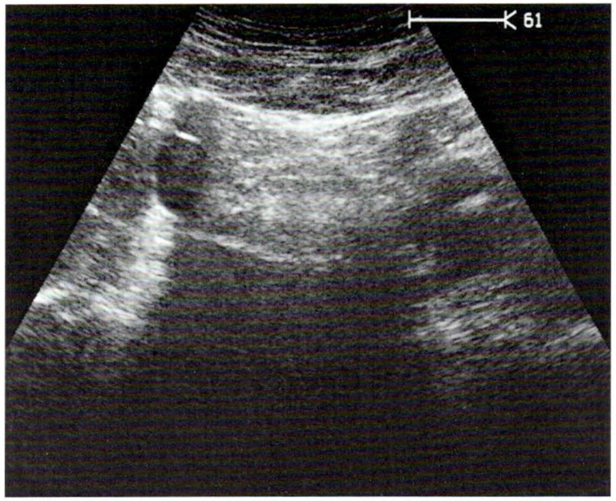

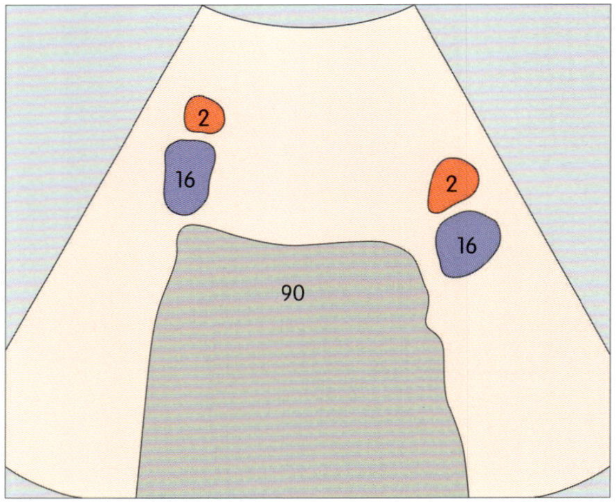

▶ 22　髂血管

由于肠腔内气体的干扰，髂血管下段较难观察

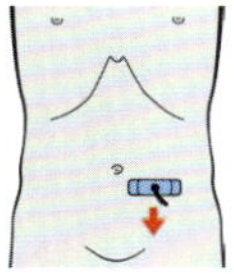

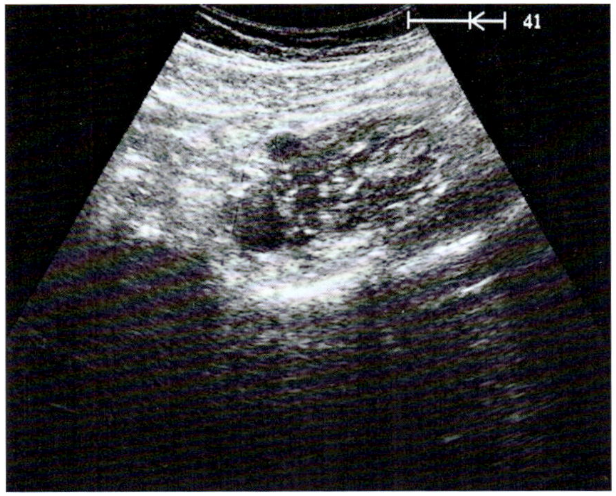

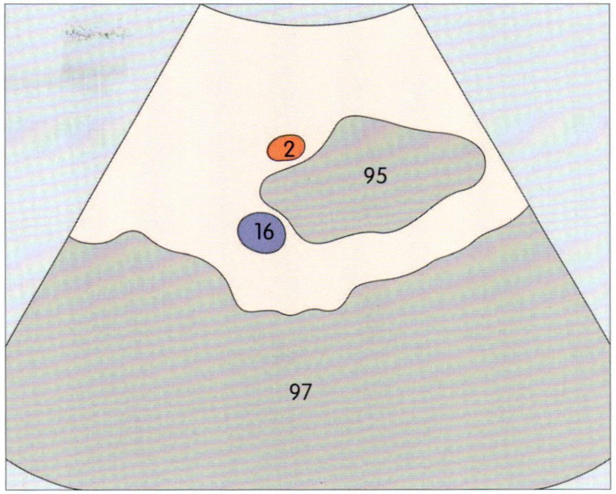

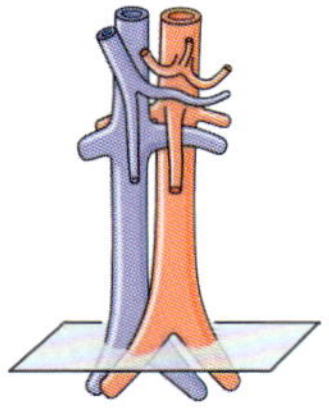

▶ 23　左侧髂血管

在小骨盆内，髂静脉走行于髂动脉的后内侧

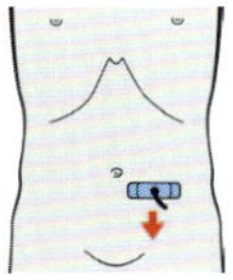

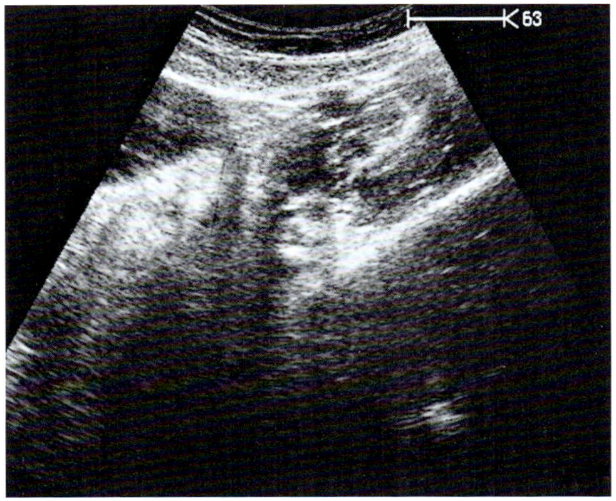

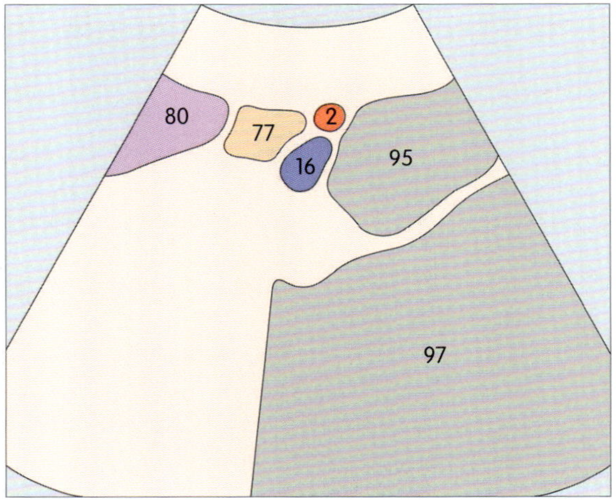

▶ 24　左侧髂血管

在腹股沟韧带水平，髂外静脉位于髂外动脉的内侧

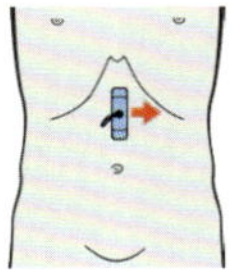

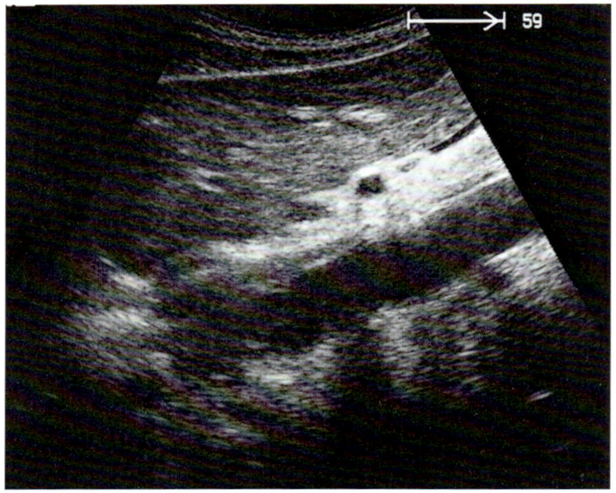

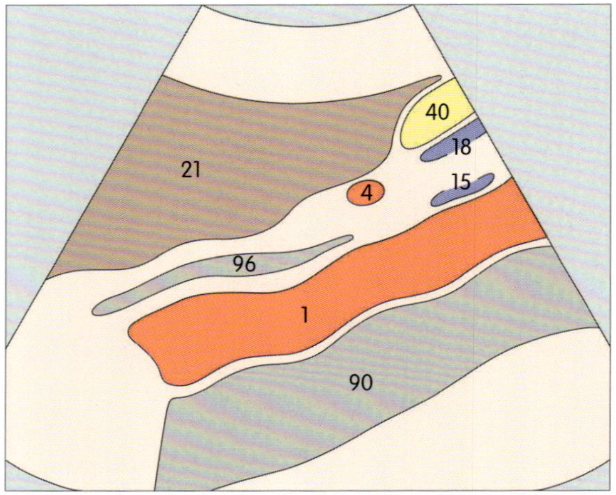

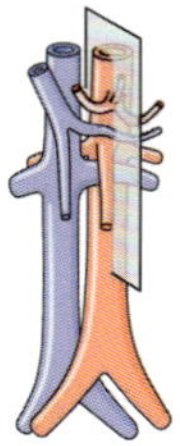

▶ 25　腹主动脉

由于腹腔干起始段略向左走行，通常不会在以腹主动脉为中心的纵切面中显示 ◀

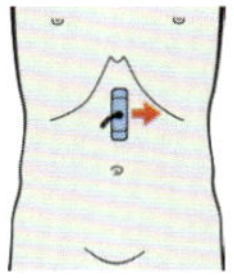

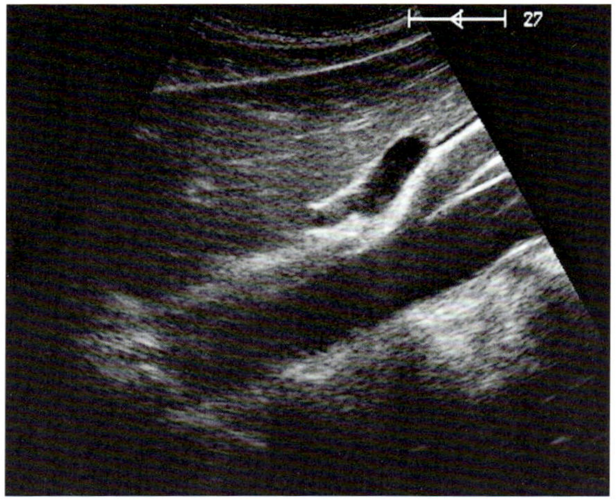

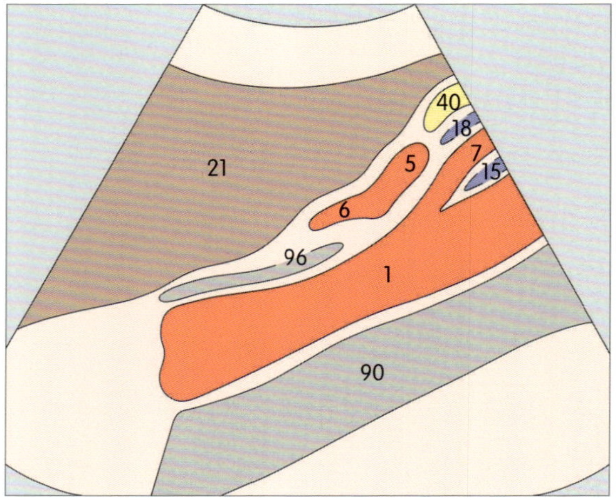

▶ 26　脾静脉和胃左动脉

胃左动脉因在肝总动脉和脾动脉之间并向头侧走行，所以定位困难 ◀

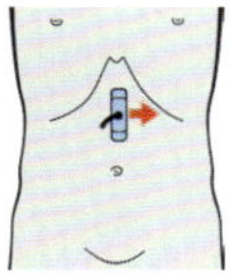

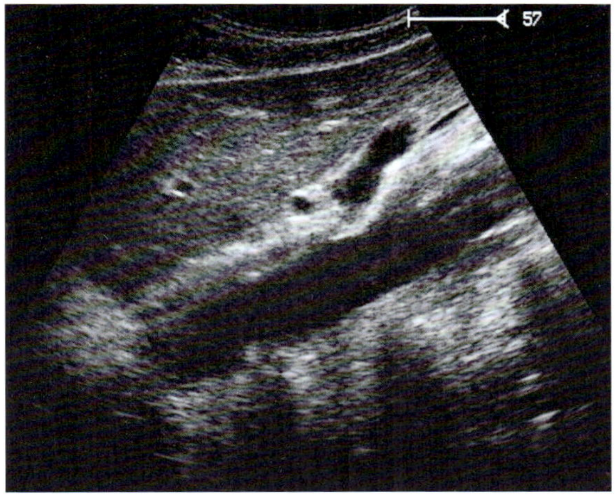

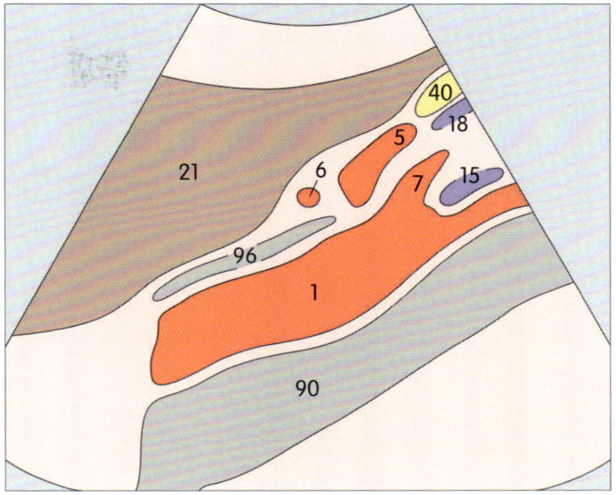

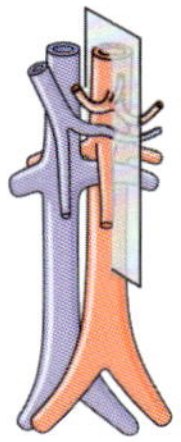

▶ 27 脾动、静脉和腹腔干

腹腔干分为胃左动脉、肝总动脉及脾动脉

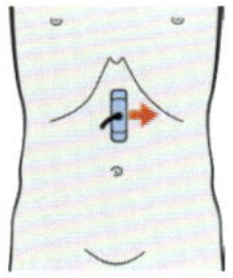

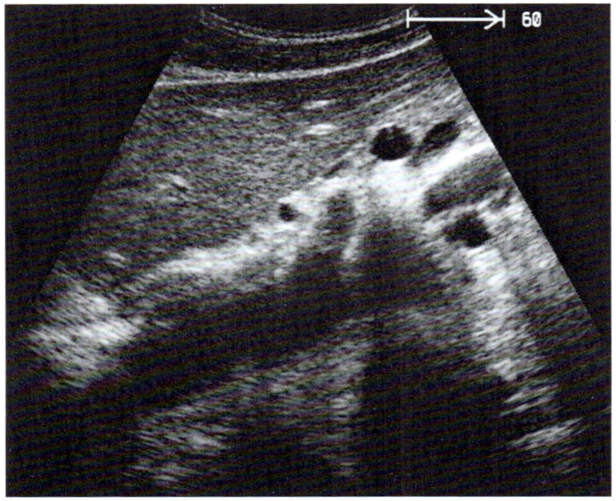

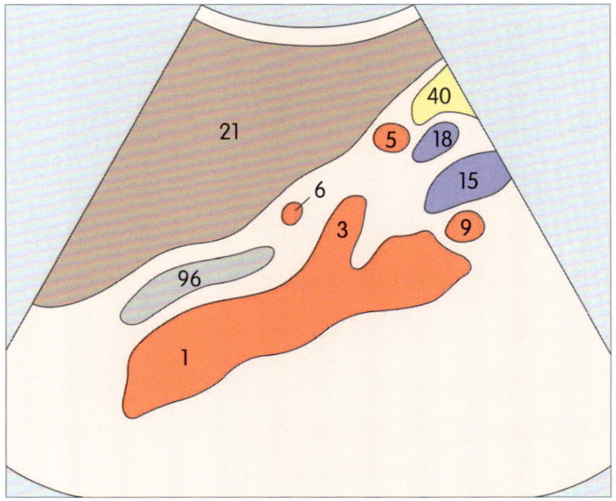

▶ 28 脾动、静脉和腹腔干

腹腔干和脾动脉走行弯曲，这也是两条血管会出现在同一个矢状切面的原因

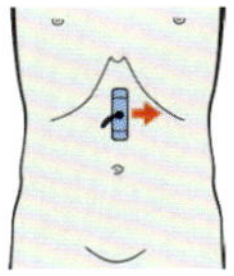

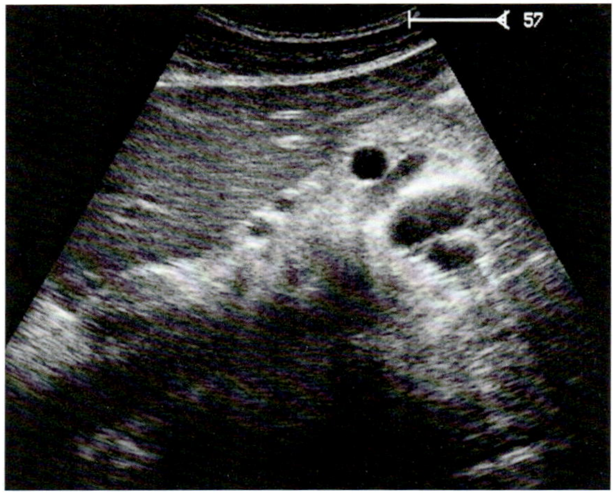

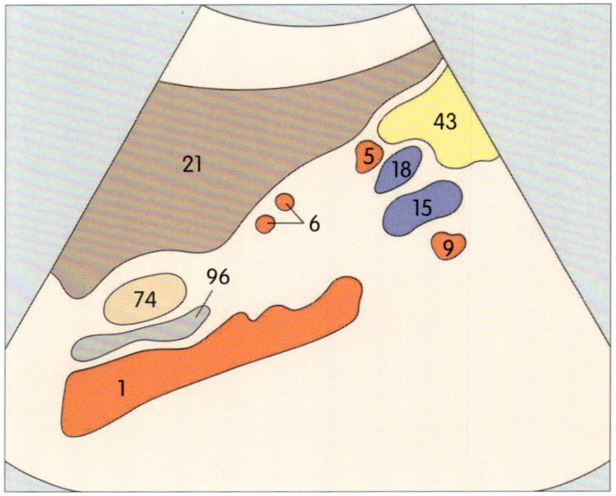

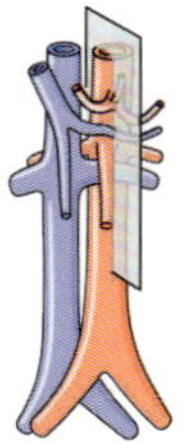

▶ 29　脾动、静脉和左肾动、静脉

脾动脉向左走行于脾静脉的后方，直至脾门

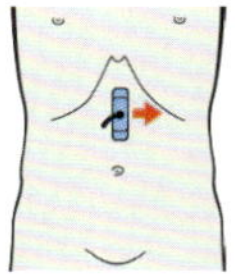

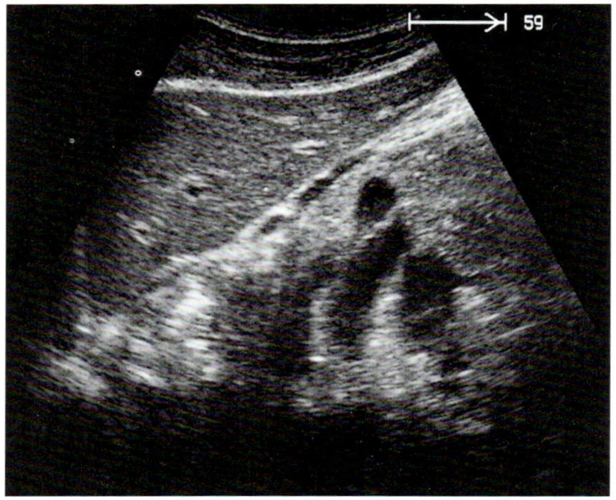

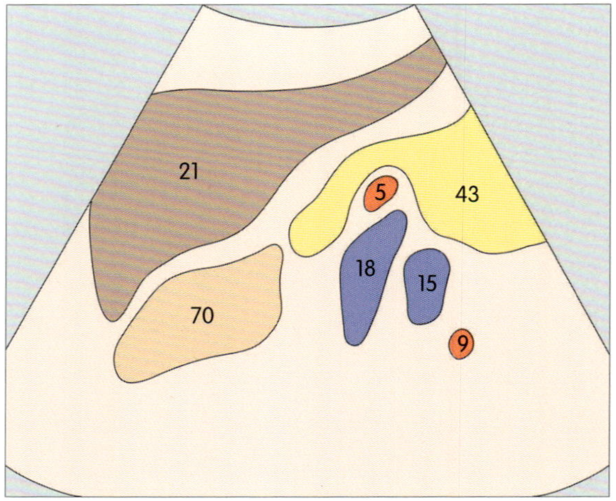

▶ 30　脾动、静脉和左肾动、静脉

左侧纵向扫描显示粗大的脾静脉和左肾静脉，较细小的脾动脉和左肾动脉

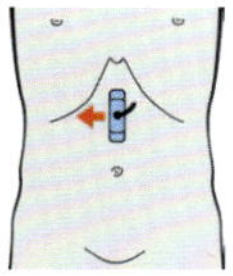

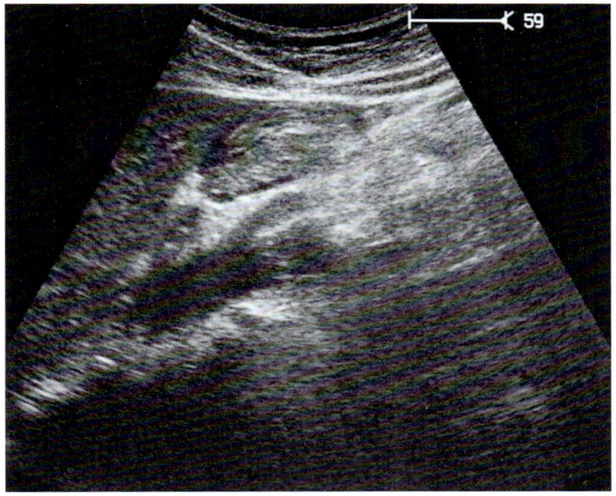

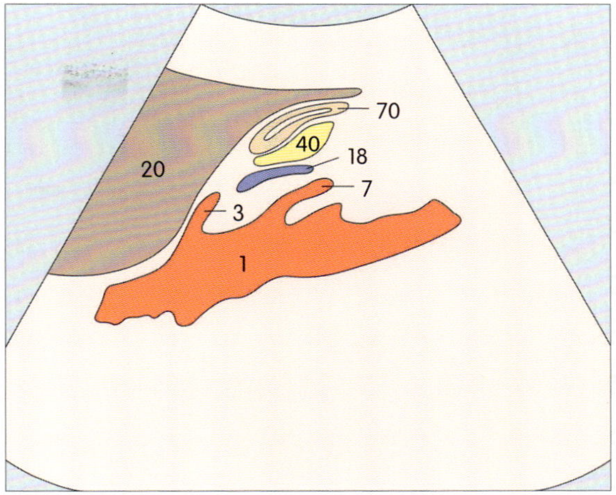

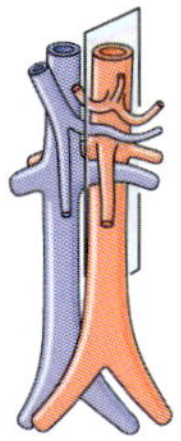

▶ 31　腹腔干

腹腔干的起始部及其分支存在多种变异

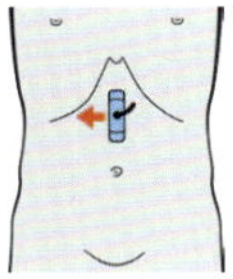

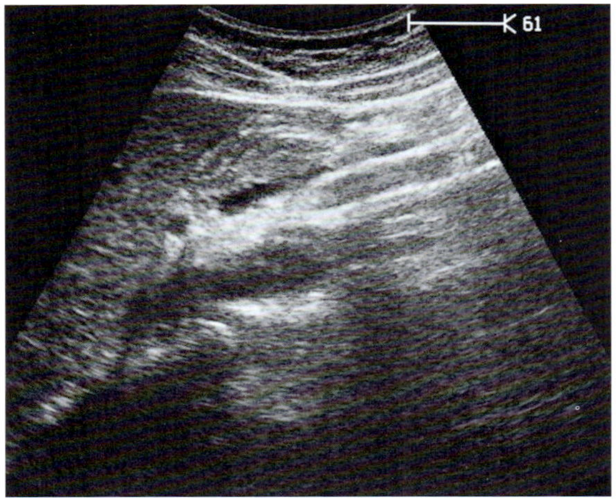

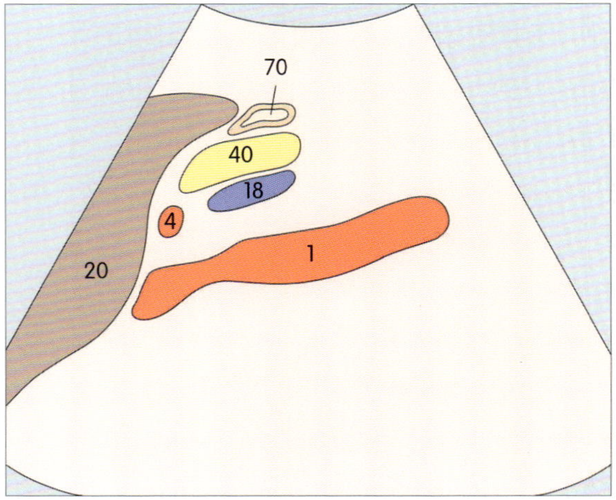

▶ 32　肝动脉和脾静脉

肝动脉向右上走行，沿肝下缘向肝门延伸

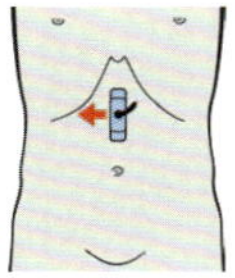

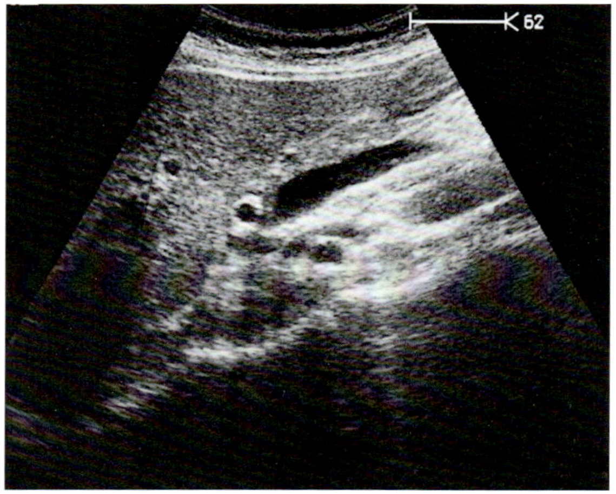

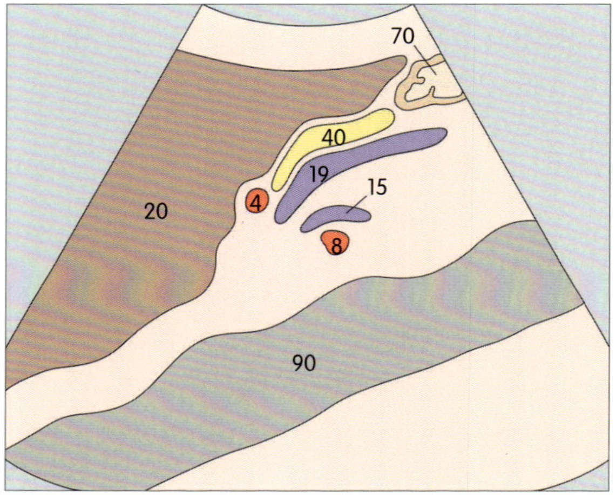

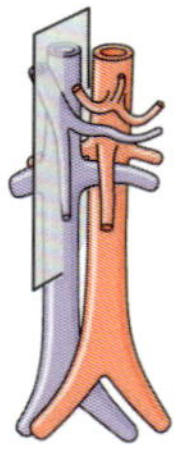

▶ 33　肝动脉和肠系膜上静脉

经过腹主动脉和下腔静脉之间的纵向切面可显示典型的 4 条血管断面：肝动脉、肠系膜上静脉汇入门静脉处、左肾静脉和右肾动脉 ◀

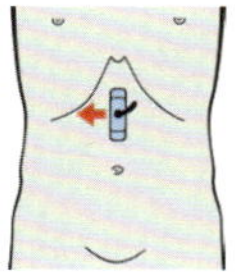

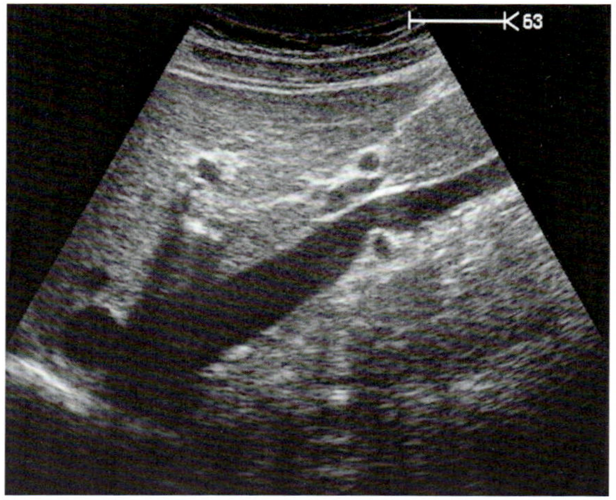

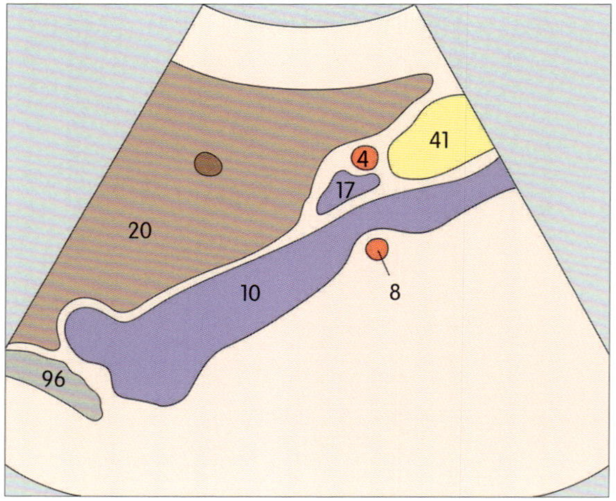

▶ 34　肝动脉和门静脉

经过下腔静脉的纵向切面可显示典型的 4 条血管断面：下腔静脉、门静脉、肝动脉和右肾动脉 ◀

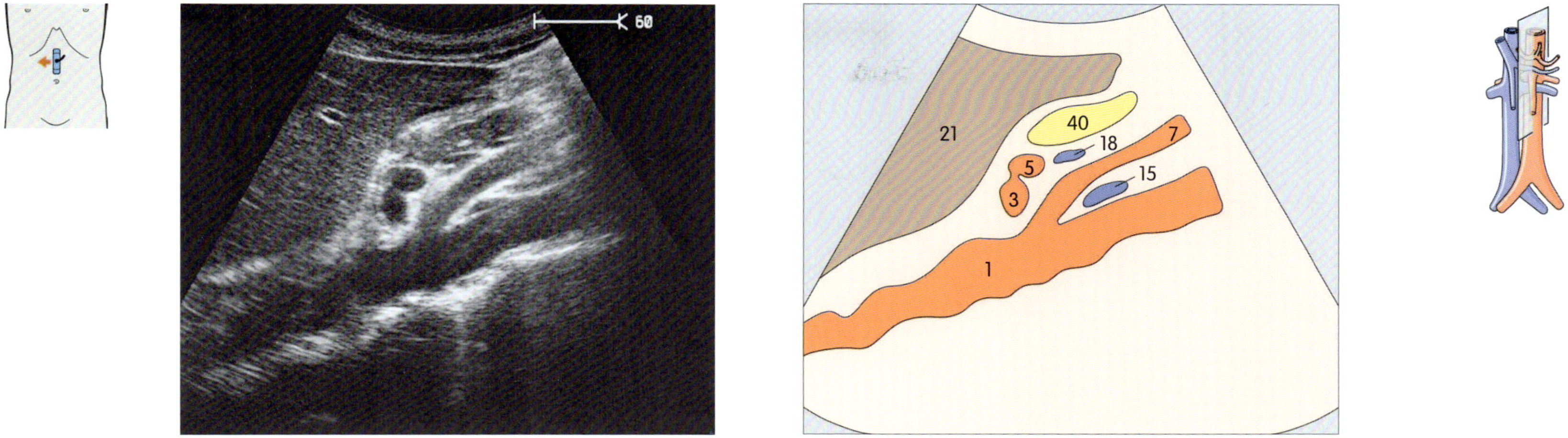

▶ 35 腹主动脉

左肾静脉走行于腹主动脉和肠系膜上动脉之间，因此容易受到二者的挤压 ◀

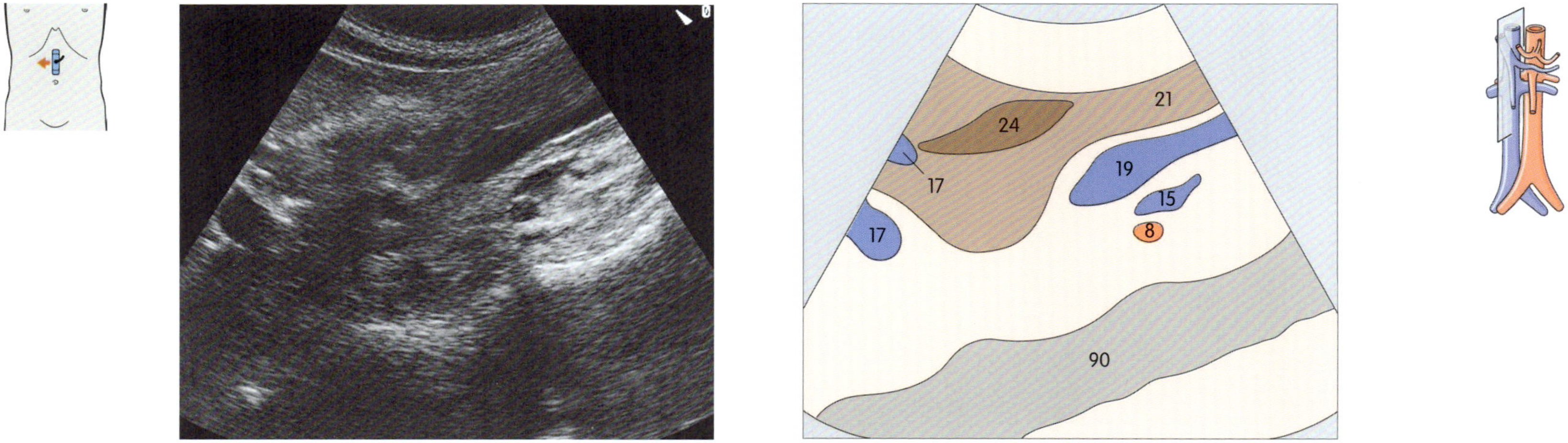

▶ 36 右肾动脉和左肾静脉

右肾动脉的截面位于腹主动脉和下腔静脉之间，而其正上方就是左肾静脉的横切面和肠系膜上静脉的纵切面 ◀

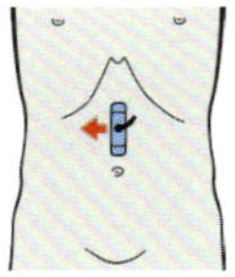

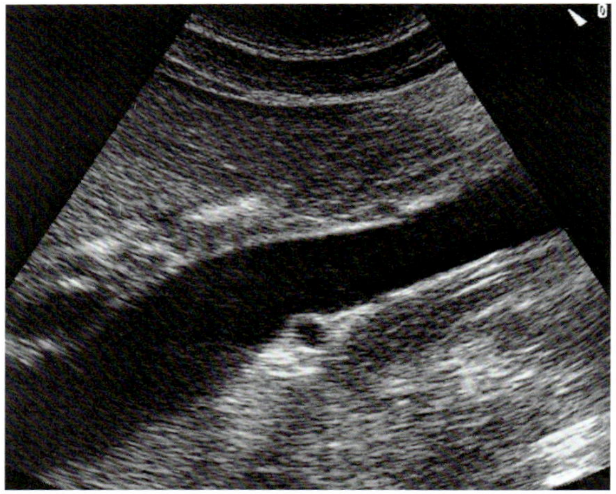

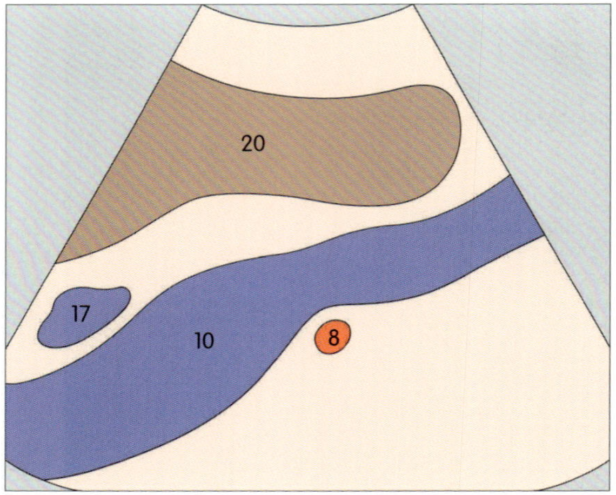

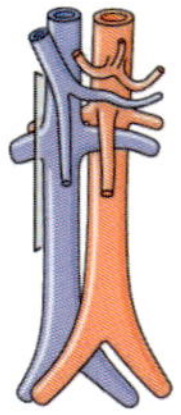

▶ 37　下腔静脉和右肾动脉

右肾动脉通常会压迫下腔静脉的后表面，但也存在变异

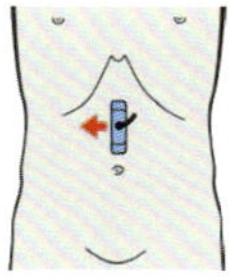

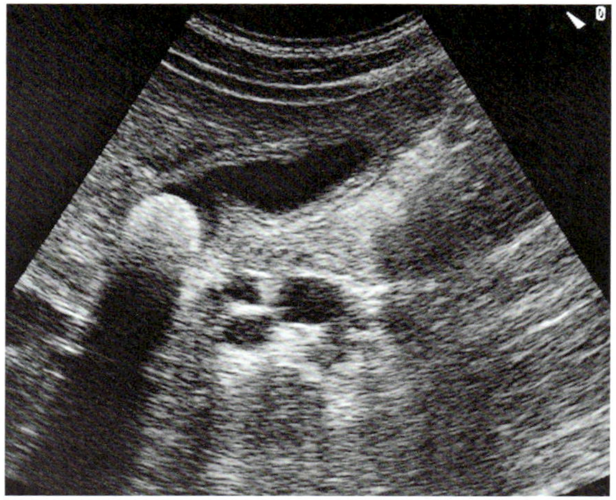

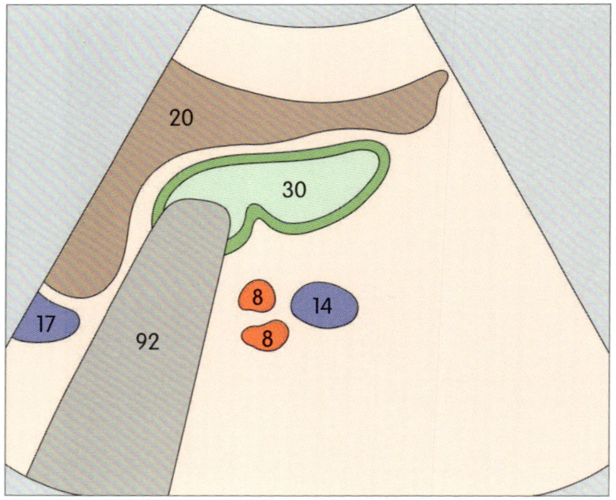

▶ 38　右肾动、静脉

右肾静脉的直径通常是右肾动脉直径的 2 倍以上

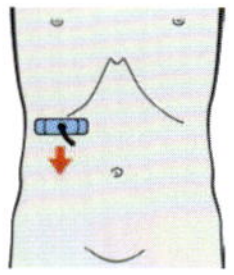

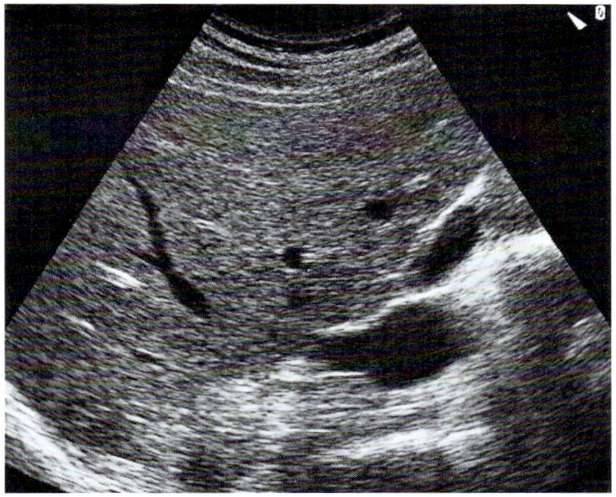

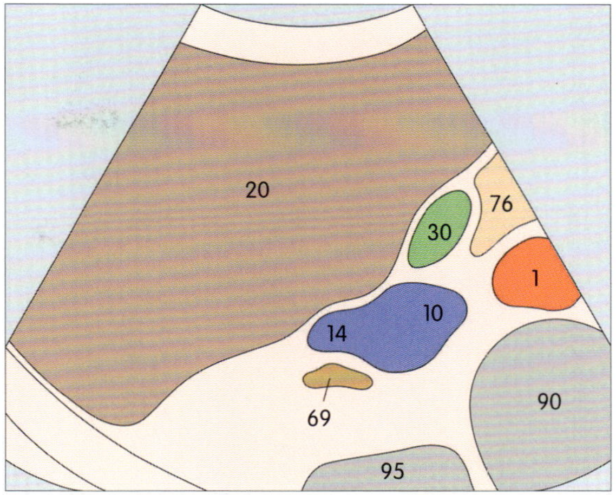

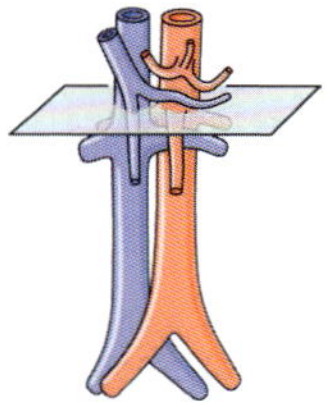

▶ 39　右肾静脉开口

在大多数受检者中，右肾静脉于下腔静脉的开口在肾脏上方清晰显示 ◀

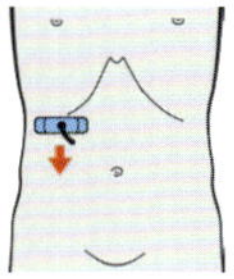

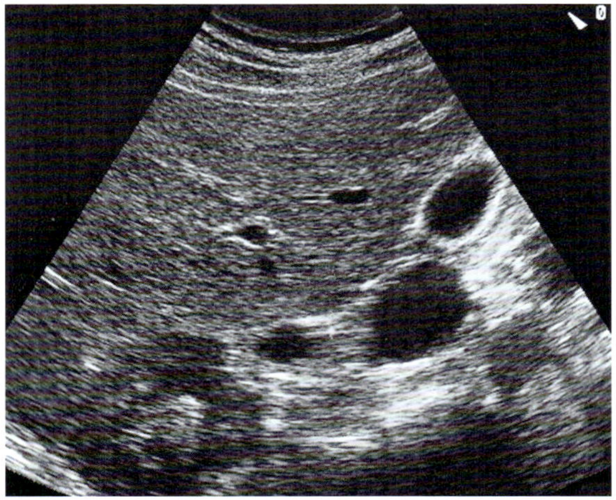

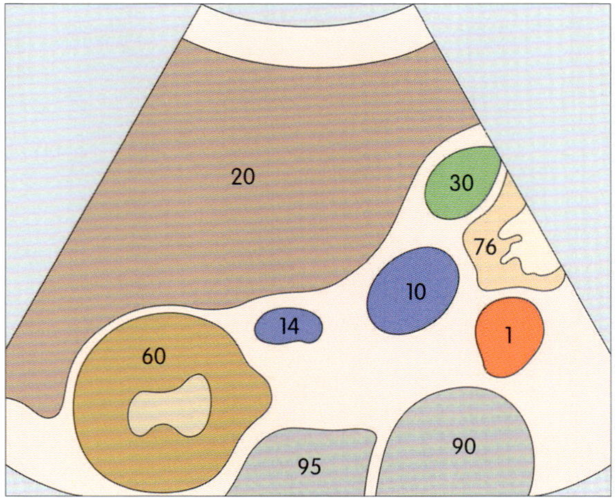

▶ 40　右肾静脉

沿着下腔静脉向下连续横向扫描时，右肾静脉的椭圆形断面与下腔静脉分离，并向外侧移向肾脏 ◀

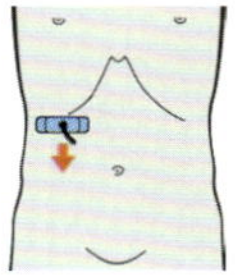

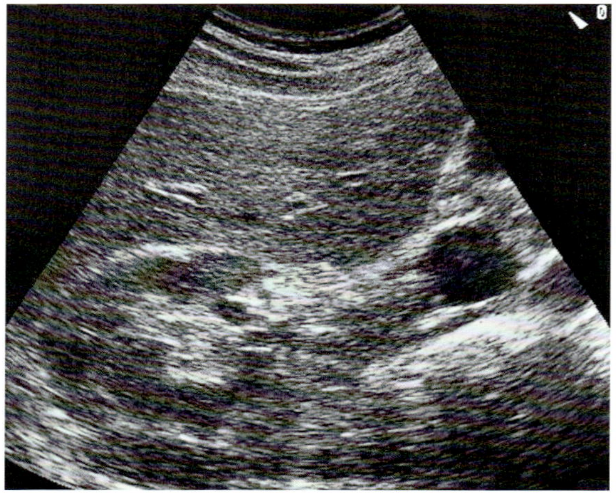

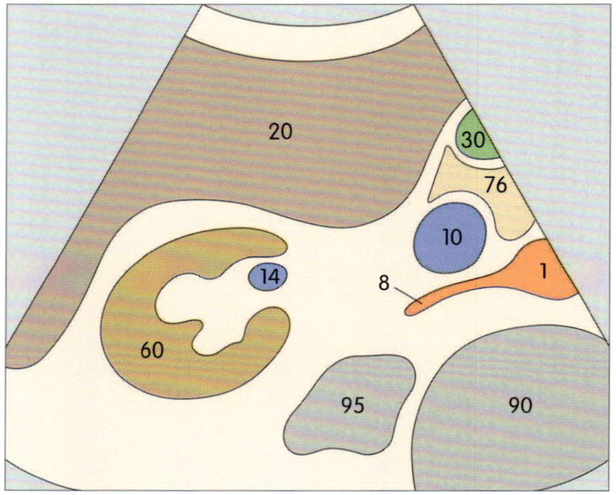

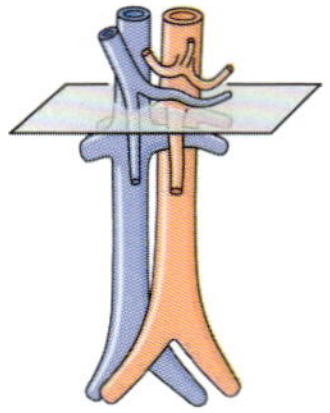

▶ 41　肾门处的右肾静脉和右肾动脉

右肾动脉和右肾静脉的走行一致，但是位置略低

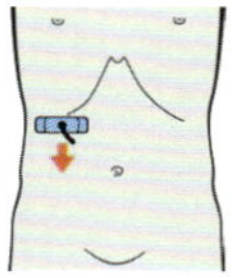

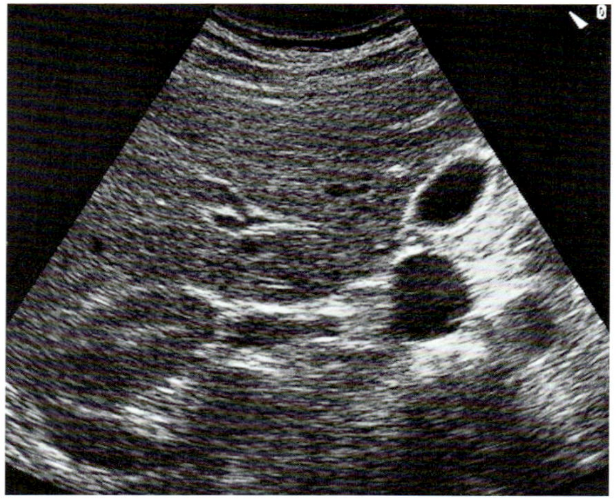

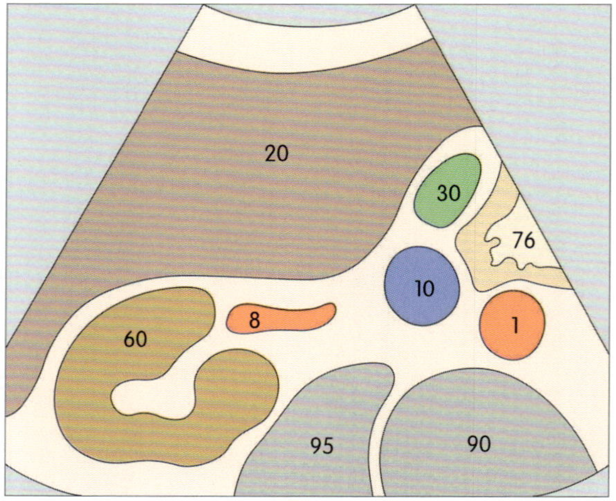

▶ 42　右肾动脉

右肾动脉位于右肾静脉的背侧和足侧

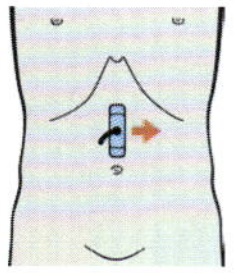

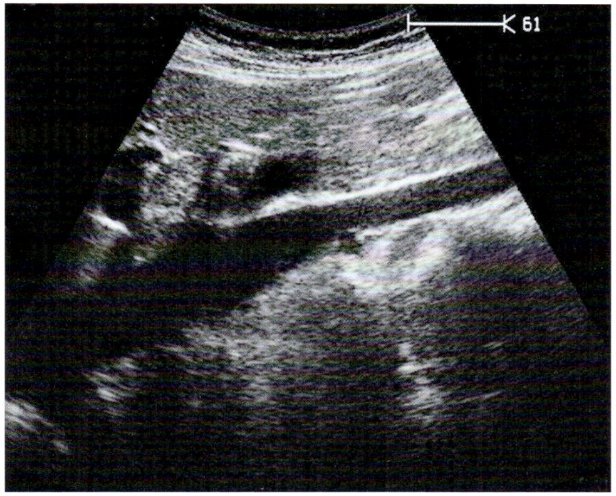

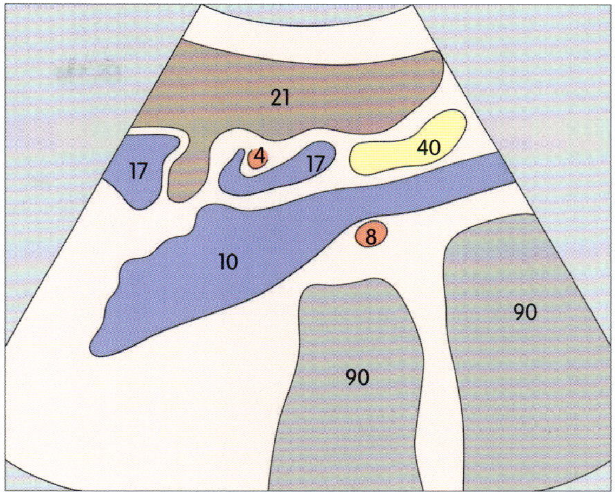

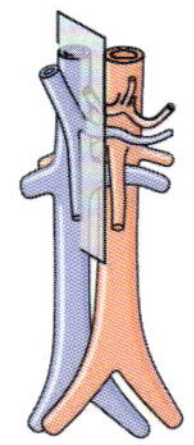

▶43 下腔静脉

右肾动脉在下腔静脉后面通过，压迫其后表面

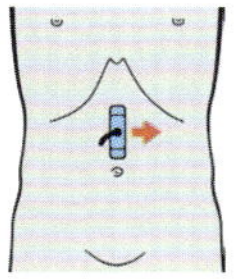

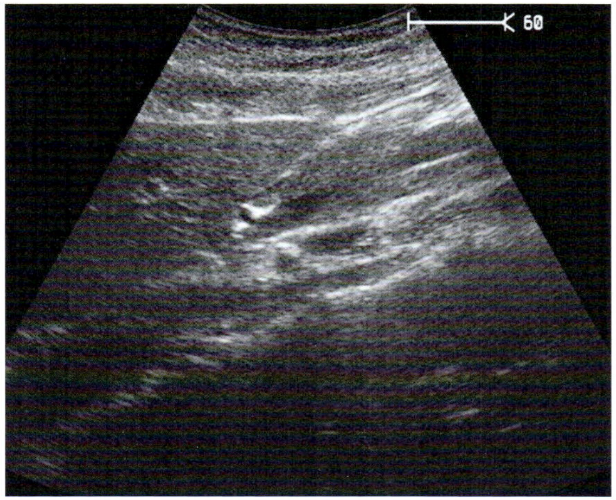

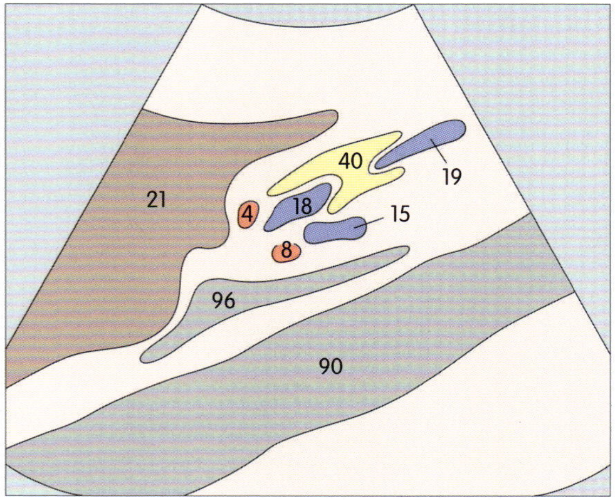

▶44 右肾动脉和左肾静脉

在腹主动脉和下腔静脉之间的纵切面显示左肾静脉和右肾动脉

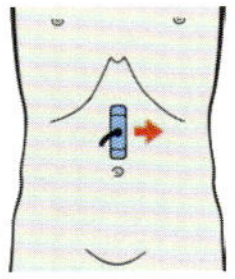

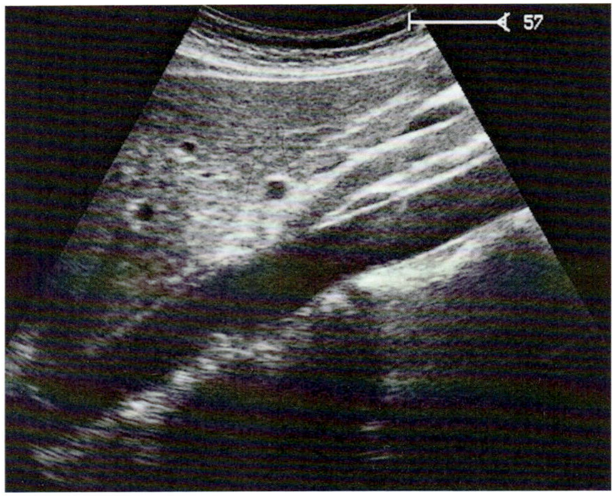

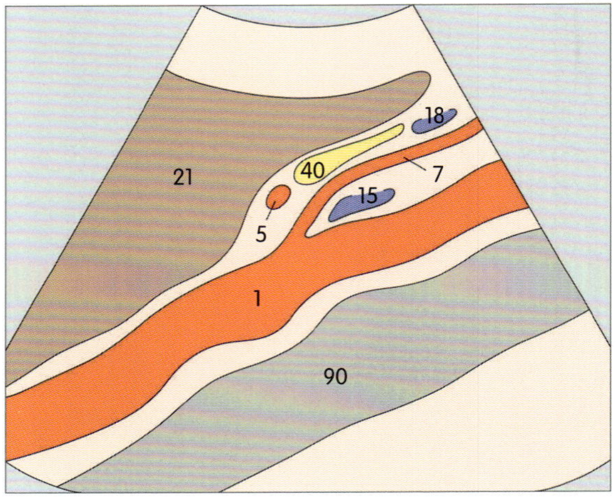

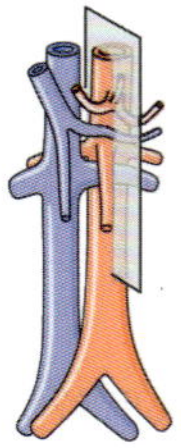

▶ 45 腹主动脉和左肾静脉

左肾静脉走行于腹主动脉和肠系膜上动脉之间

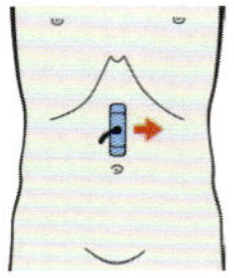

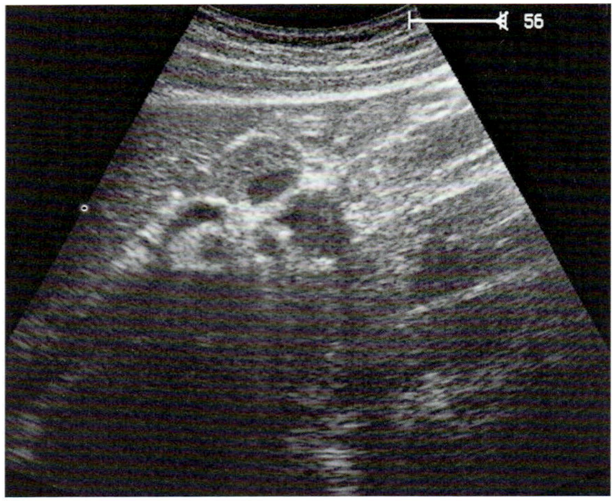

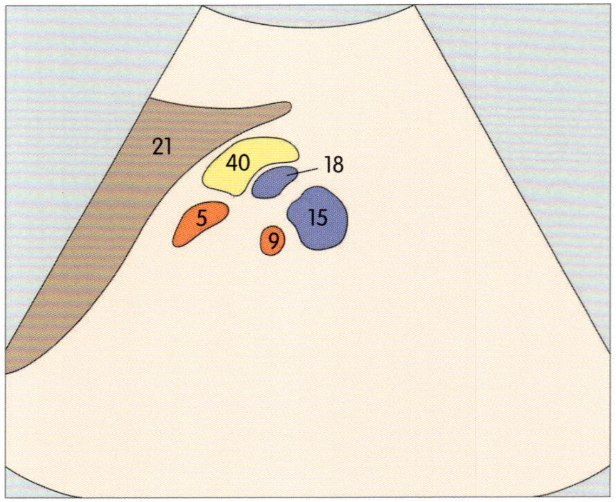

▶ 46 左肾血管和脾动、静脉

由于肠腔气体影响，左肾血管显示困难

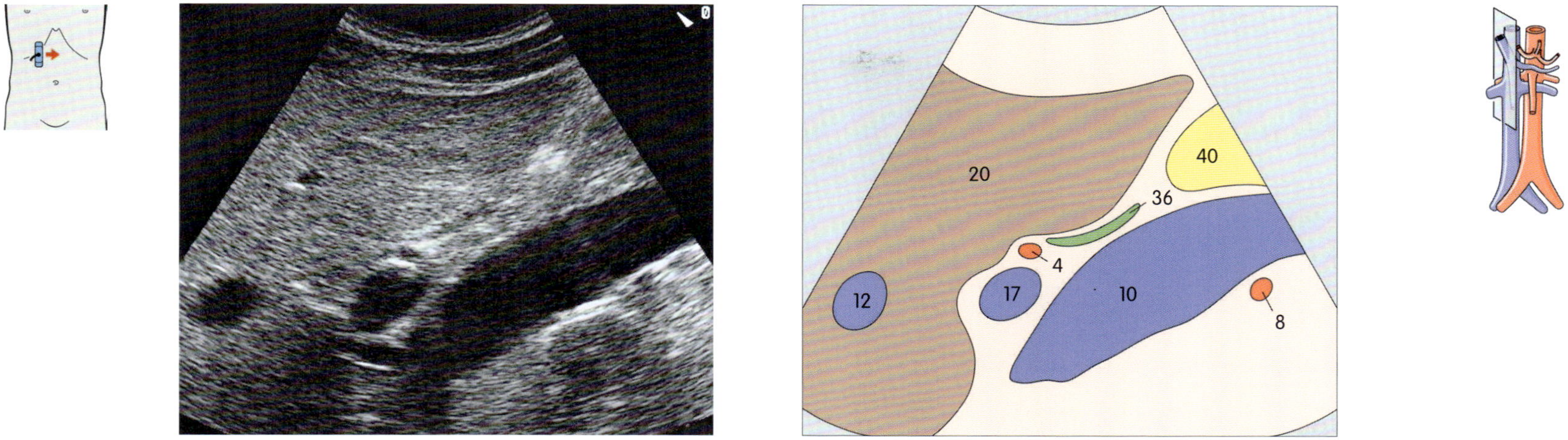

▶ 47 门静脉、下腔静脉和右肾动脉

在上腹部纵向扫描时，由门静脉、下腔静脉和右肾动脉组成的三联体是一个典型的标志 ◀

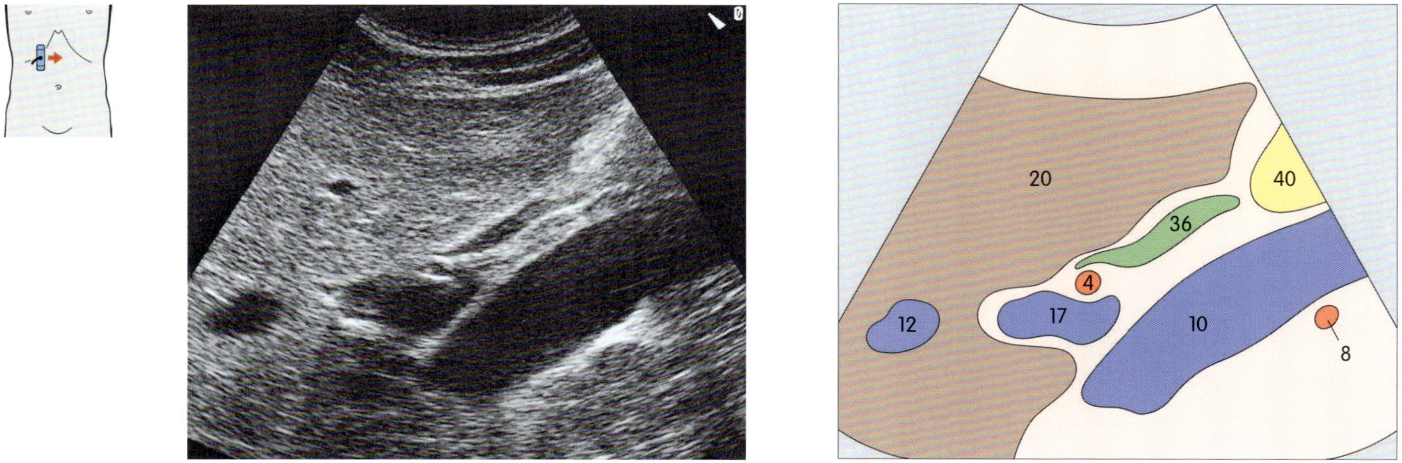

▶ 48 门静脉、下腔静脉、右肾动脉和胆总管

当由门静脉、下腔静脉和右肾动脉组成的三联体被确认后，这时的扫描视野经常会出现胆总管的纵切面 ◀

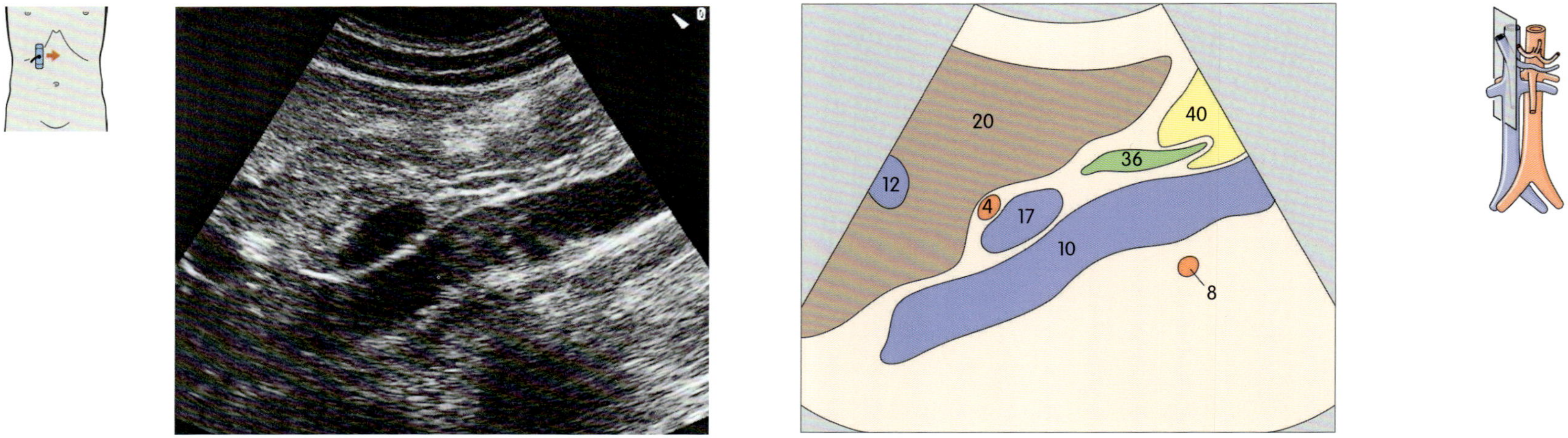

▶ 49　门静脉、下腔静脉和胆总管

胆总管在门静脉前方进入胰头

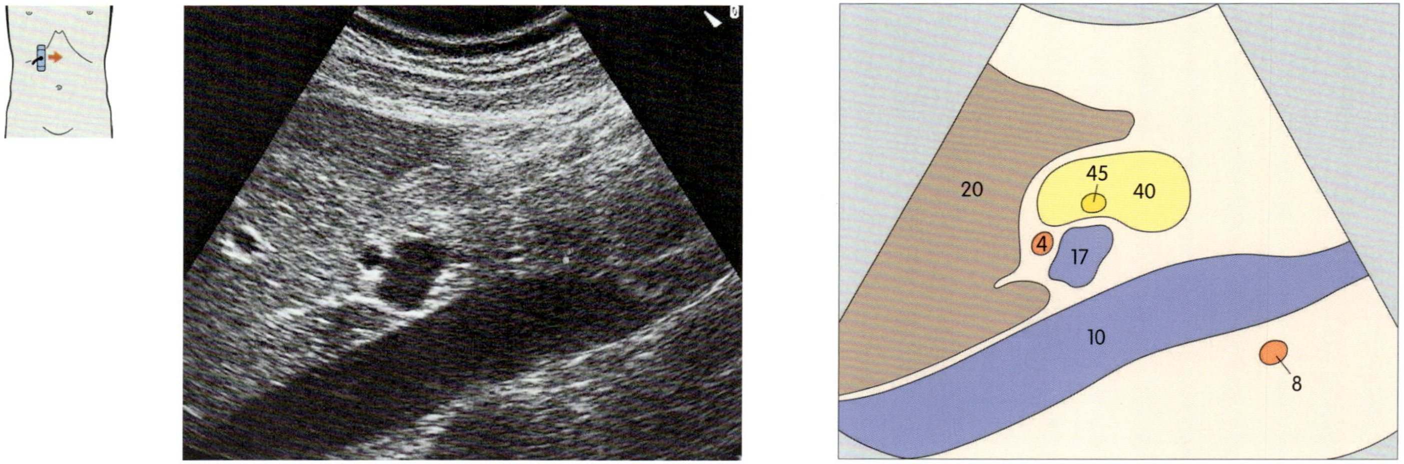

▶ 50　门静脉和肝动脉

门静脉和肝动脉在胰头后方并排走行

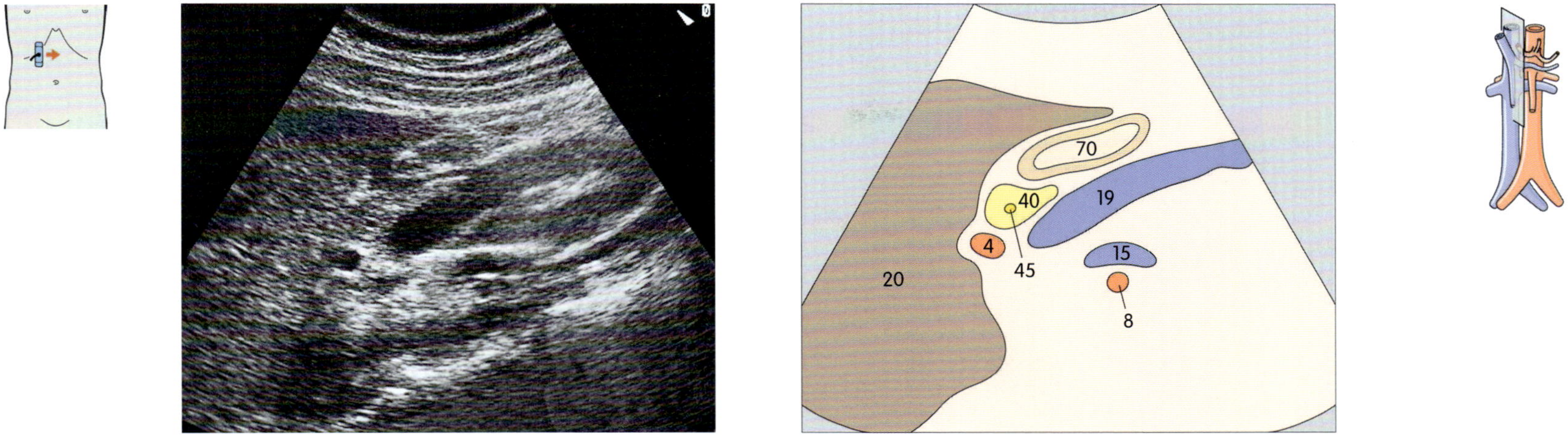

▶ 51 肝动脉和肠系膜上静脉

当扫描肠系膜上静脉的纵切面时，一般可同时显示位于头端的肝动脉以及背侧的右肾动脉和左肾静脉 ◀

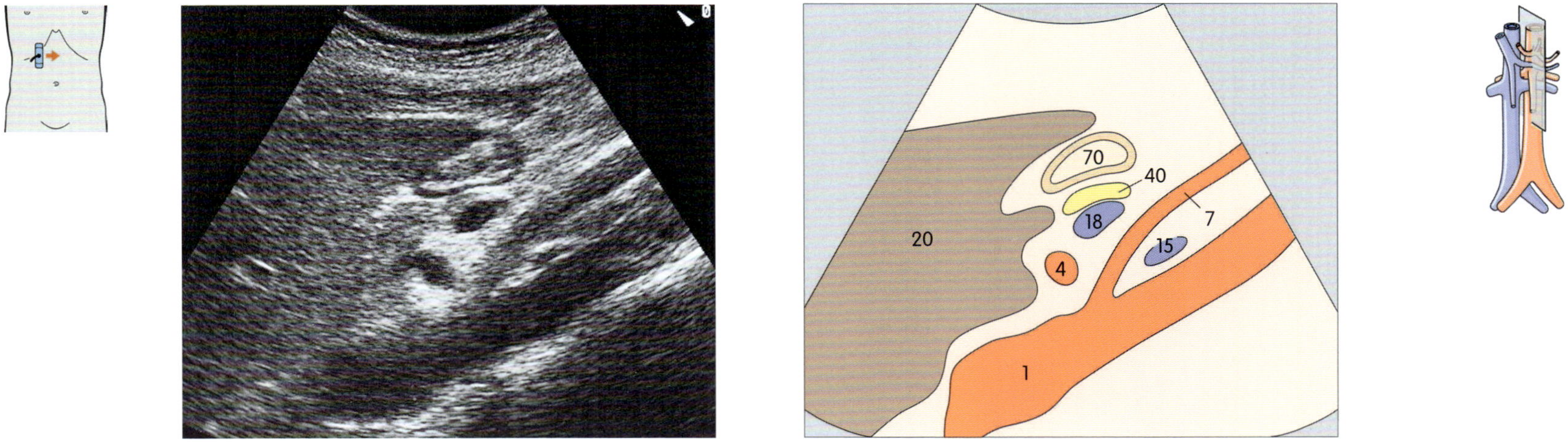

▶ 52 肝动脉、肠系膜上动脉和脾静脉

当扫描肠系膜上动脉的纵切面时，一般可同时显示肝动脉、脾静脉和左肾静脉 ◀

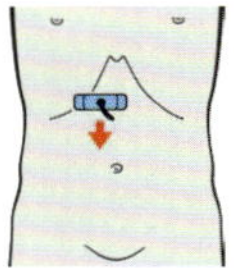

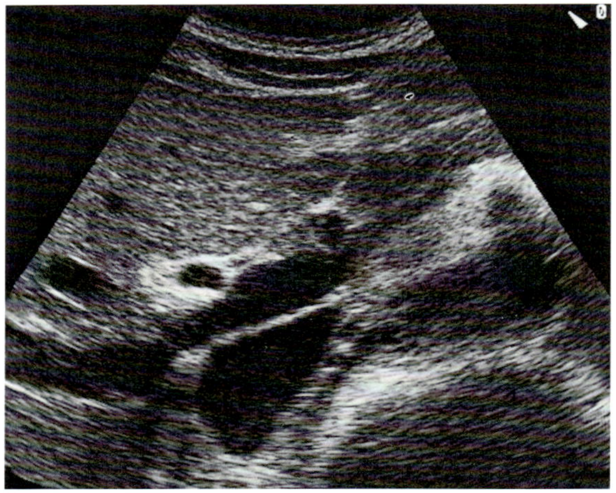

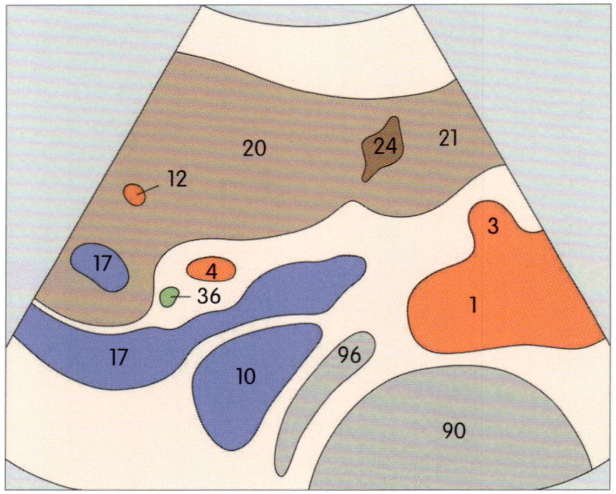

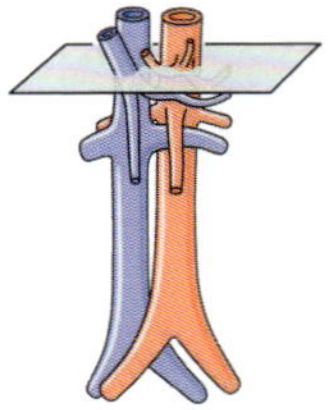

▶ 53　肝动脉、门静脉和下腔静脉

门静脉走行于下腔静脉和肝动脉之间

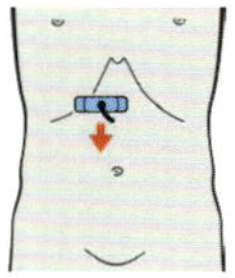

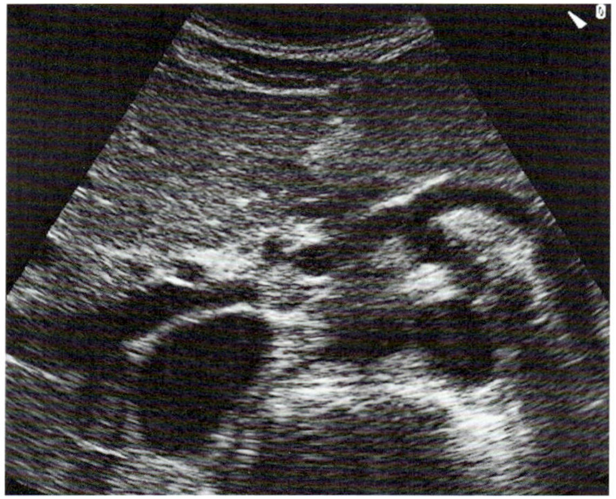

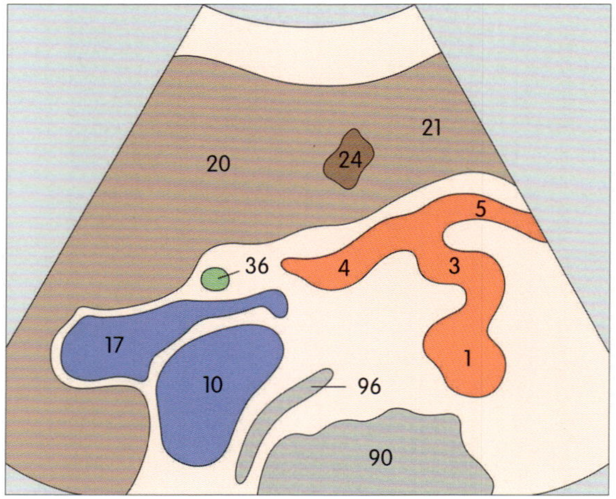

▶ 54　肝动脉、胆总管和门静脉

肝动脉向头侧走行进入肝门

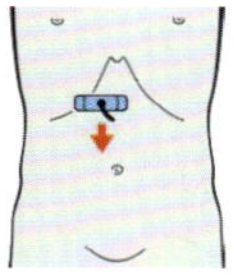

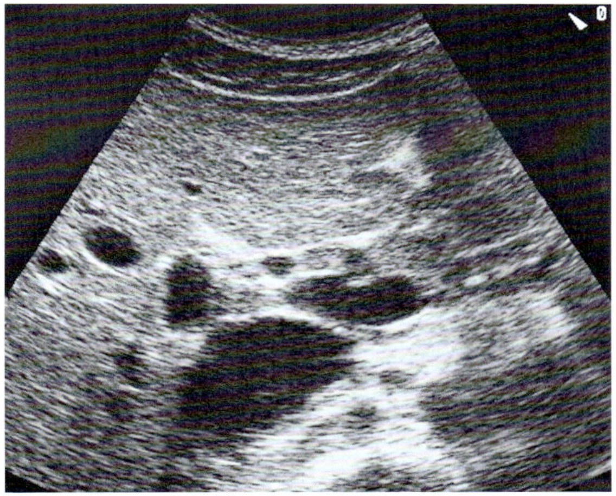

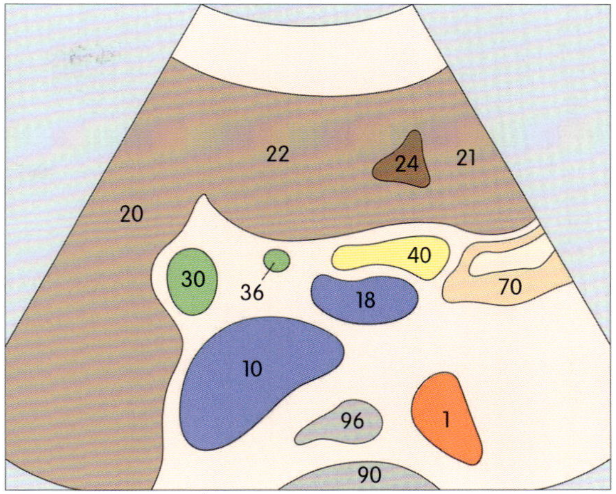

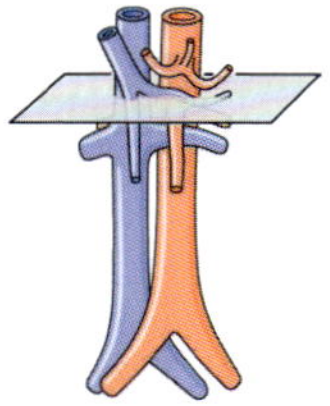

▶ 55　胆总管、胆囊和下腔静脉

胆总管位于胆囊内侧及下腔静脉前方

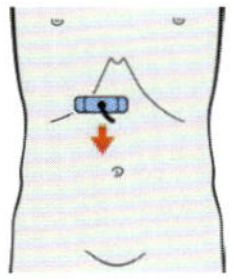

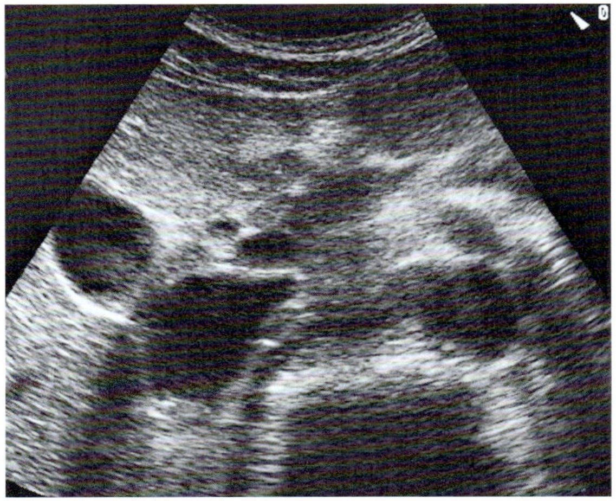

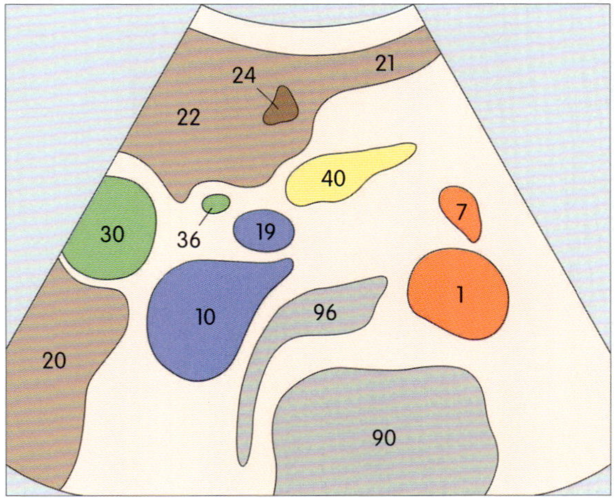

▶ 56　胆总管、胆囊和肠系膜上静脉

胆总管与肠系膜上静脉并行一小段距离后，转向右外侧指向十二指肠乳头

肝脏

肝脏的纵切面……39

肝左部的横切面……46

肝中央部的横切面……50

肝右部的横切面……59

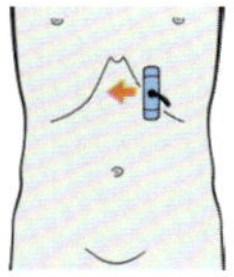

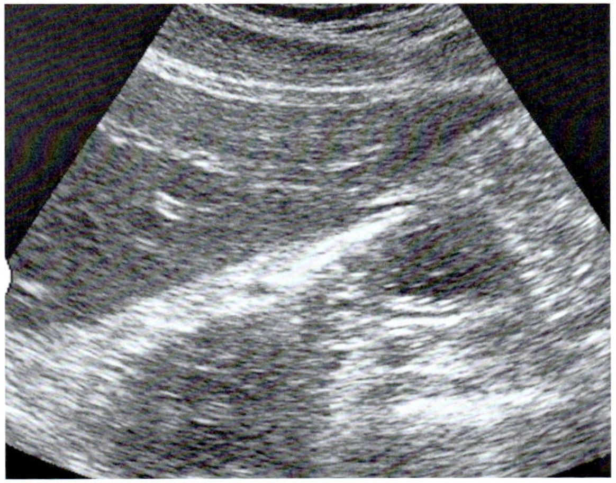

▶ 57　肝左叶，外侧段，Ⅱ亚段和Ⅲ亚段

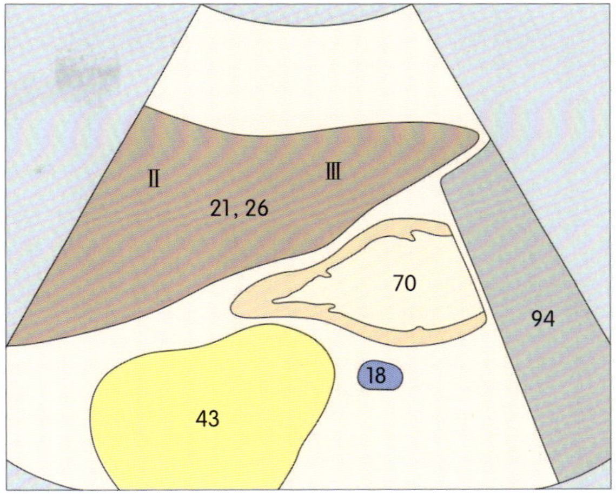

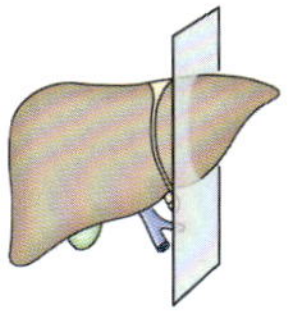

解剖学上，肝脏分为肝左叶和肝右叶：肝左叶即外侧段，肝右叶包括内侧段、前段和后段

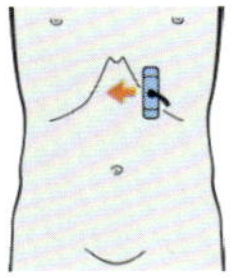

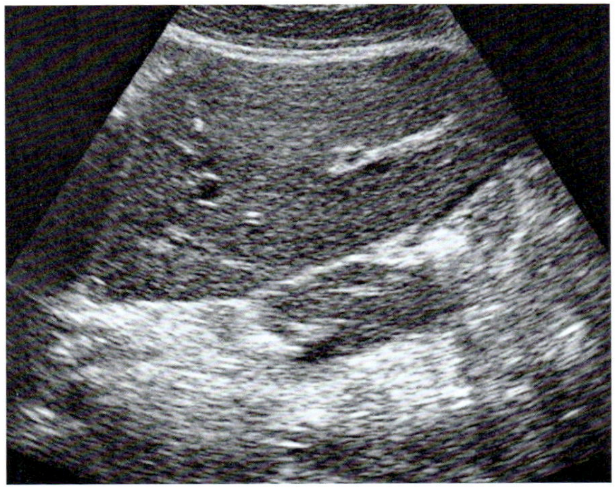

▶ 58　肝左叶，肝圆韧带，外侧段与内侧段的分界

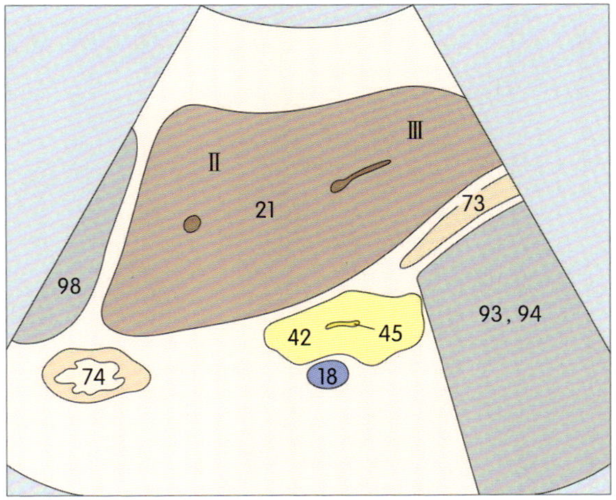

在功能上，外侧段和内侧段属于肝左叶，而前段和后段属于肝右叶

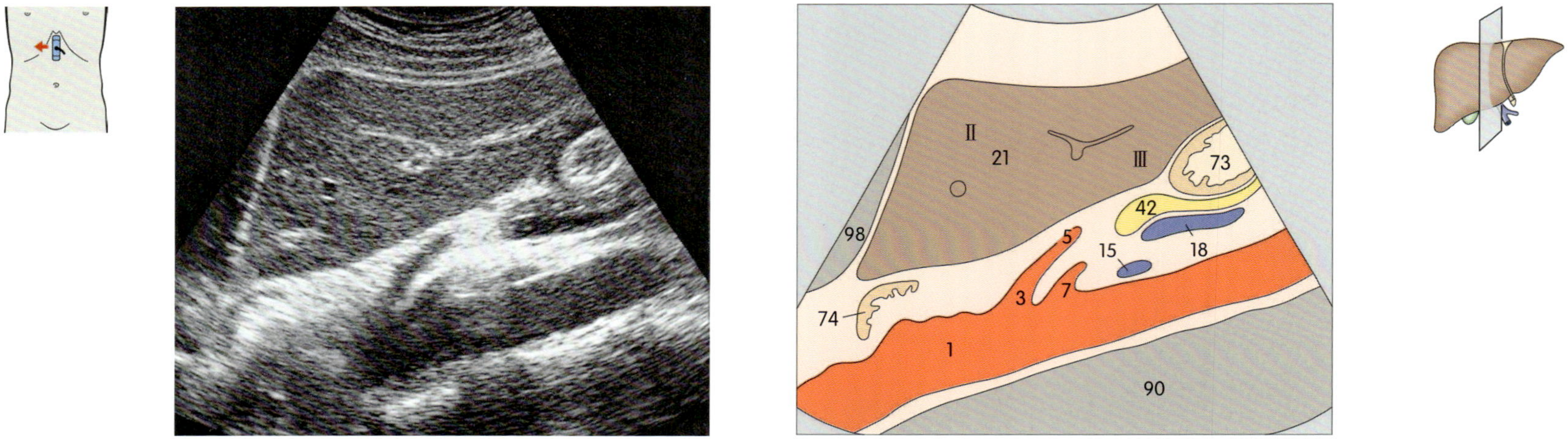

▶ 59 肝左叶，肝圆韧带，外侧段与内侧段的分界

外侧段包括近头侧的Ⅱ亚段和近尾侧的Ⅲ亚段 ◀

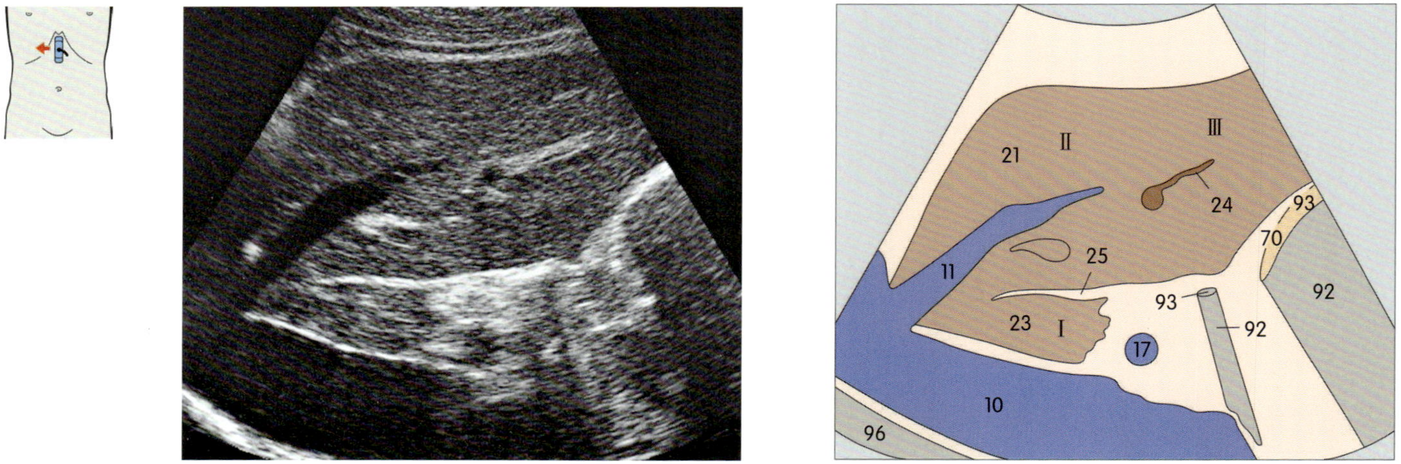

▶ 60 肝左静脉，肝圆韧带，外侧段与内侧段的分界，尾状叶

外侧段和内侧段的分界为肝左静脉，即解剖学上肝左叶和肝右叶的分界 ◀

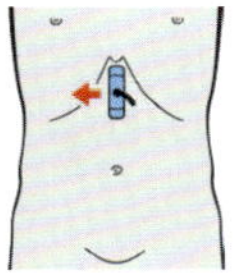

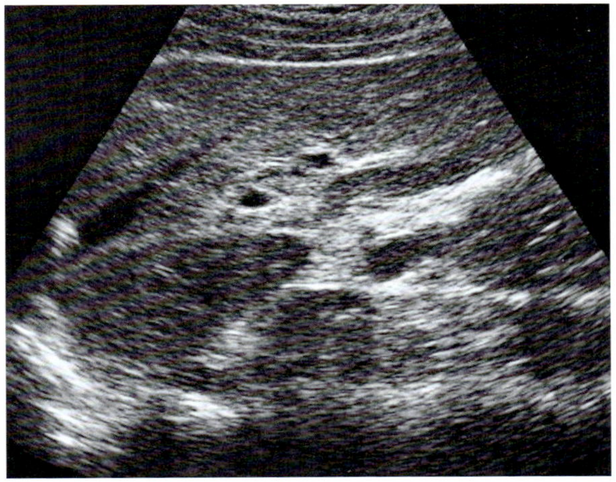

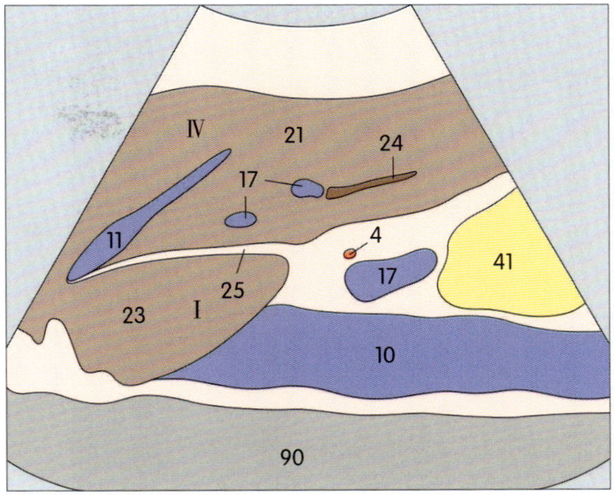

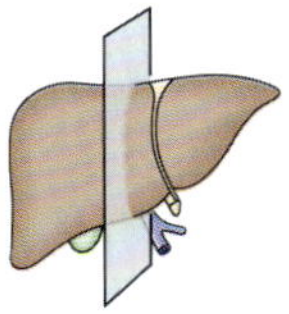

▶ 61　肝左静脉，肝圆韧带，外侧段与内侧段的分界，尾状叶

尾状叶对应于内侧段的Ⅰ亚段，位于下腔静脉的前外方，剩余的绝大部分内侧段由Ⅳ亚段构成 ◀

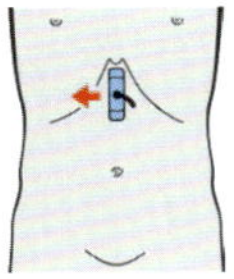

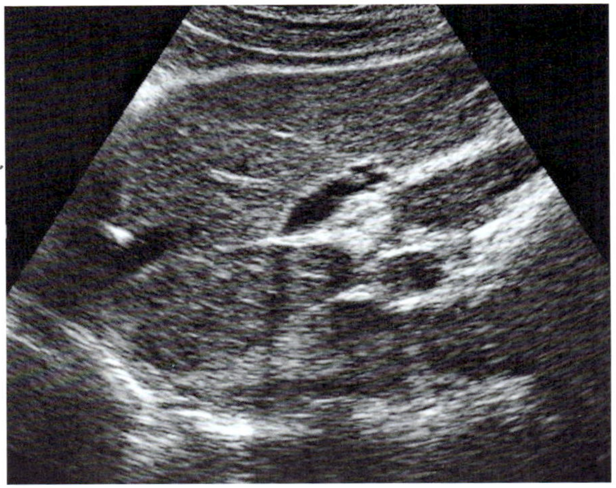

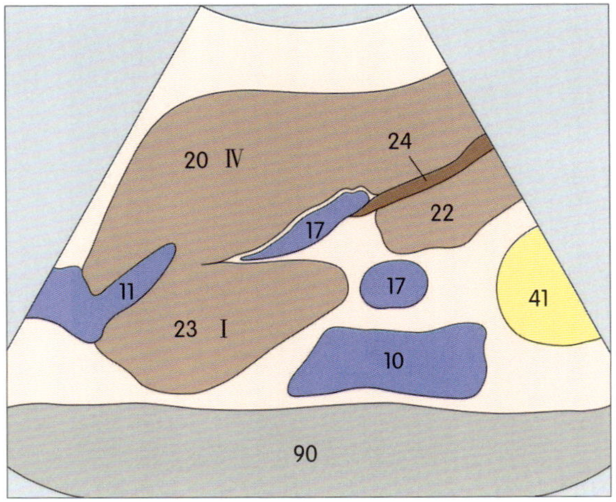

▶ 62　肝左静脉，肝圆韧带，外侧段与内侧段的分界，尾状叶

外侧段与内侧段的分界为肝圆韧带，即解剖学上肝左叶与肝右叶的分界 ◀

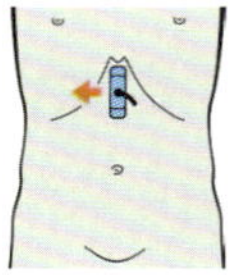
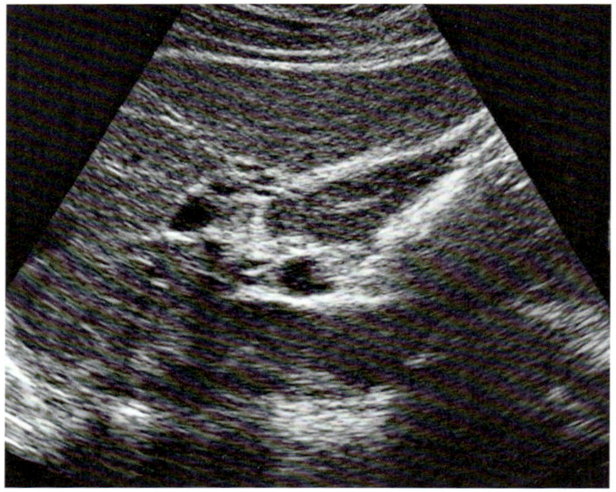
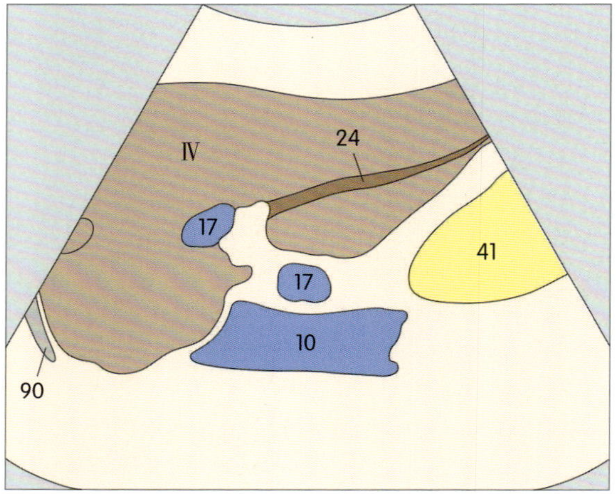

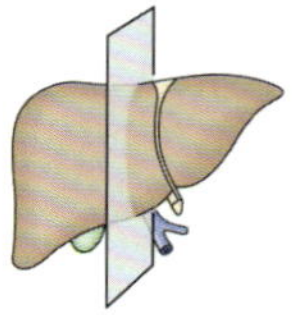

▶ 63 肝左静脉，肝圆韧带，外侧段与内侧段的分界，尾状叶

肝圆韧带（闭锁的脐静脉）自门静脉左支延伸至肝脏前下缘 ◀

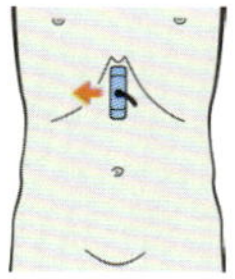
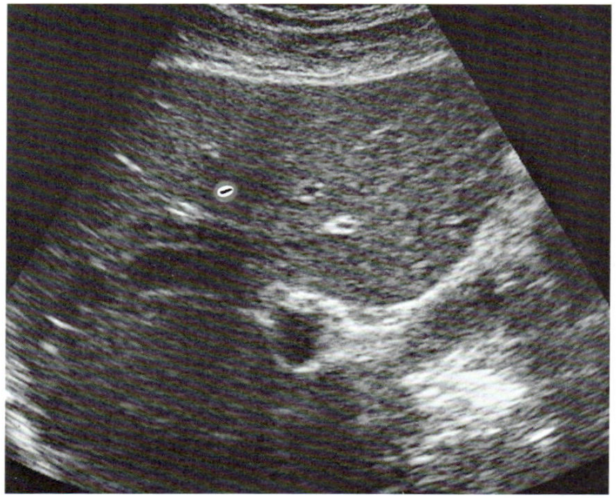
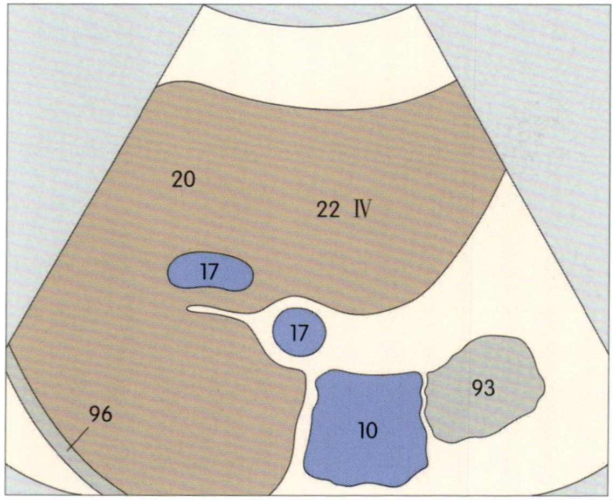

▶ 64 内侧段，Ⅳ亚段，方叶

内侧段的尾侧，又叫方叶，位于肝圆韧带和胆囊之间，是Ⅳ亚段的一部分 ◀

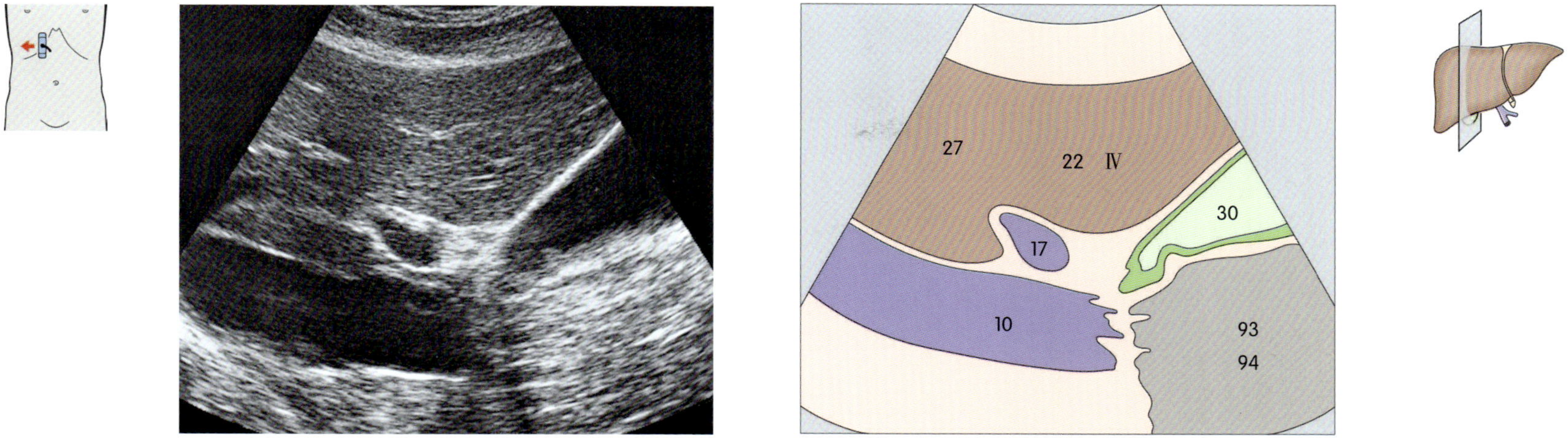

▶ 65　胆囊，门静脉，下腔静脉，内侧段与前段的分界

经过胆囊和下腔静脉的平面是肝脏内侧段和前段的分界

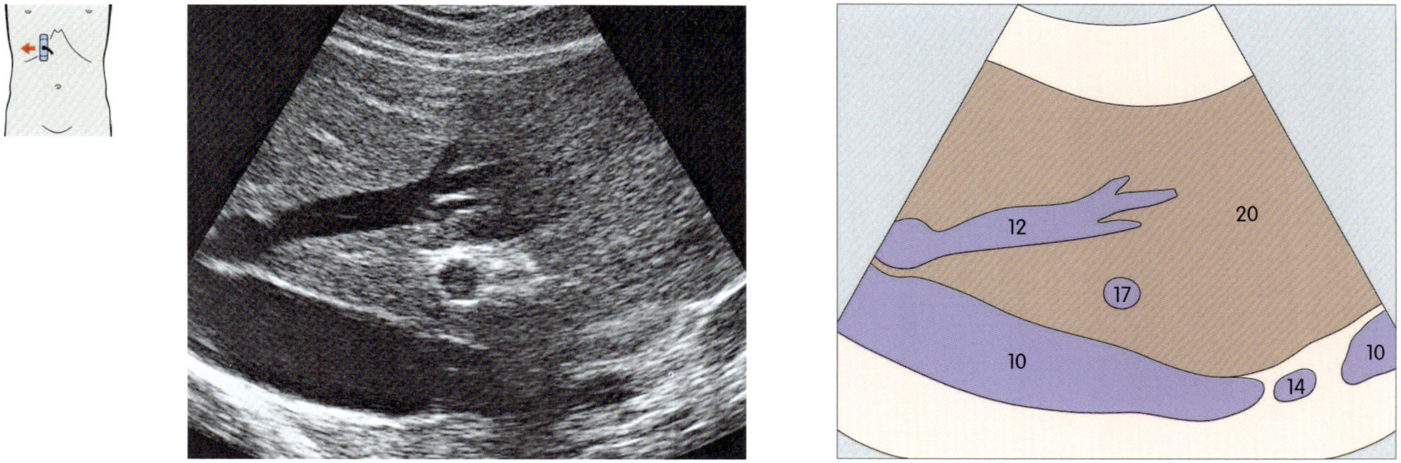

▶ 66　肝中静脉，内侧段与前段的分界

在肝脏的头侧，肝中静脉是内侧段和前段分界的标志

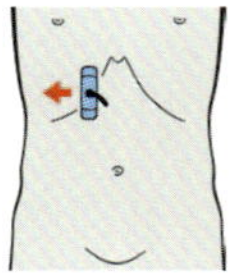

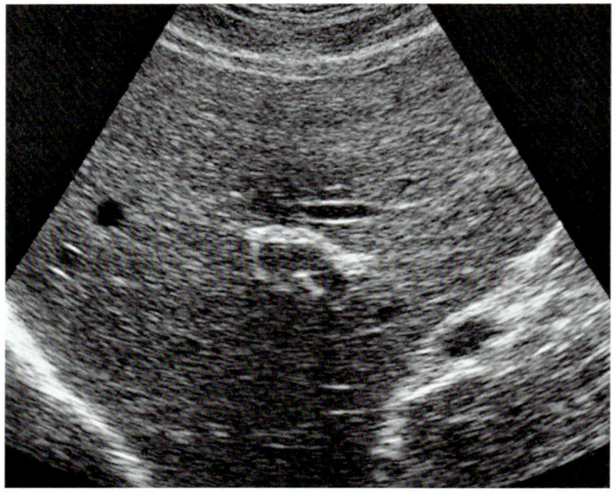

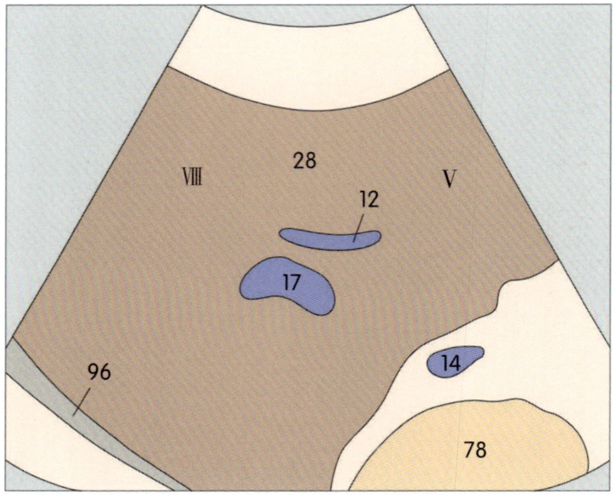

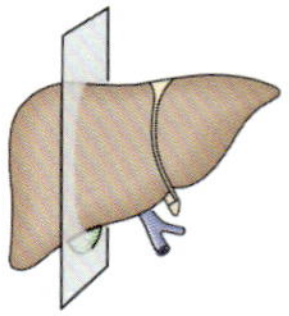

▶ 67　前段，Ⅷ亚段和Ⅴ亚段

前段由头侧的Ⅷ亚段和尾侧的Ⅴ亚段组成

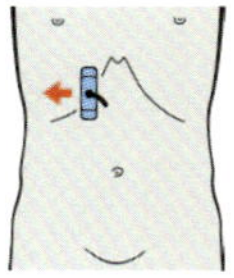

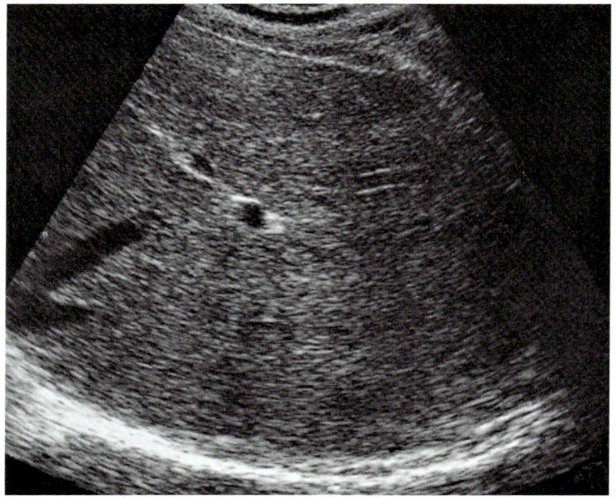

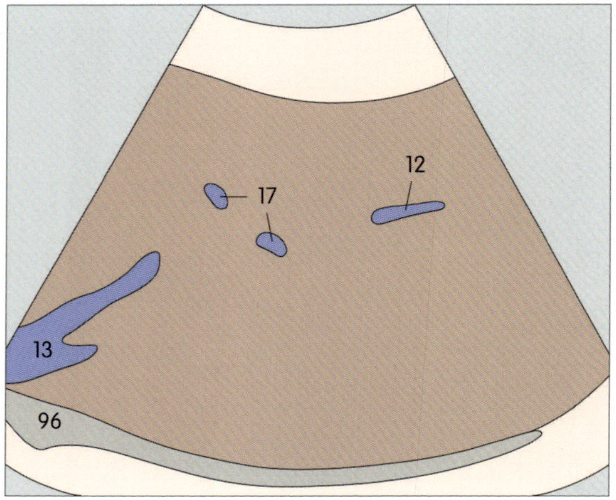

▶ 68　肝右静脉，前段与后段的分界

肝右静脉和门静脉右支可以作为前段和后段分界的标志

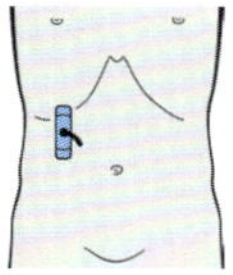

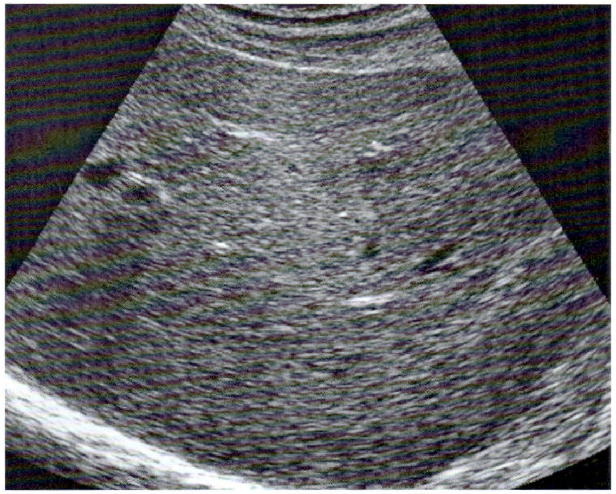

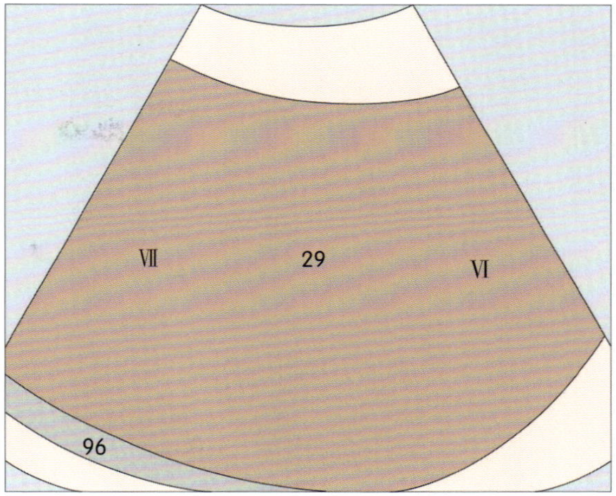

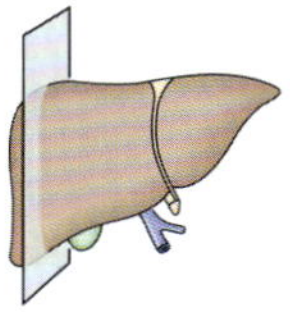

▶69　后段，Ⅶ亚段和Ⅵ亚段

后段由头侧的Ⅶ亚段和尾侧的Ⅵ亚段组成

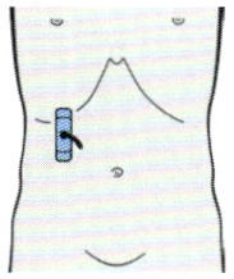

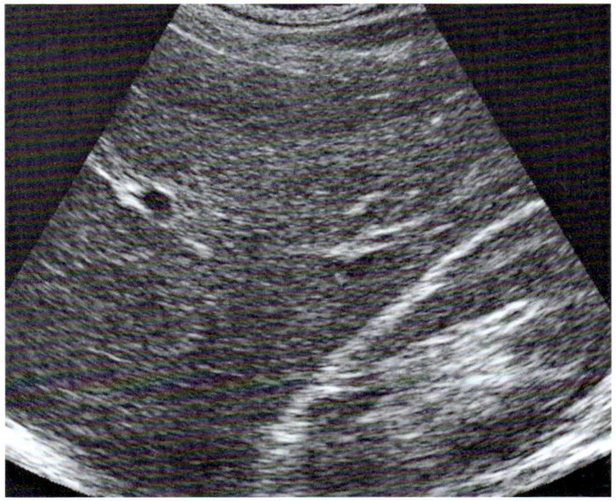

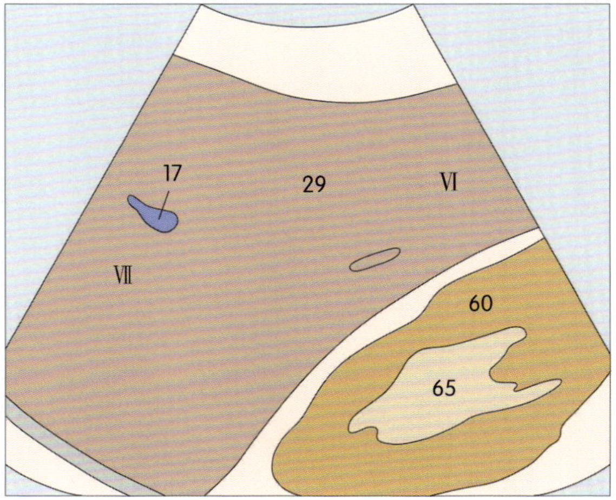

▶70　后段，肝外侧部，肾脏

肝右叶尾端变异很多

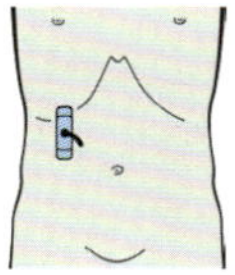

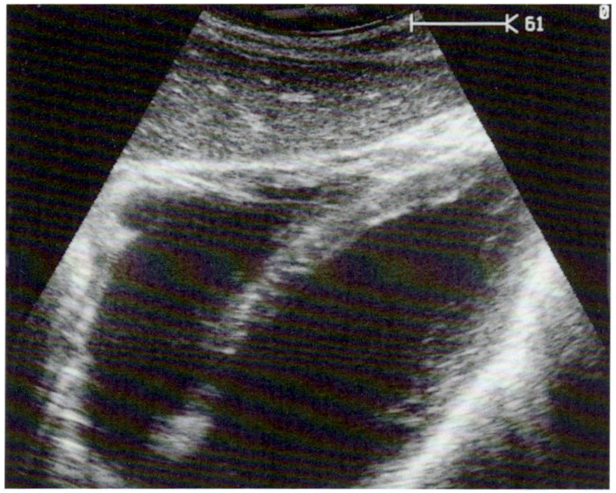

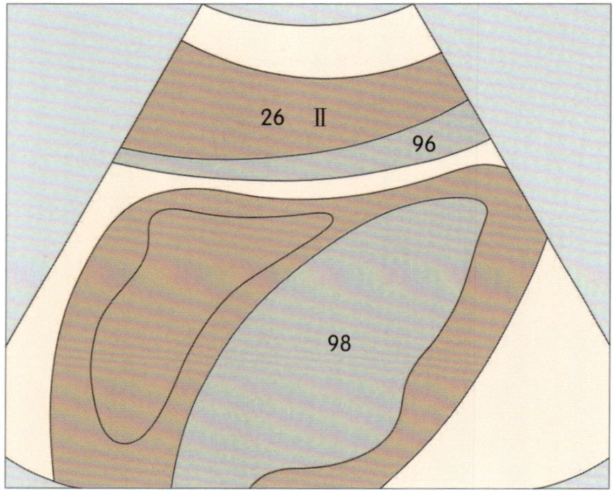

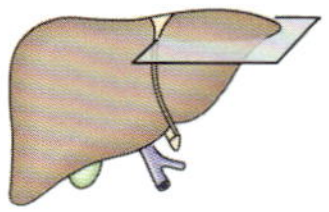

▶ 71　肝左叶，外侧段，心脏

肝左叶紧邻心脏，二者仅有膈肌分隔

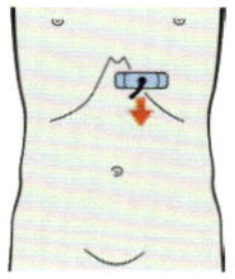

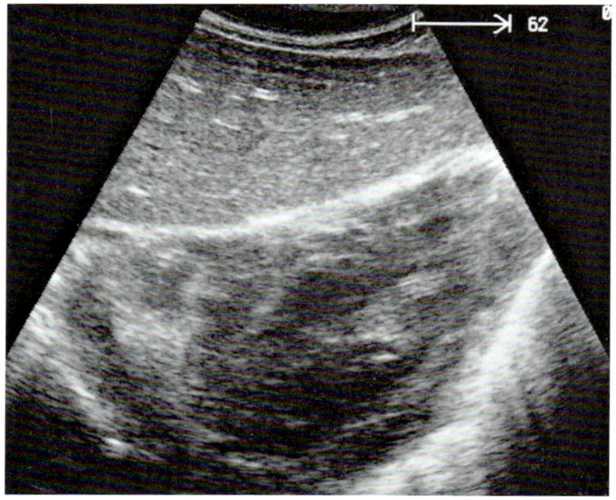

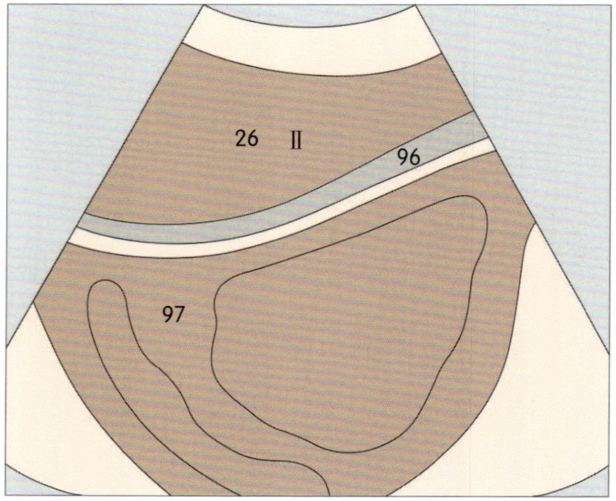

▶ 72　肝左叶，外侧段，心脏

解剖学上的肝左叶对应于肝脏外侧段

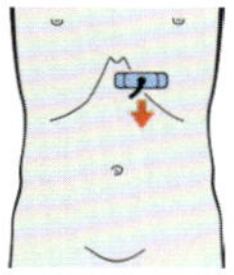
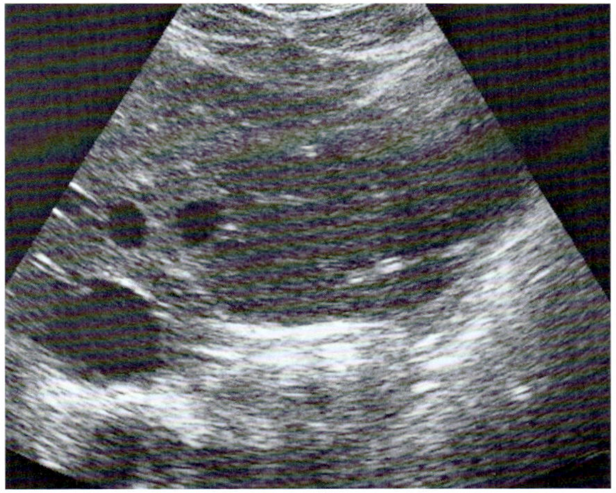
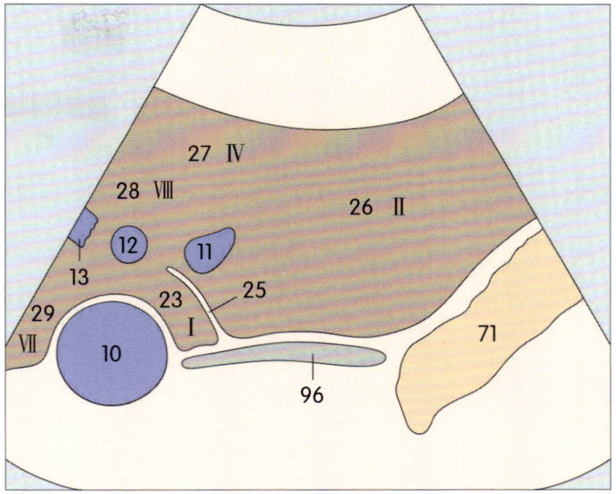

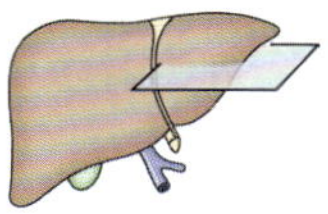

► 73 肝左叶，外侧段，肝静脉

肝左静脉是肝脏外侧段和内侧段之间的分界

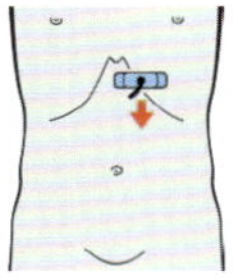
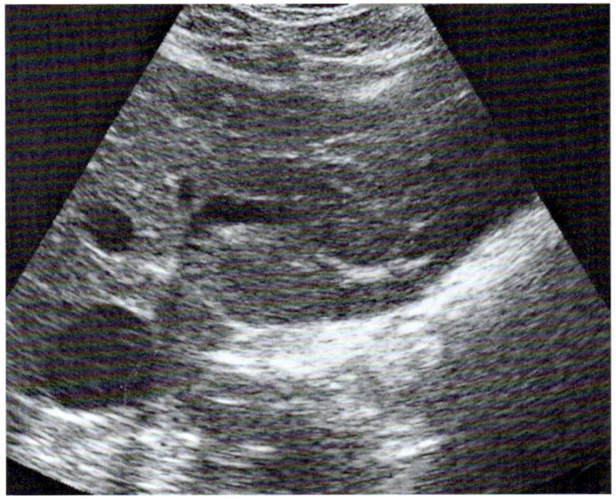
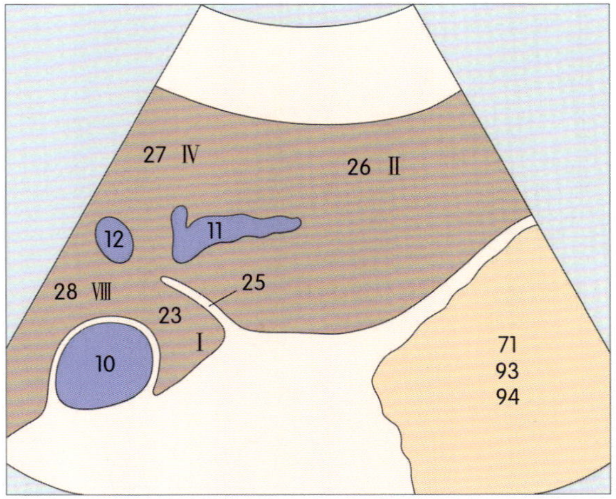

► 74 肝左叶，外侧段，尾状叶

肝脏外侧段的头侧部分命名为Ⅱ亚段

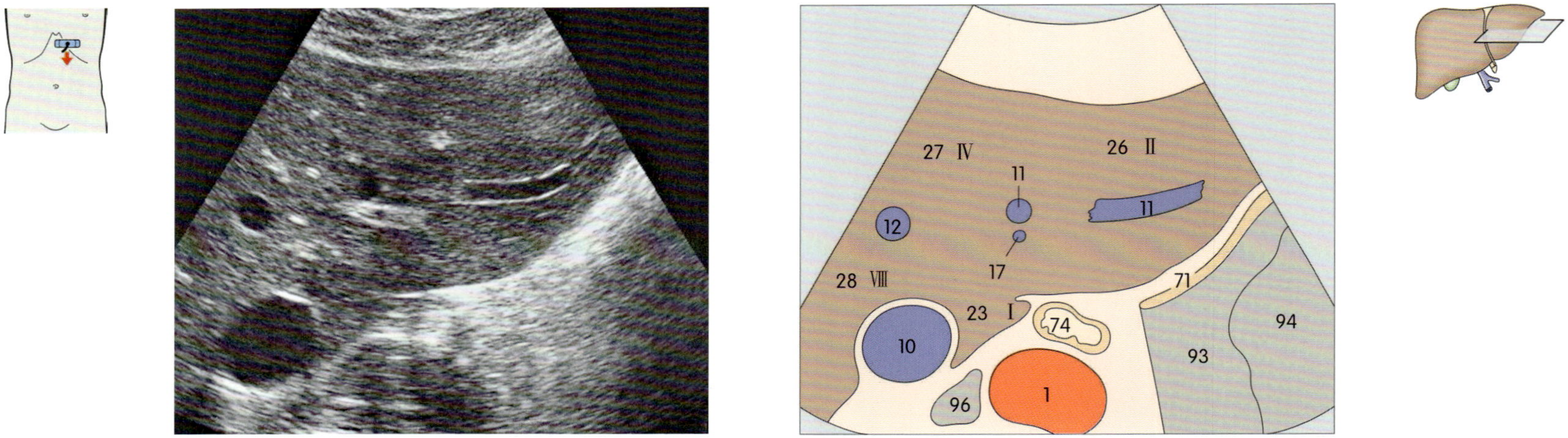

▶ 75　肝左叶，外侧段，尾状叶

尾状叶被认为是一个独立的部分，被命名为Ⅰ亚段

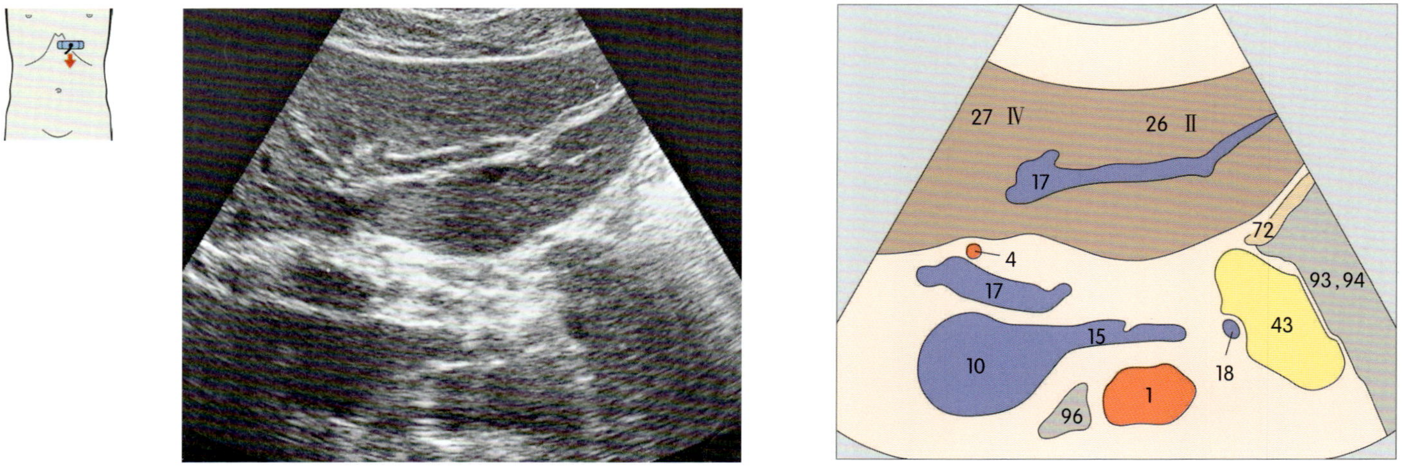

▶ 76　肝左叶，外侧段，门静脉左支

在对肝左叶下方扫描时，门静脉左支是肝左叶头侧亚段（Ⅱ亚段）和尾侧亚段（Ⅲ亚段）的分界

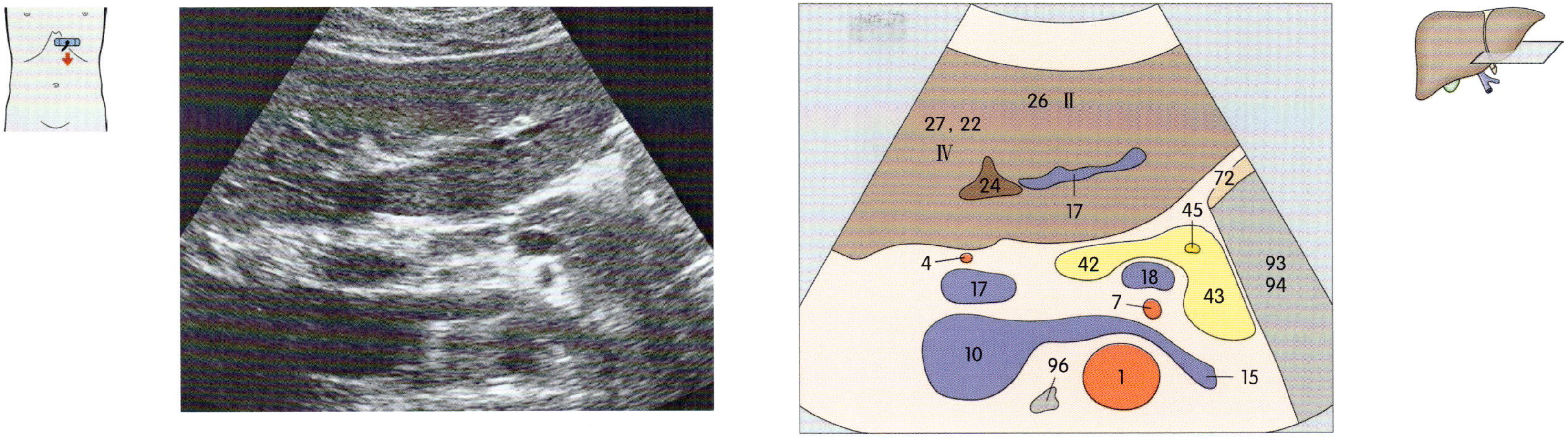

▶ 77　肝左叶，外侧段，肝圆韧带

肝圆韧带直接自门静脉左支发出，向前下方走行

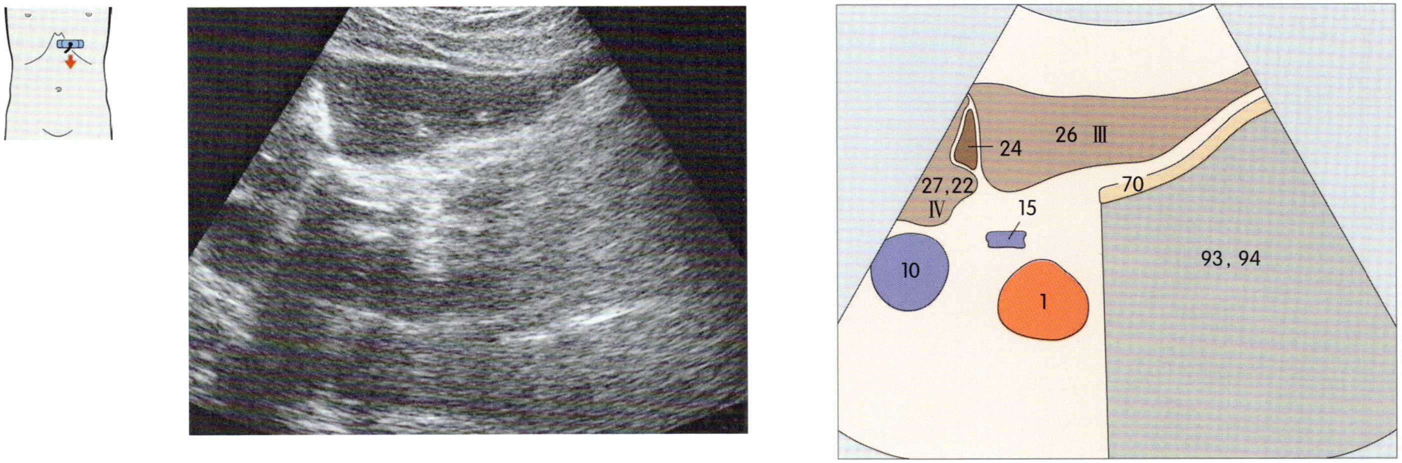

▶ 78　肝左叶，Ⅲ亚段，肝圆韧带

肝圆韧带在横切面上呈三角形或者多边形。它是Ⅲ亚段和方叶的分界，而方叶也被称作Ⅳb 亚段

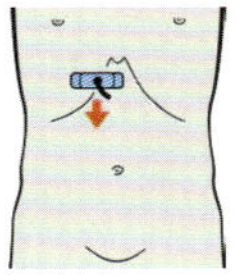

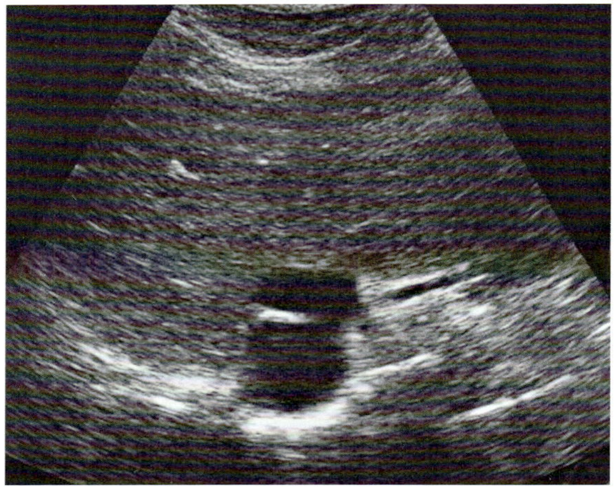

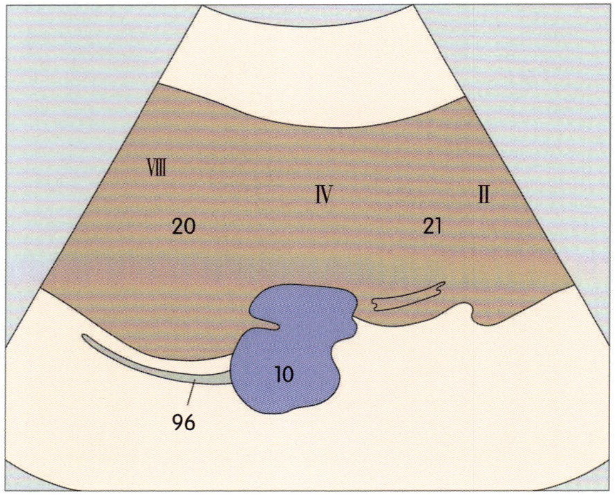

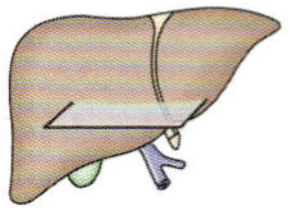

▶ 79　内侧段和前段，肝静脉开口

肝静脉紧贴膈肌下方集中汇入下腔静脉

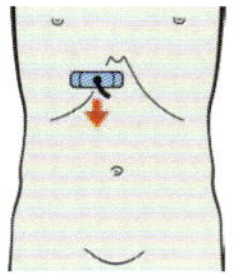

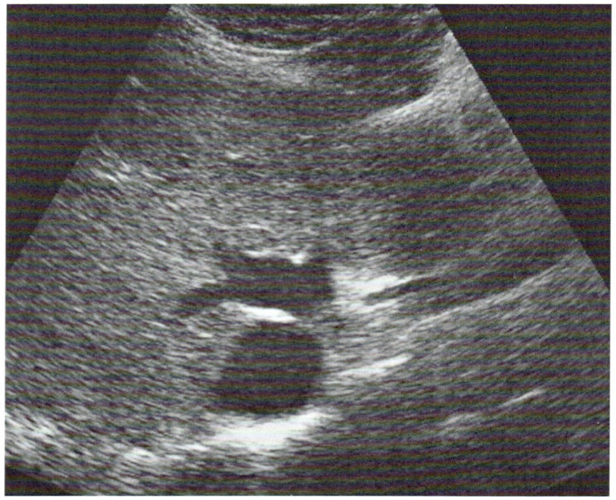

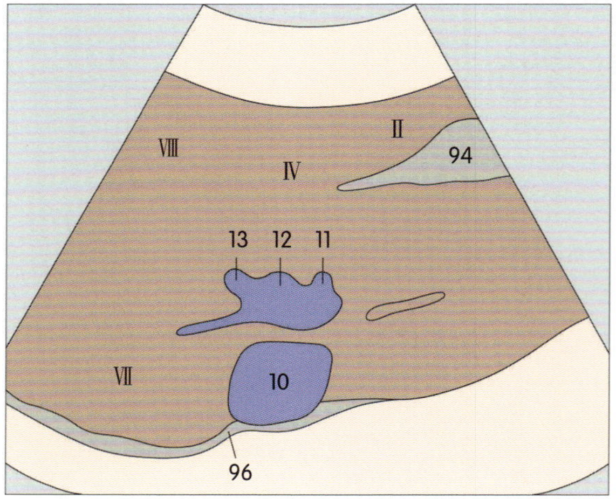

▶ 80　内侧段和前段，肝静脉开口

肝静脉在下腔静脉的开口横切面呈典型的星状图案

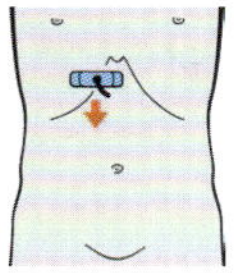

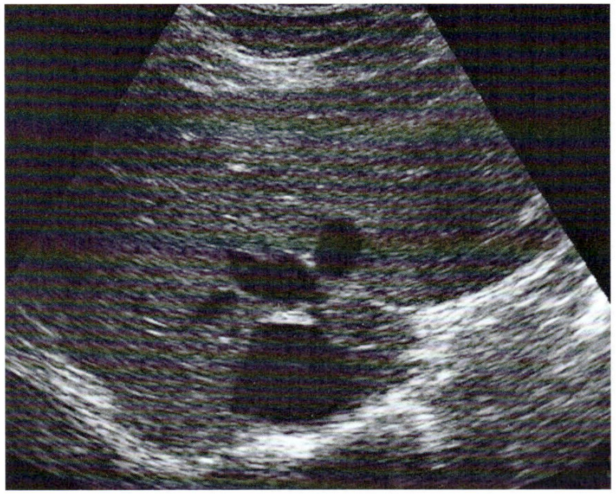

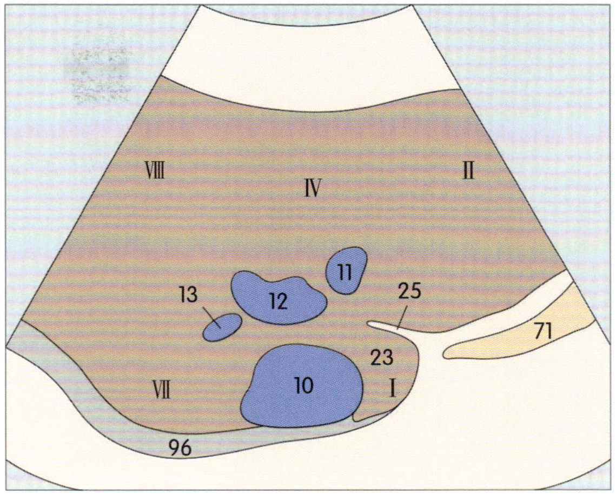

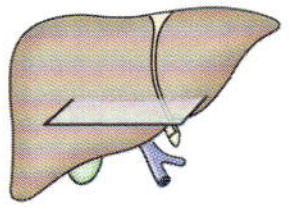

▶81　内侧段和前段，肝静脉，尾状叶

尾状叶的上极延伸到下腔静脉的肝静脉汇入处下方

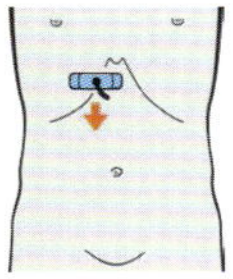

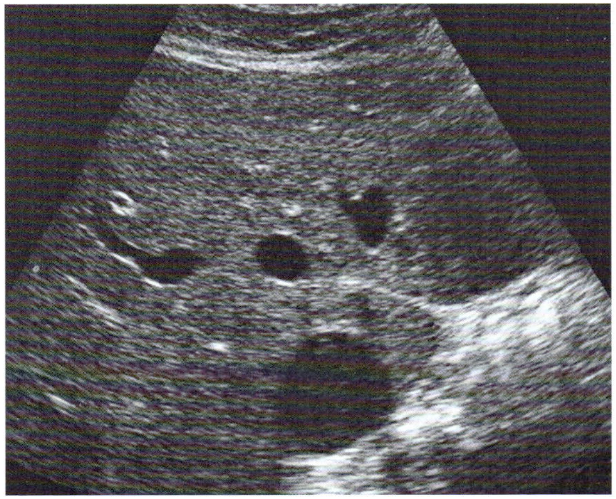

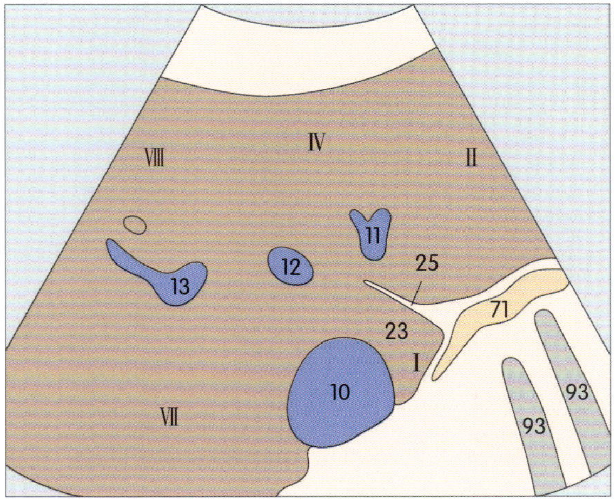

▶82　内侧段和前段，肝静脉，尾状叶

三条肝静脉是肝脏外侧段、内侧段、前段和后段的分界

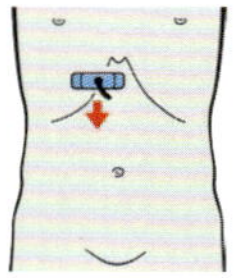

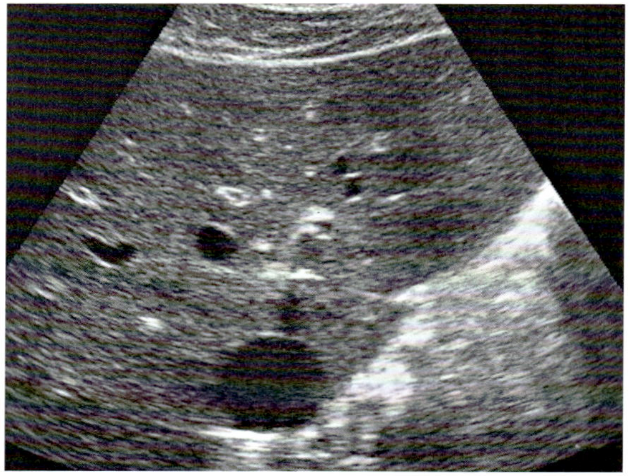

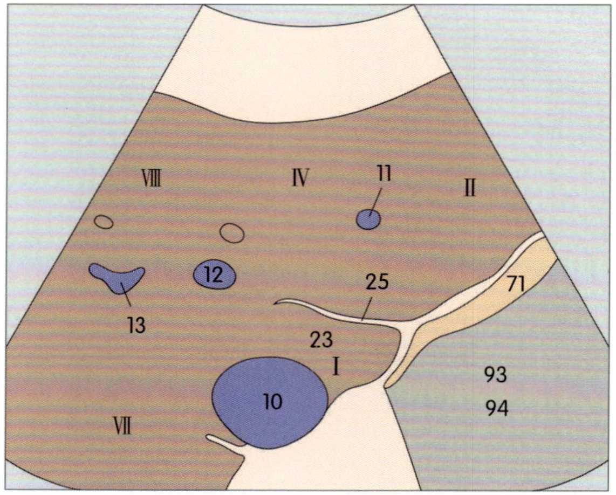

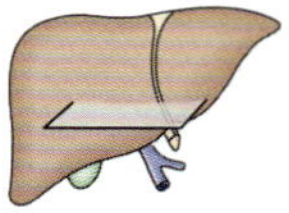

▶ 83　内侧段和前段，尾状叶

静脉韧带是尾状叶（Ⅰ亚段）和外侧段中的Ⅱ亚段的分界

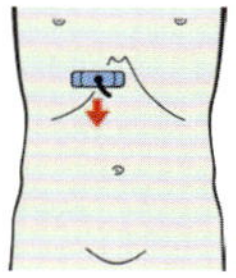

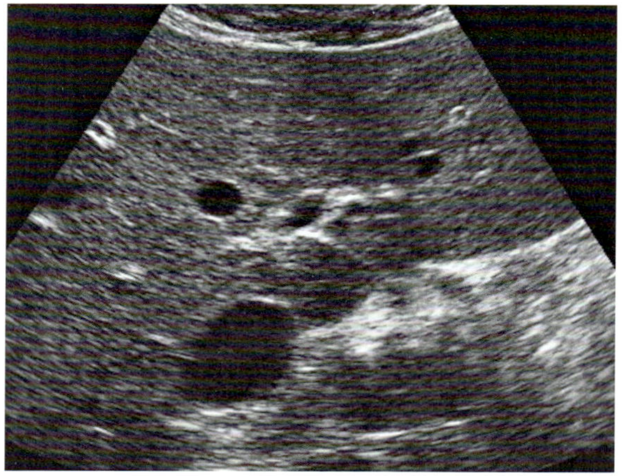

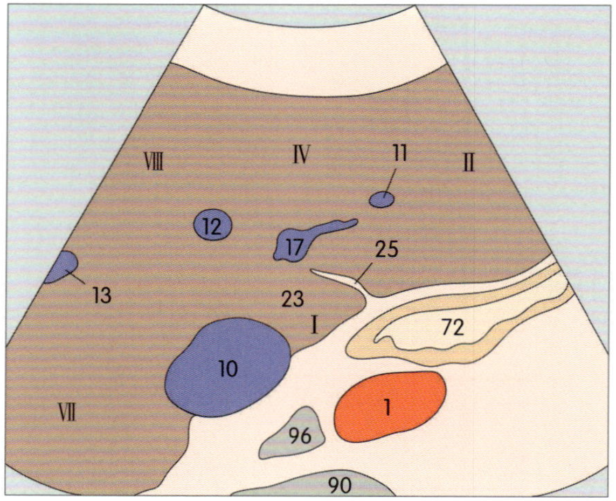

▶ 84　内侧段和前段，门静脉左支，尾状叶

肝尾状叶被命名为Ⅰ亚段

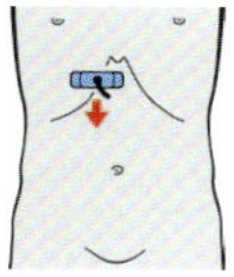

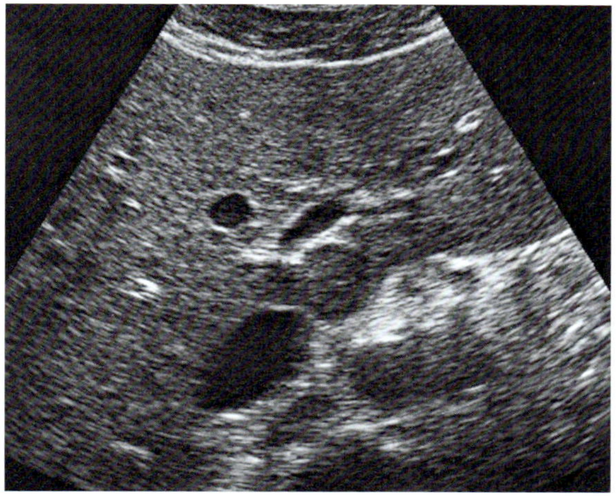

▶ 85　内侧段和前段，门静脉左支，尾状叶

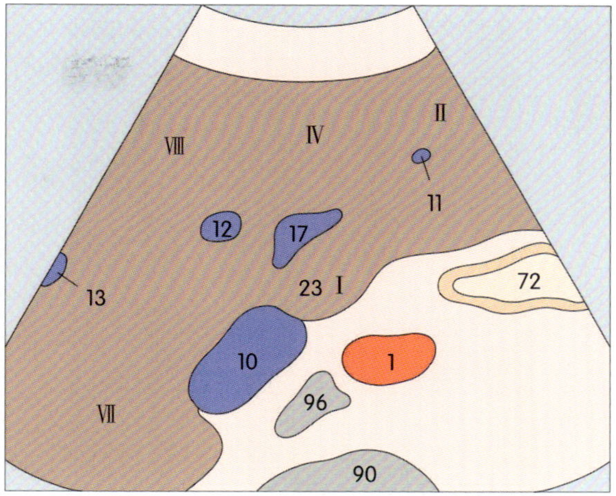

尾状叶位于下腔静脉和门静脉左支之间

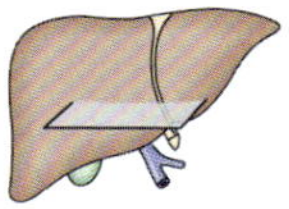

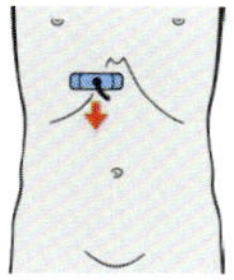

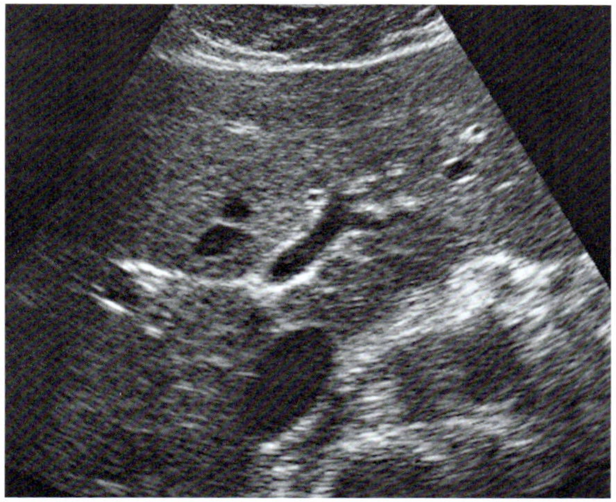

▶ 86　内侧段和前段，门静脉左支，尾状叶

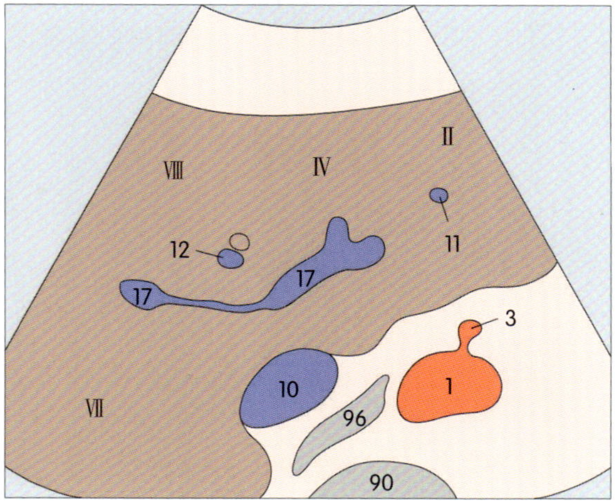

外侧段和内侧段的头侧亚段分别被命名为Ⅱ亚段和Ⅳa 亚段

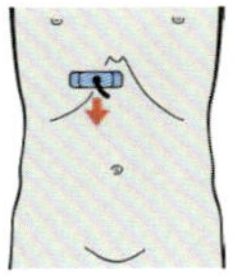

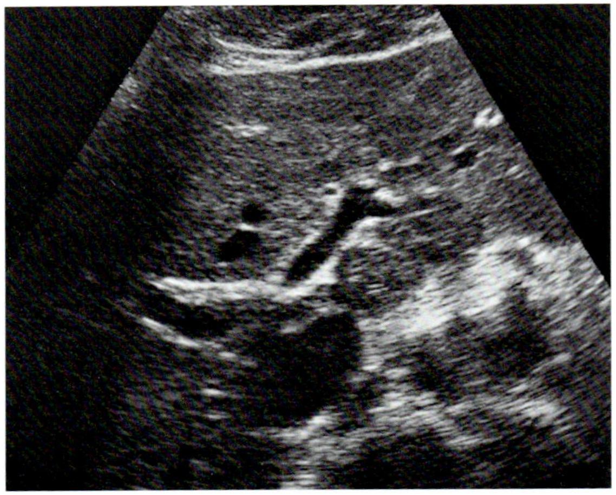

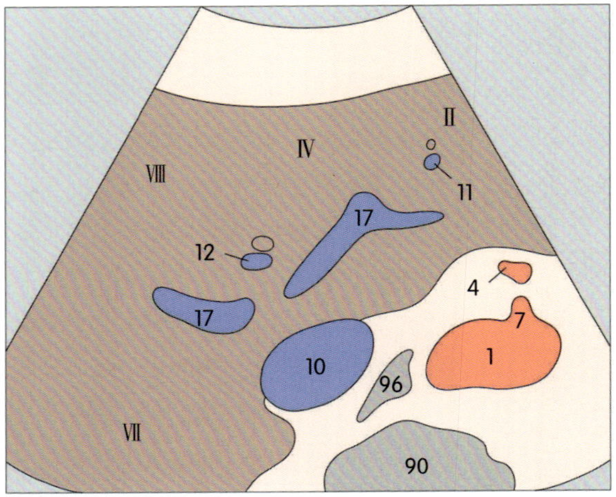

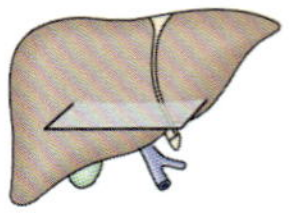

▶ 87　内侧段和前段，门静脉分叉

前段和后段的头侧亚段被命名为Ⅷ亚段和Ⅶ亚段

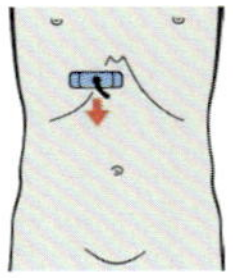

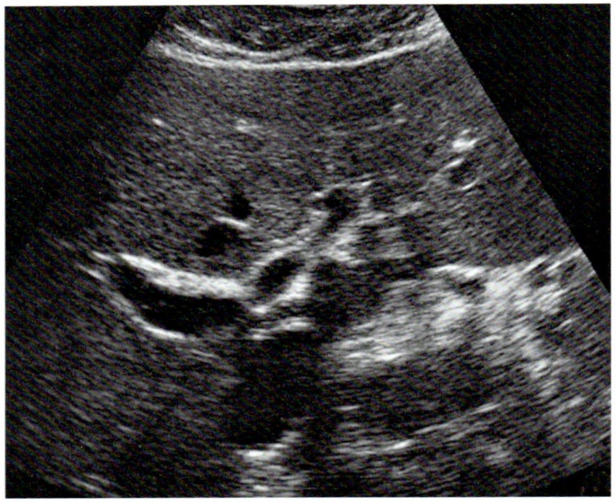

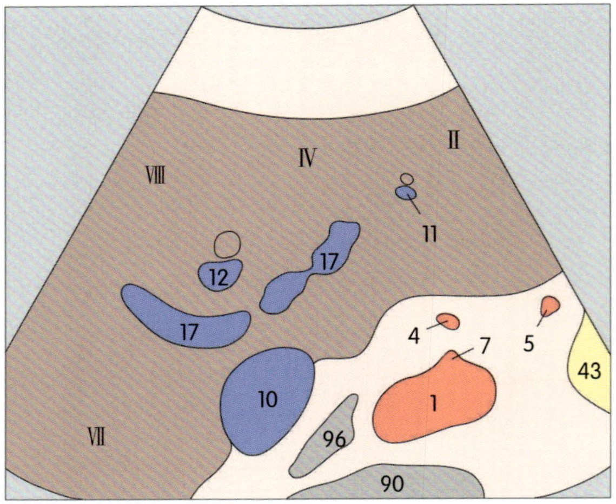

▶ 88　内侧段和前段，门静脉分叉

门静脉分叉处恰好位于下腔静脉前方

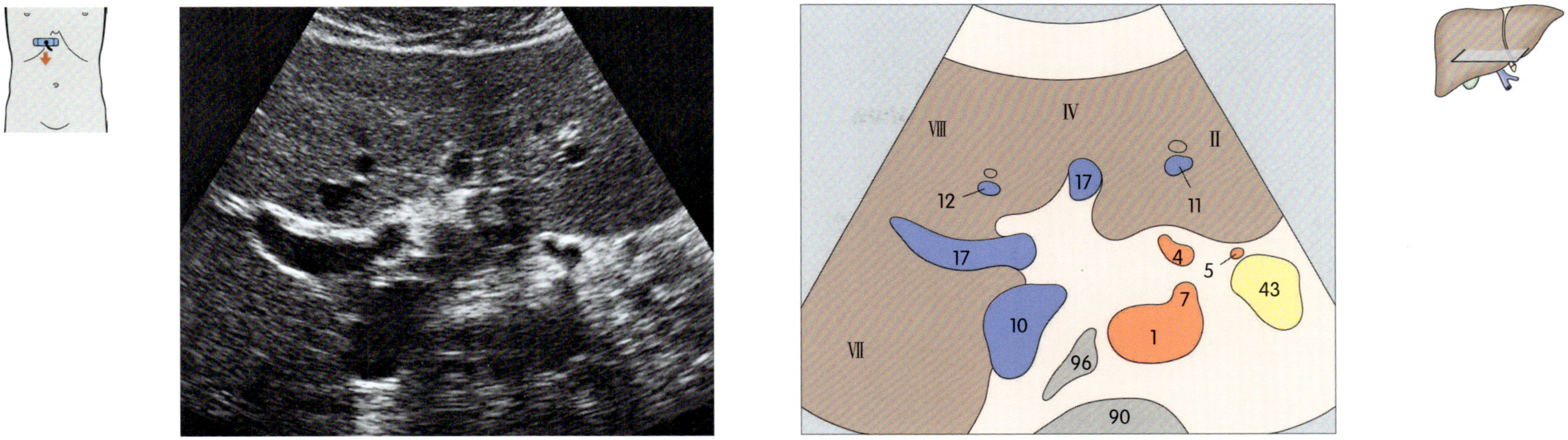

▶89　内侧段和前段，门静脉右支

门静脉左、右支的分叉处大约就是上部亚段和下部亚段的分界

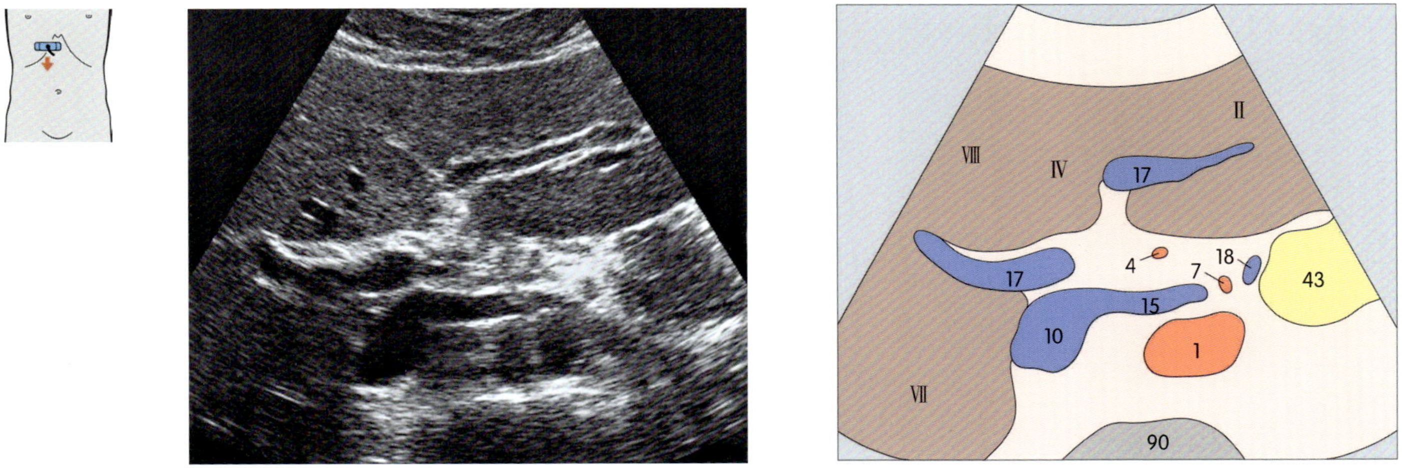

▶90　内侧段和前段，门静脉右支和左支

门静脉左支和右支的分叉处在超声上呈“鹿角”形

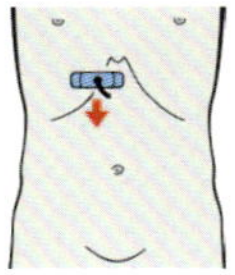

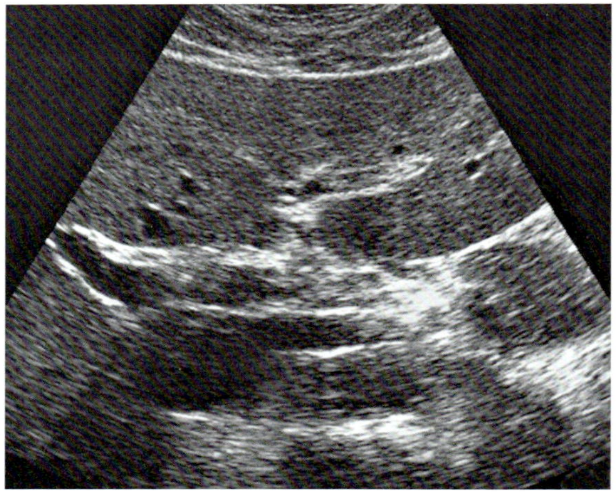

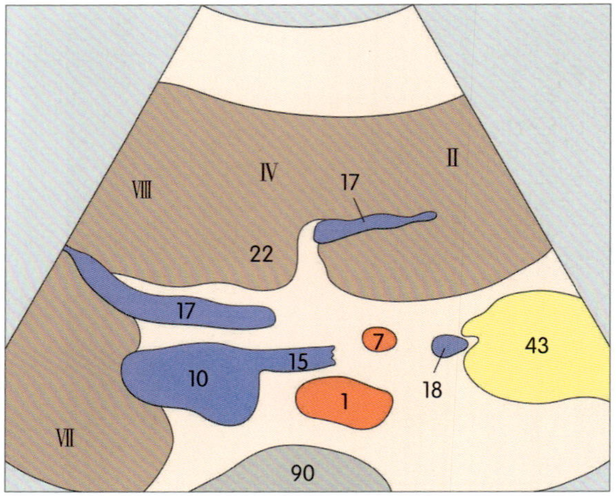

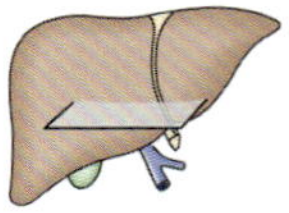

▶ 91　内侧段和前段，门静脉右支和左支

门静脉右支自门静脉分叉处发出后略向尾端走行

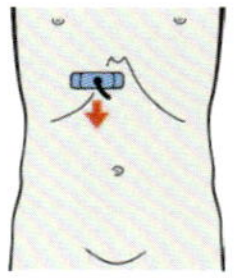

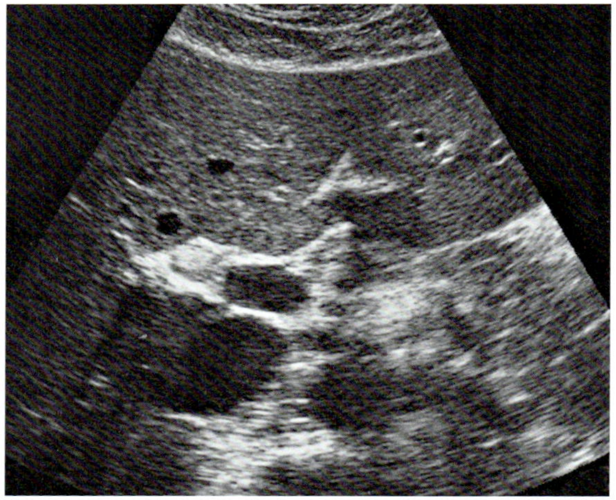

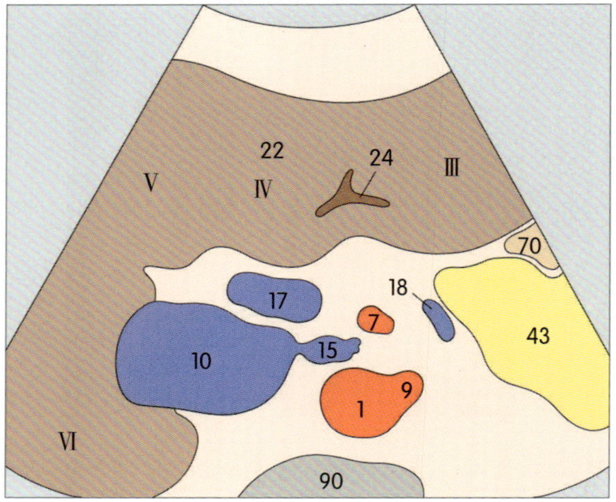

▶ 92　内侧段和前段，方叶，肝圆韧带，门静脉

肝圆韧带是肝左、右叶的分界标志

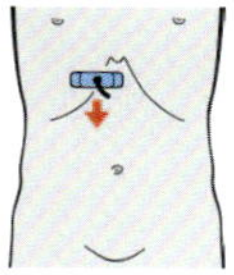

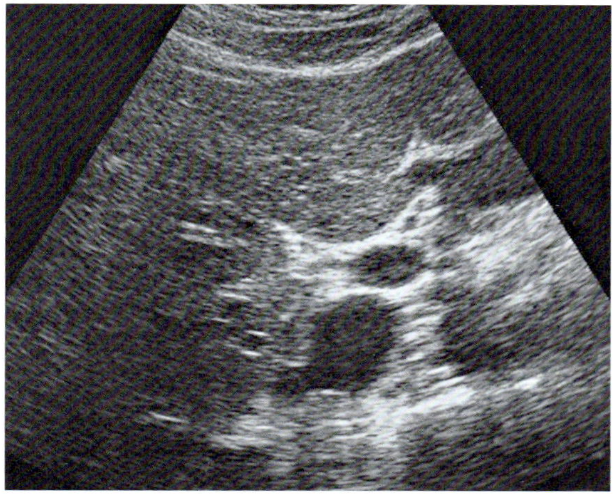

▶ 93　内侧段和前段，方叶，肝圆韧带，门静脉

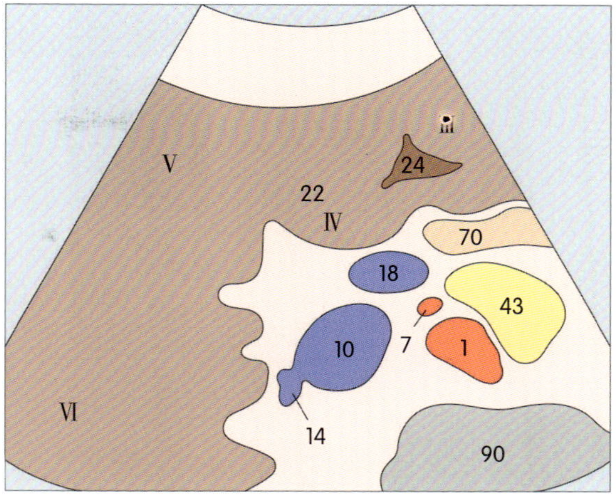

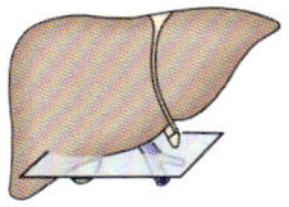

肝外侧段、内侧段、前段和后段的下部亚段各自被命名为Ⅲ亚段、Ⅳb 亚段、Ⅴ亚段和Ⅵ亚段 ◀

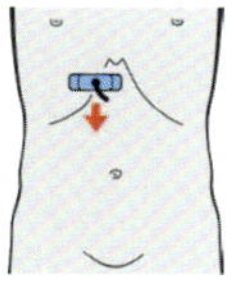

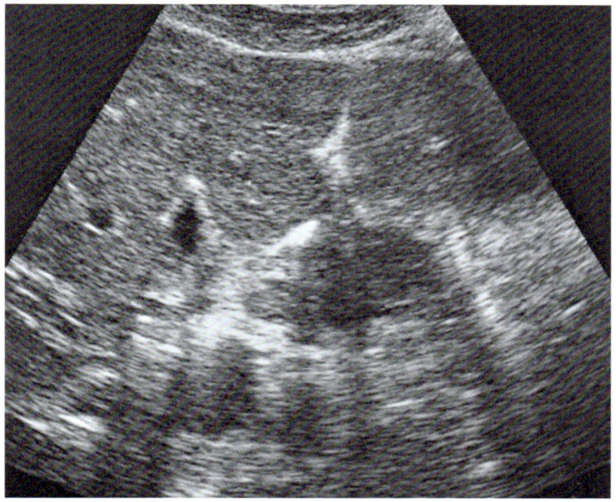

▶ 94　内侧段和前段，方叶，肝圆韧带，胆囊

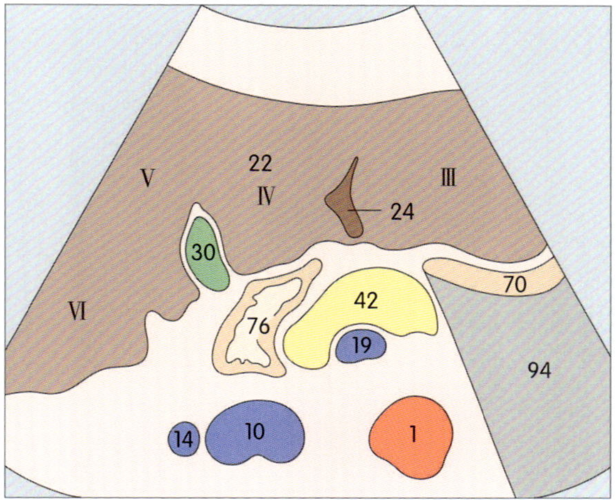

胆囊和肝圆韧带在横切面上构成了方叶的边界 ◀

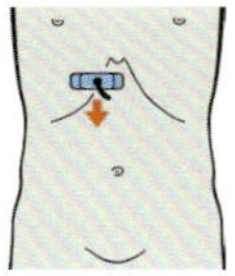

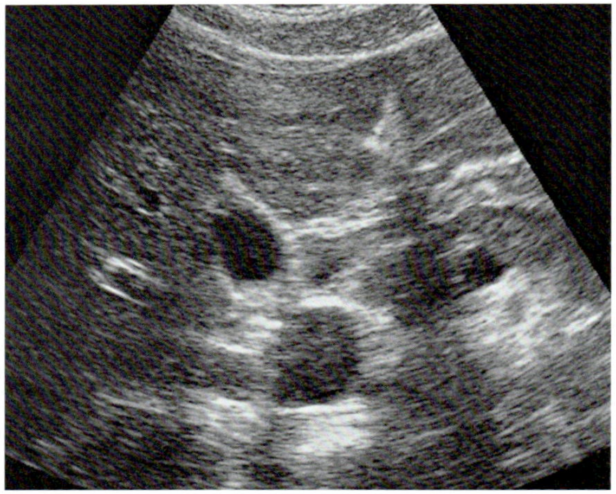

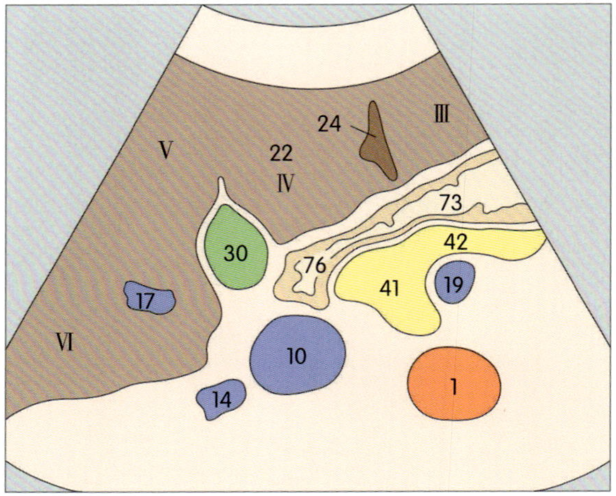

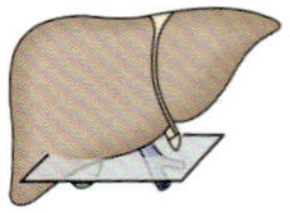

▶ 95 内侧段和前段，方叶，肝圆韧带，胆囊

下腔静脉—胆囊平面是功能学上肝右叶和肝左叶的分界

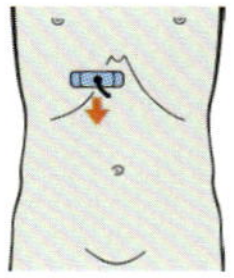

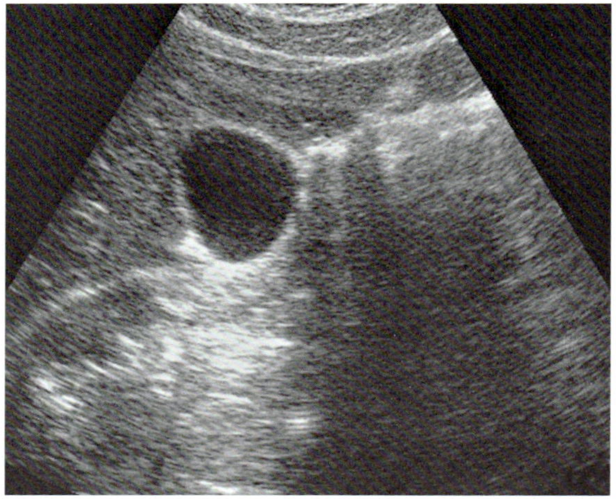

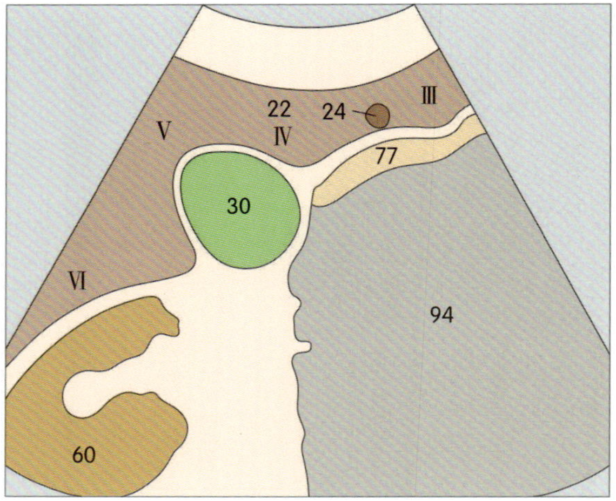

▶ 96 肝下缘，肾脏，胆囊，肝圆韧带

肝脏下缘的形状受肾脏、胆囊和肝圆韧带沟的影响

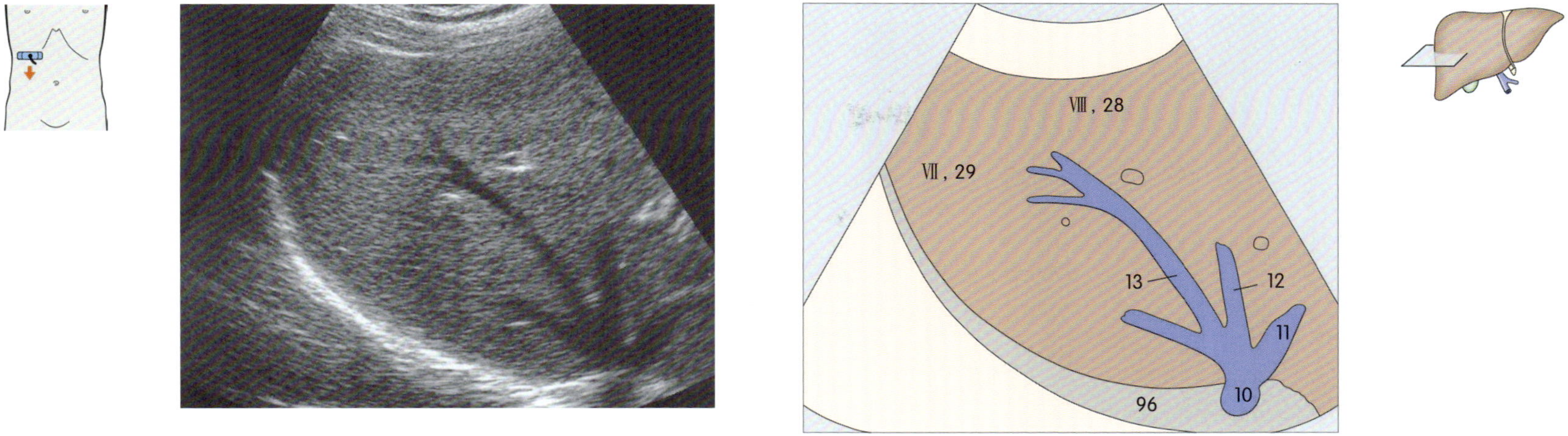

▶ 97　后段，上部亚段

肝脏后段的上部亚段被命名为Ⅶ亚段

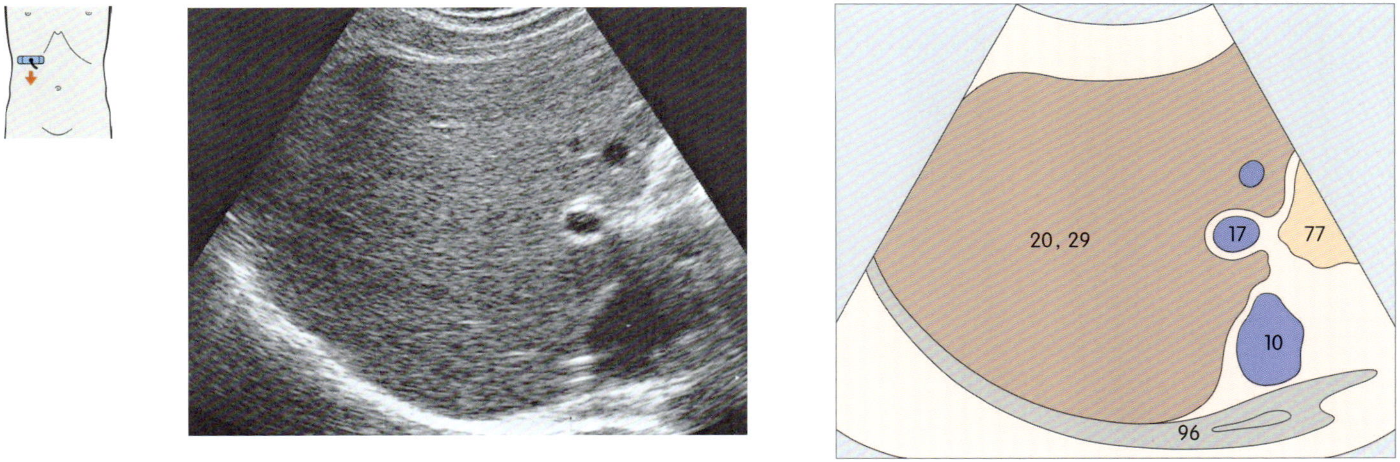

▶ 98　后段，门静脉

门静脉右支大约是头侧的Ⅶ亚段和尾侧的Ⅴ亚段的分界

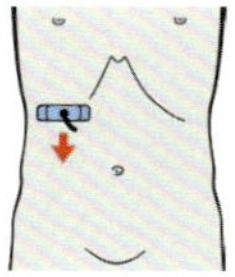

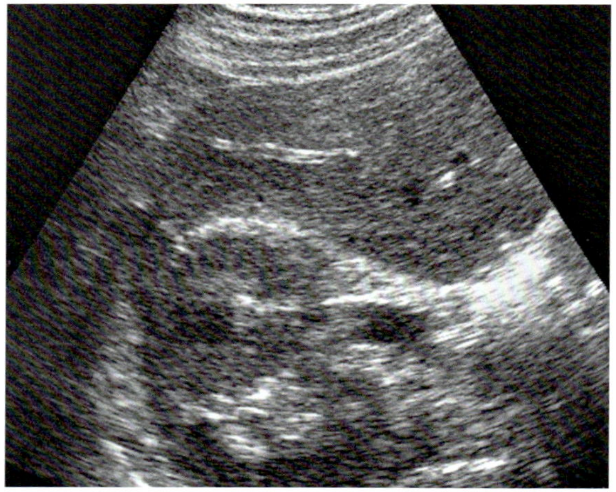

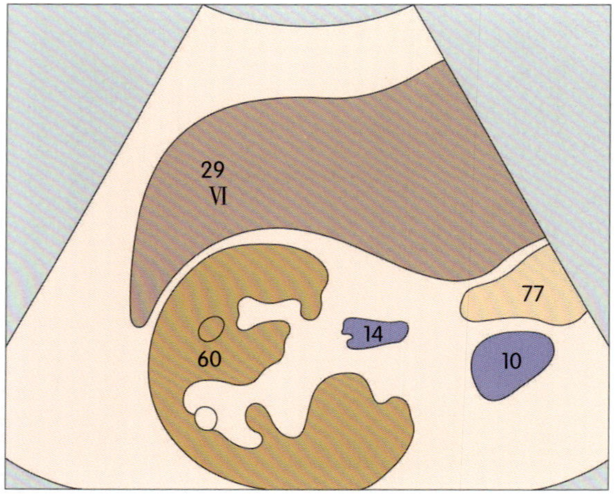

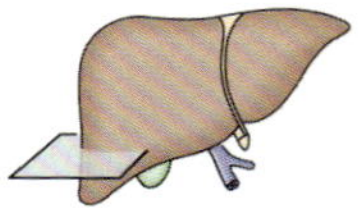

▶ 99　后段，尾状叶，肾脏

肝脏后段的下部亚段被命名为Ⅵ亚段

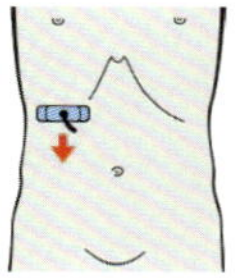

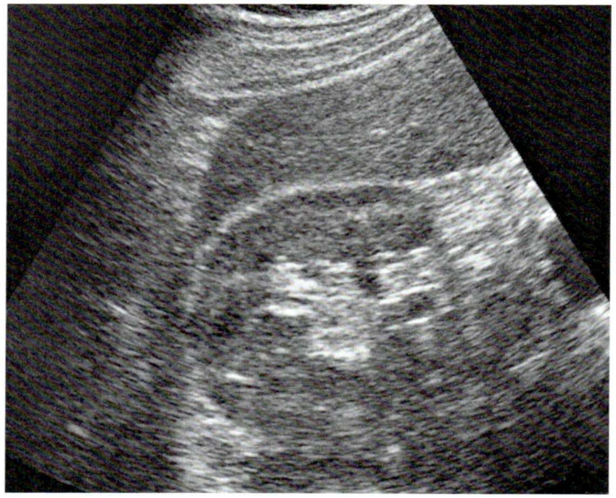

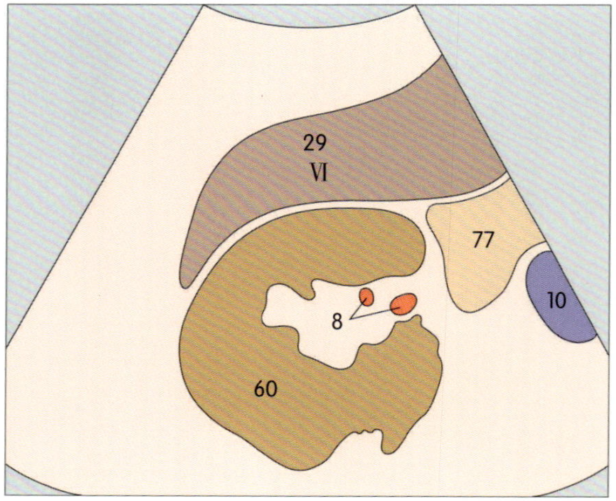

▶ 100　后段，肝下缘

肝右叶下缘有较大变异

胆囊

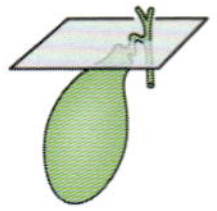

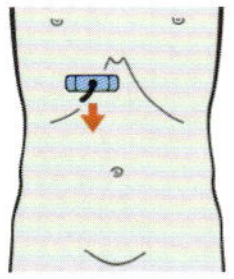

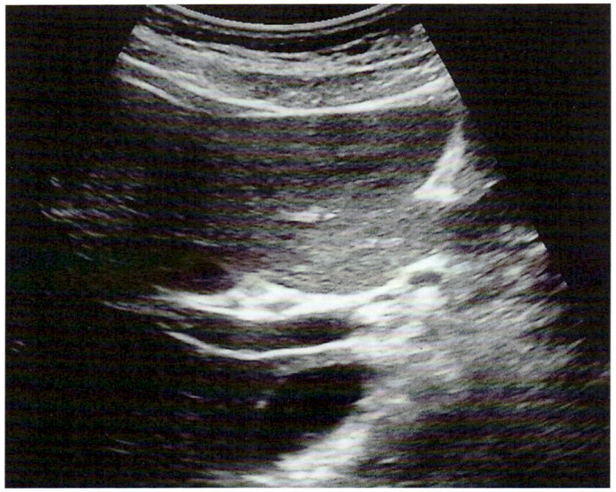

▶ 101　门静脉右支，静脉韧带

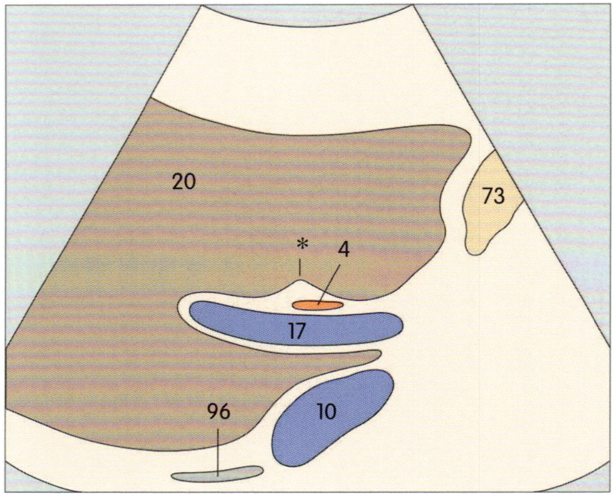

门静脉右支前方的叶间裂（*）是定位胆囊的主要标志

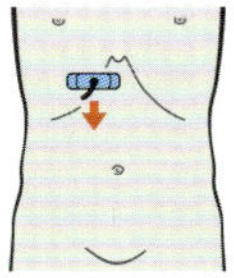

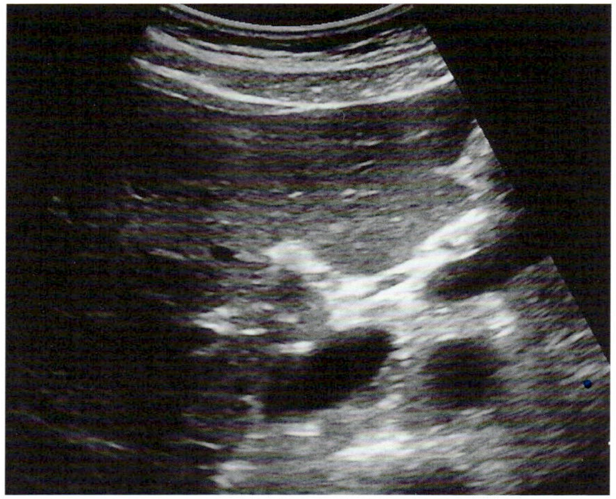

▶ 102　门静脉，静脉韧带

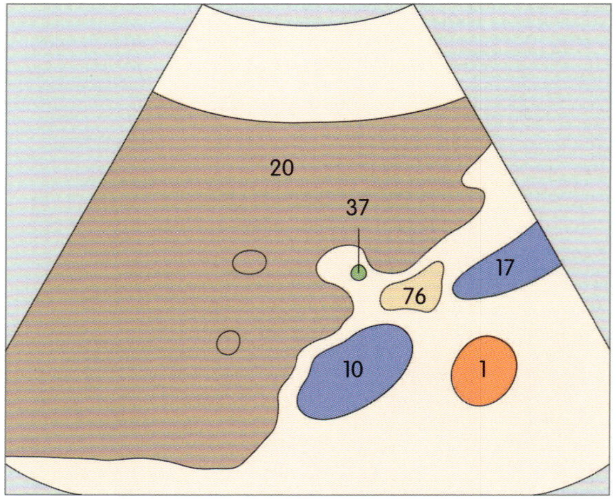

胆囊颈位于门静脉右支和叶间裂的尾侧

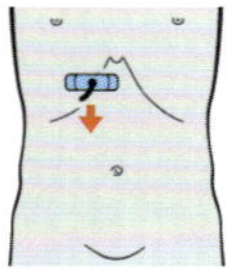

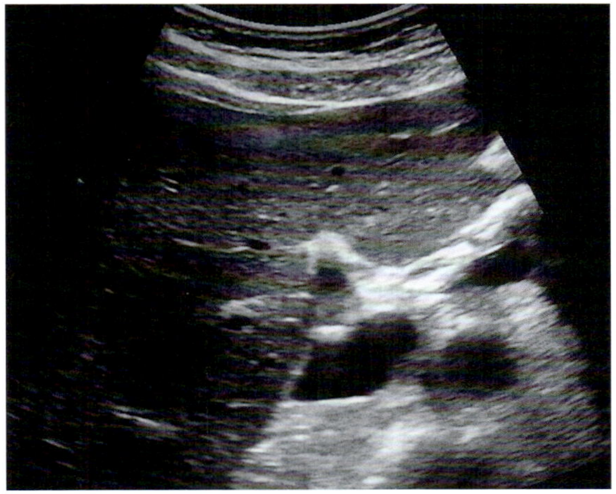

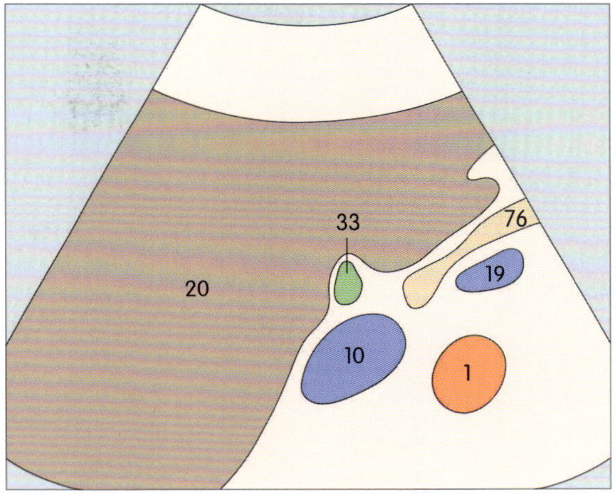

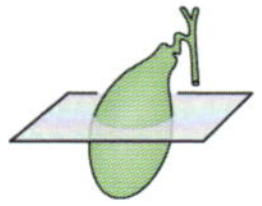

▶ 103　胆囊颈

十二指肠位于胆囊颈的内侧

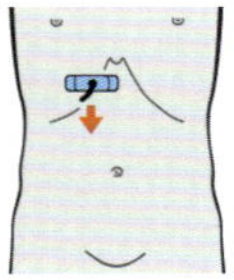

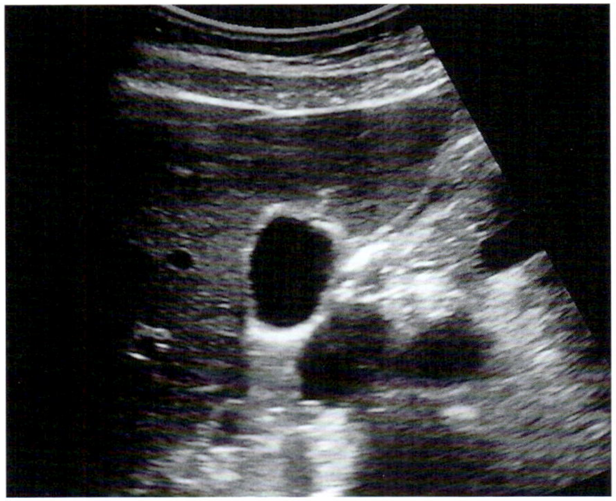

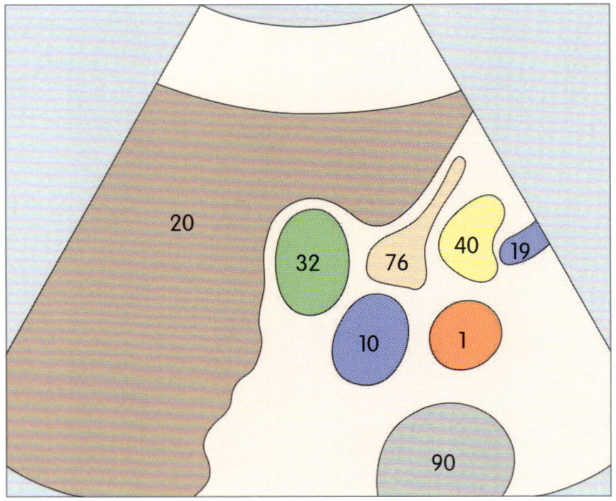

▶ 104　胆囊颈和胆囊体结合部

在胆囊体或颈部的腹膜游离侧可观察到与其邻近的十二指肠球部

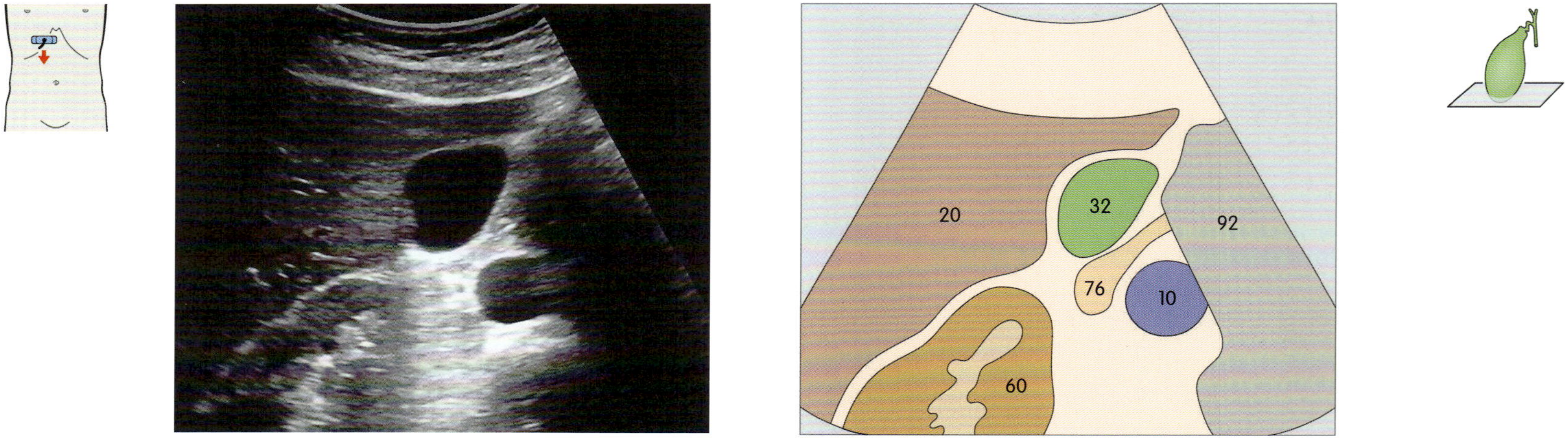

▶ 105　胆囊体

十二指肠从胆囊体和下腔静脉之间穿过

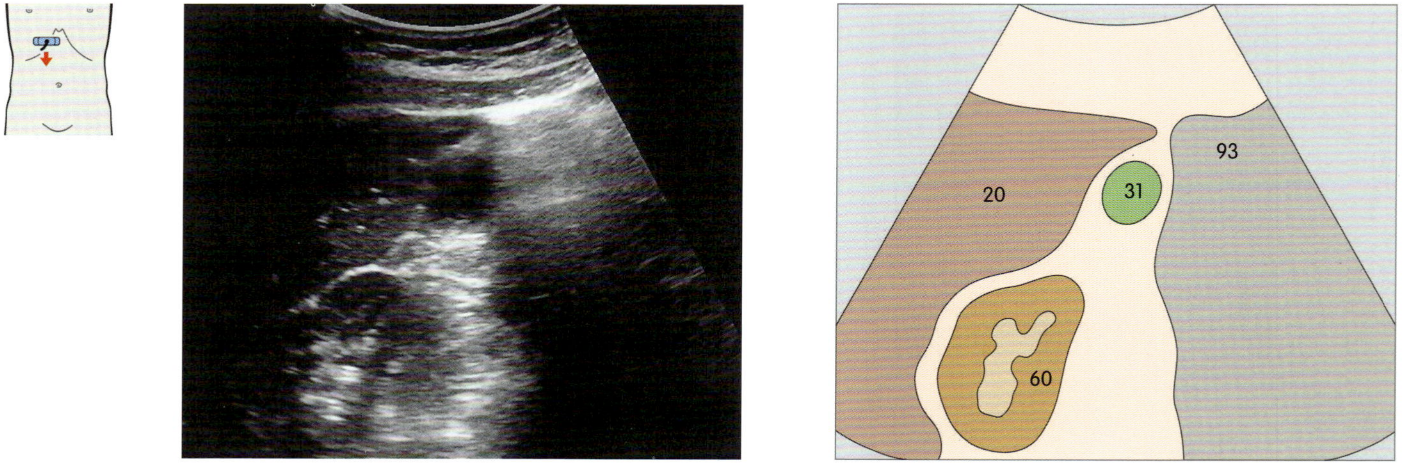

▶ 106　胆囊底

胆囊底可以延伸至腹前壁，也可位于肝脏后方很深的位置

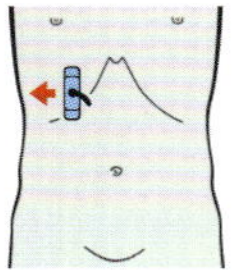

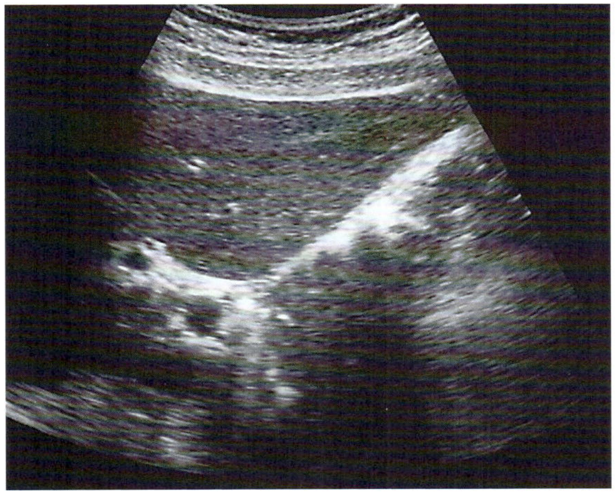

▶ 107　门静脉分叉部

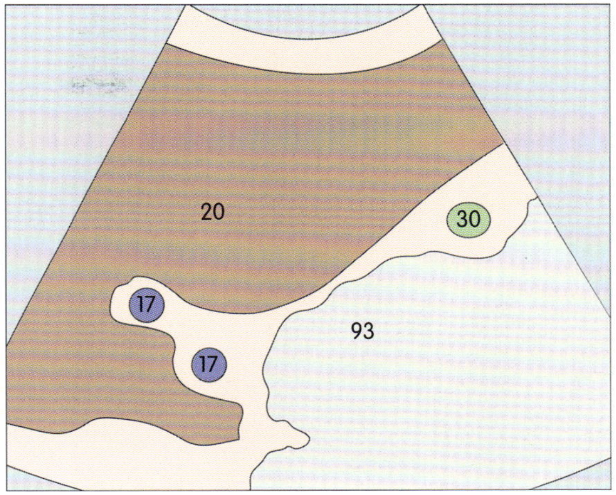

肠气通常位于胆囊的内侧

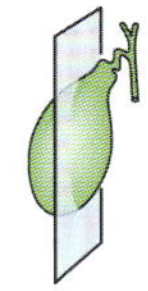

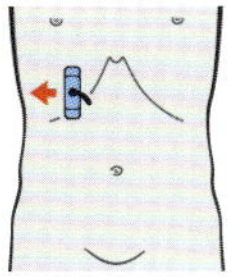

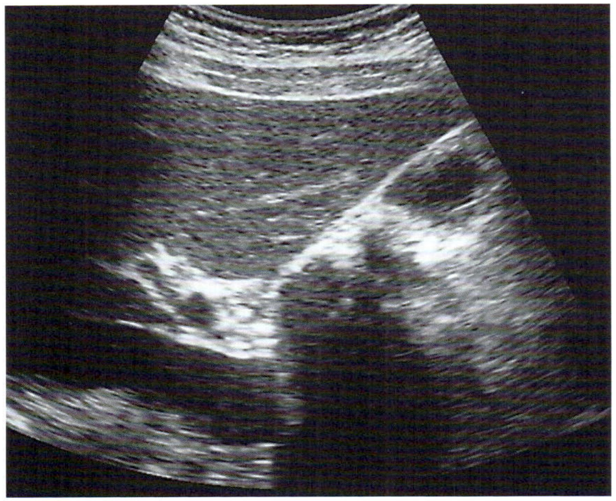

▶ 108　胆囊体，下腔静脉

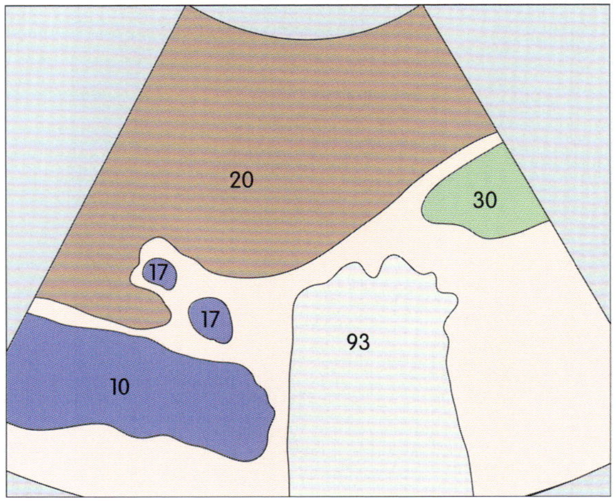

在纵切面上，下腔静脉、门静脉分叉和静脉韧带是定位胆囊的主要标志

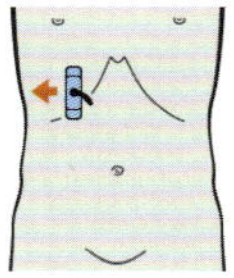

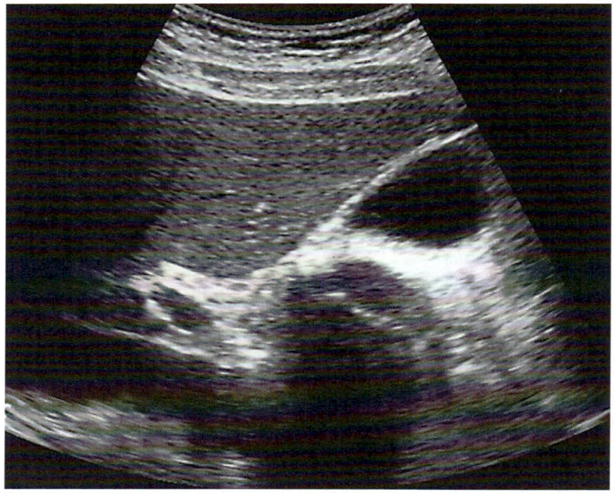

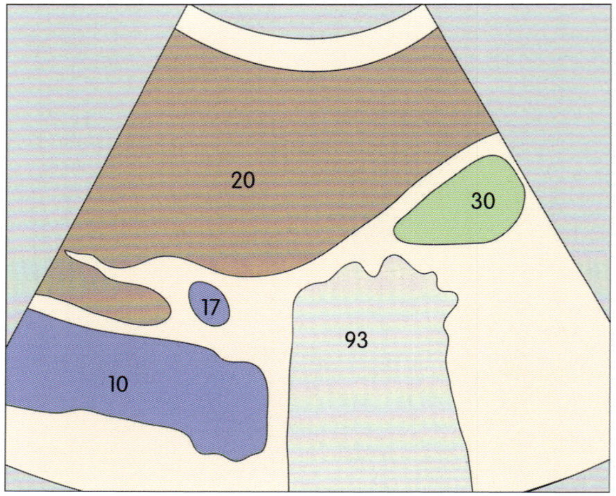

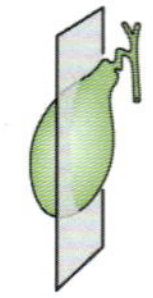

▶ 109 胆囊，门静脉，下腔静脉

十二指肠位于胆囊的后方，结肠肝曲的尾侧

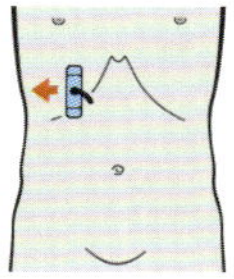

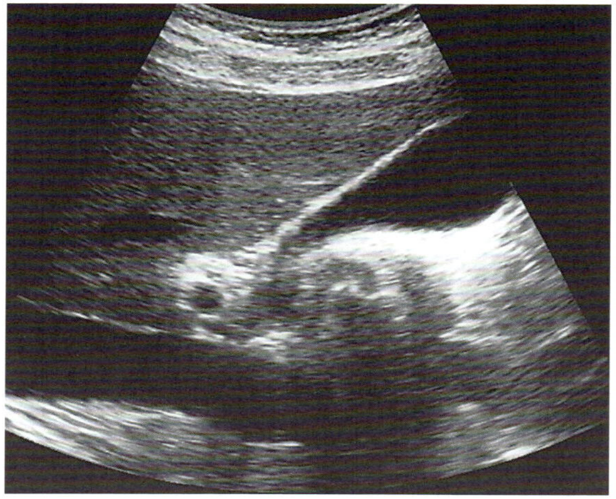

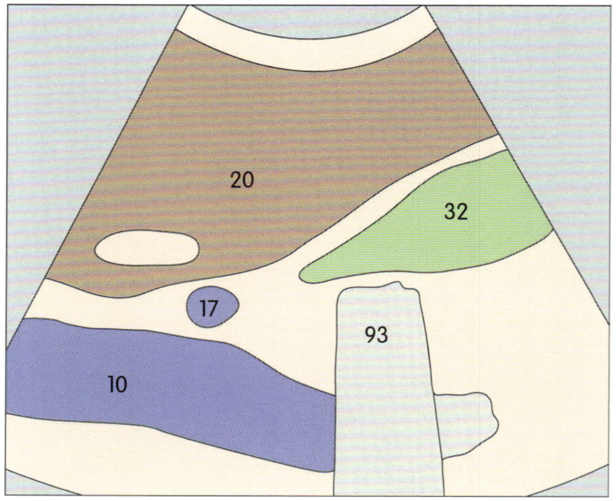

▶ 110 胆囊，下腔静脉，十二指肠

正常胆囊是一个充满液体的器官，通常呈梨形，内部无回声

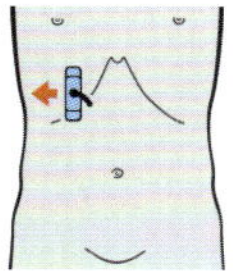

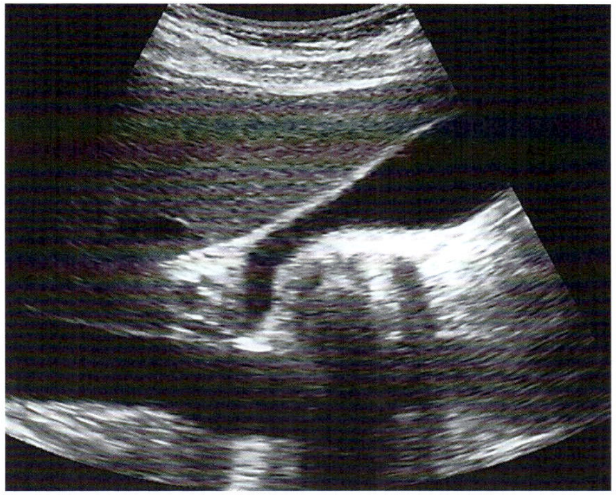

▸ 111　胆囊，下腔静脉，十二指肠

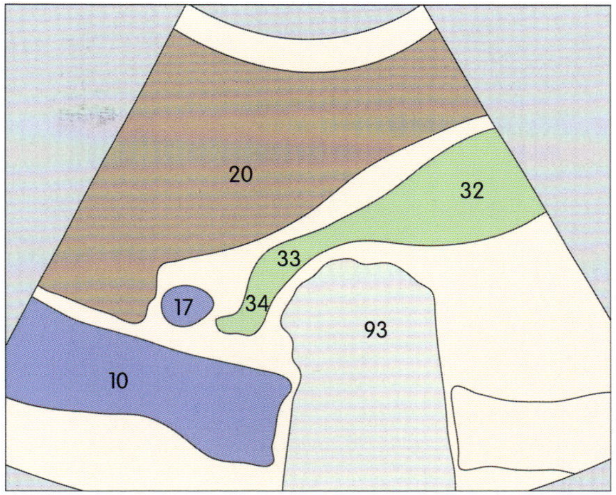

胆囊区域是：底部、体部、漏斗部和颈部

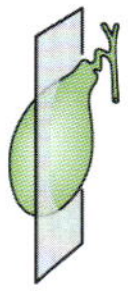

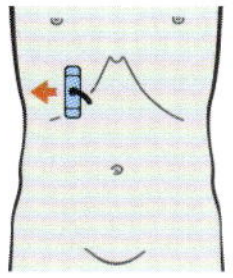

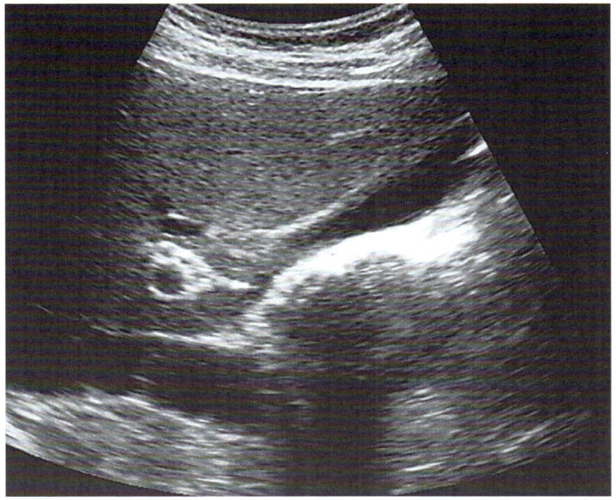

▸ 112　胆囊，下腔静脉，十二指肠

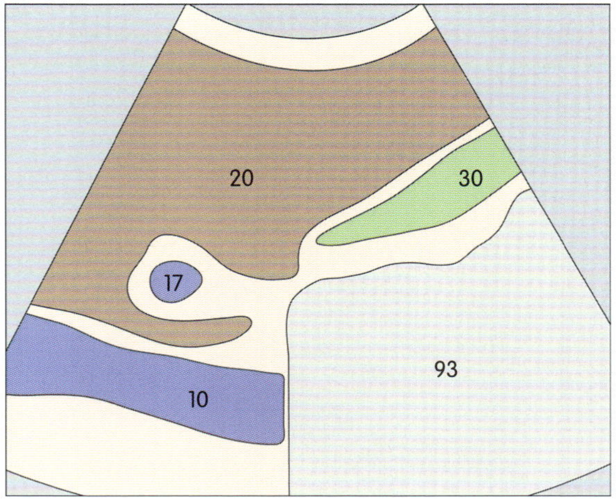

胆囊的位置和形状有较大的变异，但胆囊颈总是位于肝门处，门静脉右支的尾侧

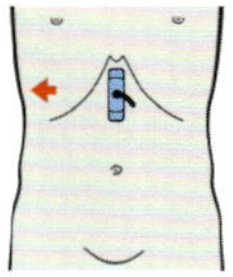

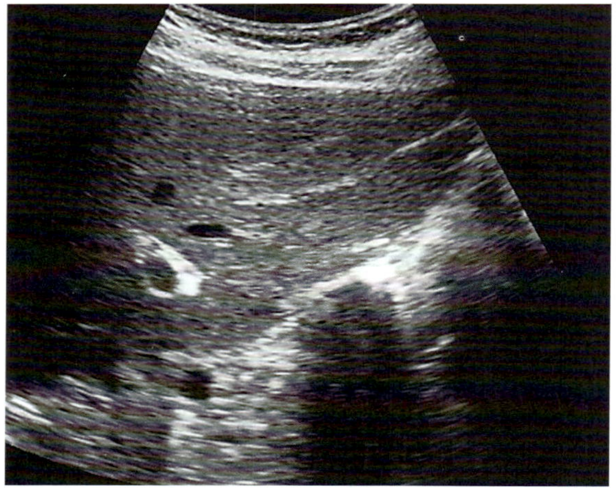

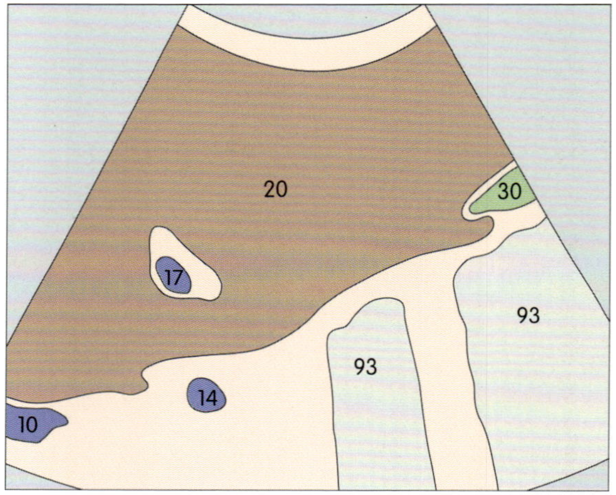

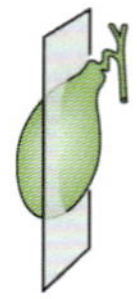

▶ 113　胆囊，十二指肠，肾静脉

胆囊和右肾之间的肝脏部分大小不同

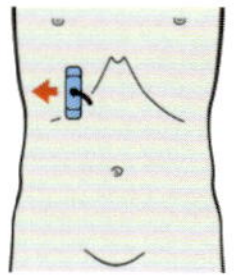

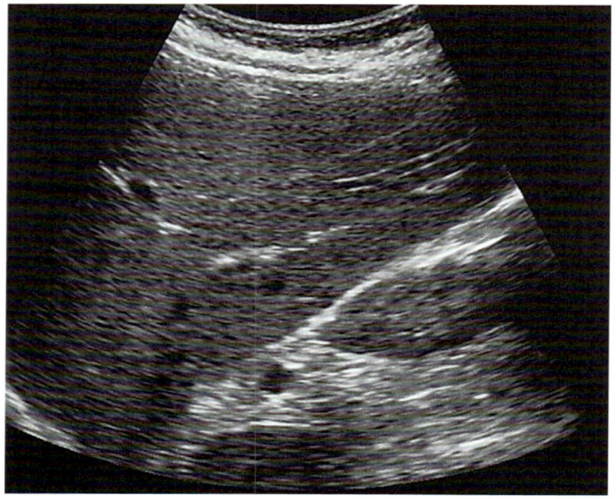

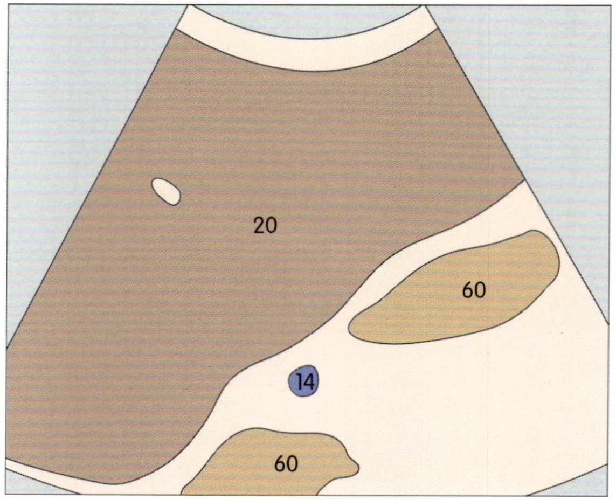

▶ 114　右肾

胆囊总是直接与右肾相邻，但是当从外侧扫描时，胆囊和右肾会看似分离

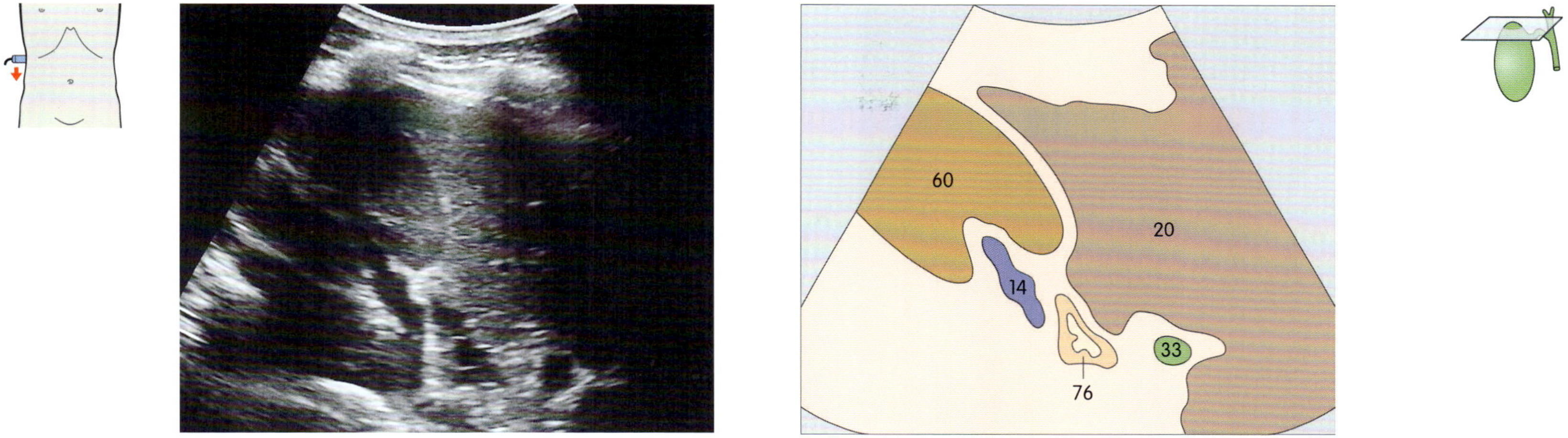

▶ 115 胆囊颈，十二指肠，右肾

从侧腹部较高位置横向扫描时，在肾脏水平识别胆囊颈

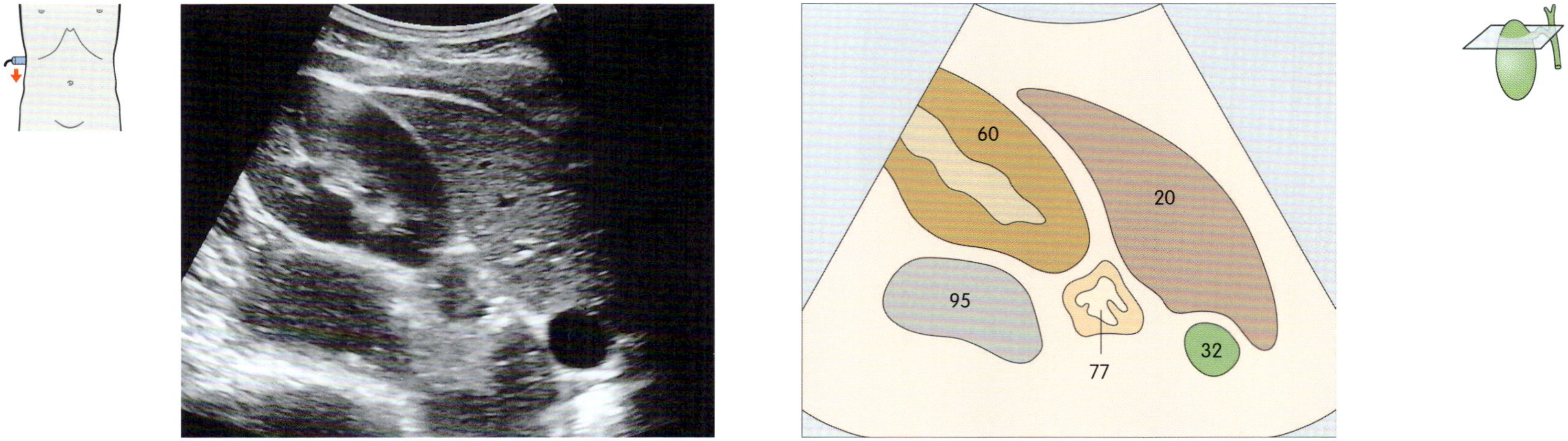

▶ 116 胆囊颈，小肠，右肾

从外侧扫描胆囊可清晰显示胆囊、肾脏及肝脏三者的关系

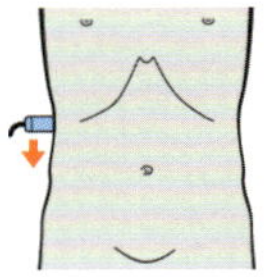

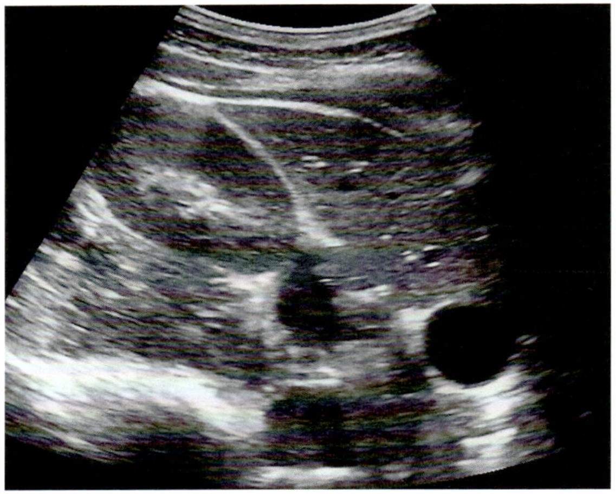

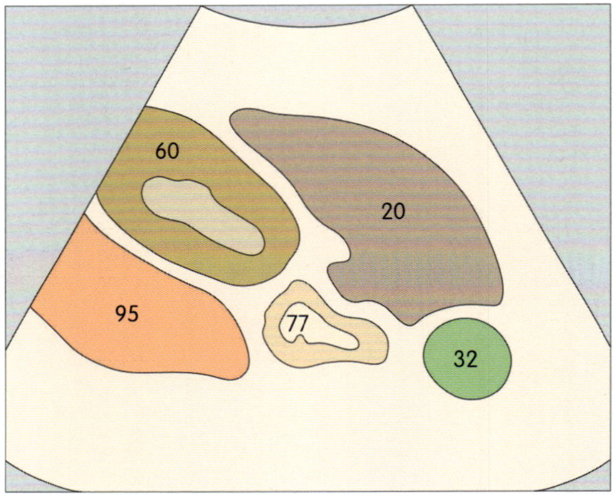

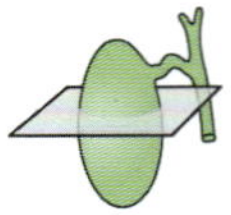

▶ 117　胆囊体，小肠，右肾

从侧面扫描，胆囊常因肠腔气体的影响而显示不清

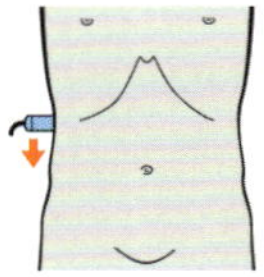

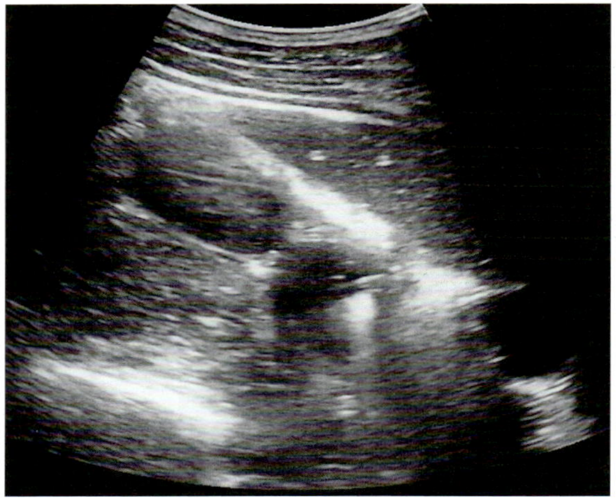

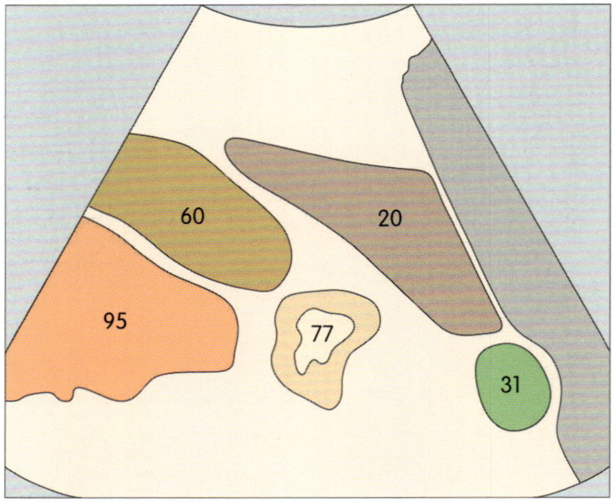

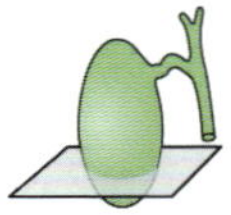

▶ 118　胆囊底，小肠

胆囊底可向下延伸一段距离

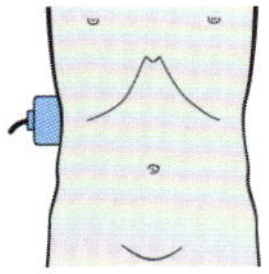

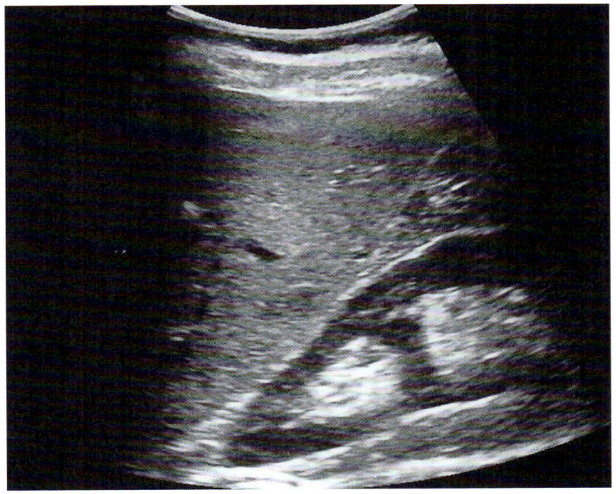

▶ 119　右肾，肝脏

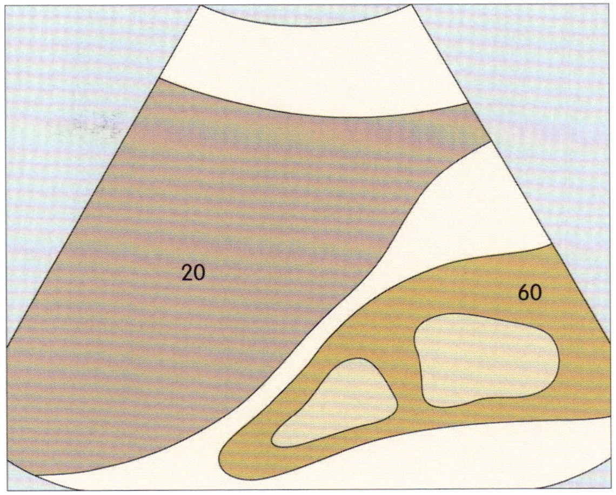

侧腹部纵切面扫描，肾脏是定位胆囊的主要标志

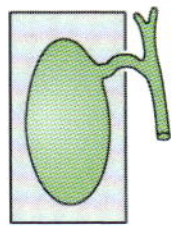

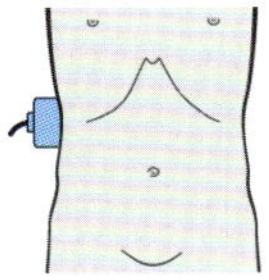

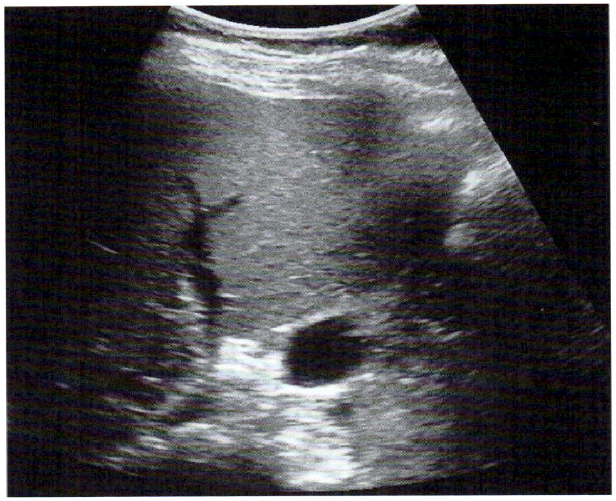

▶ 120　胆囊，肝脏

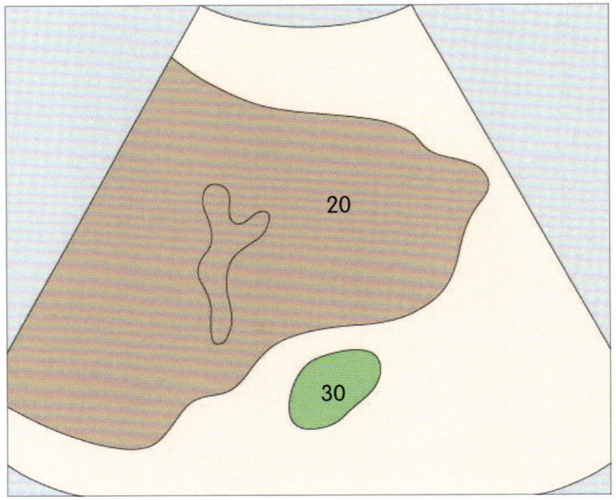

胆囊始终显示于右肾前方

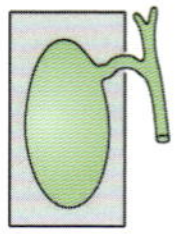

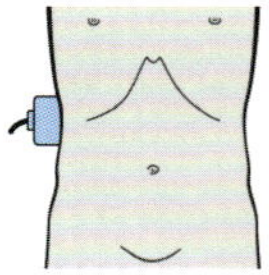

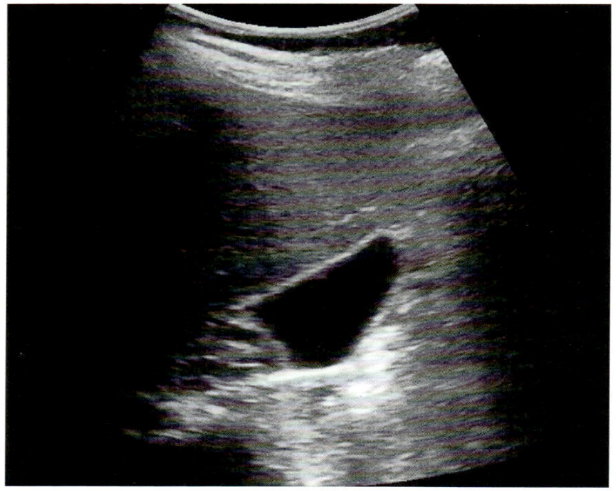

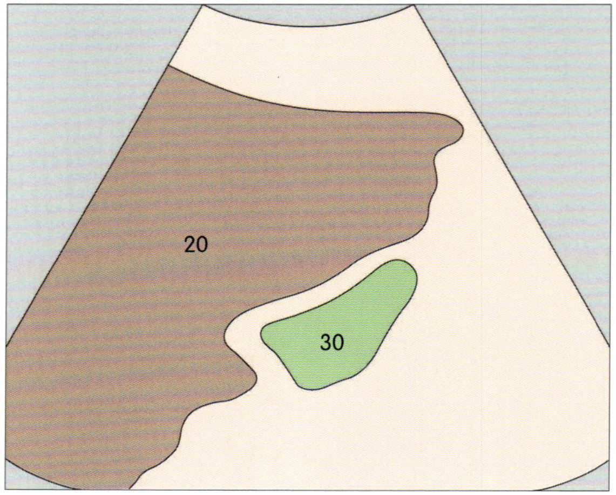

▶ 121　胆囊，肝脏

胆囊位于肝脏后方，和肝脏紧密相连

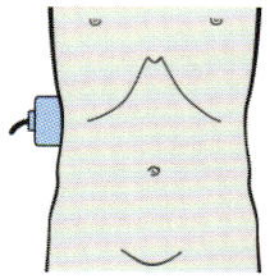

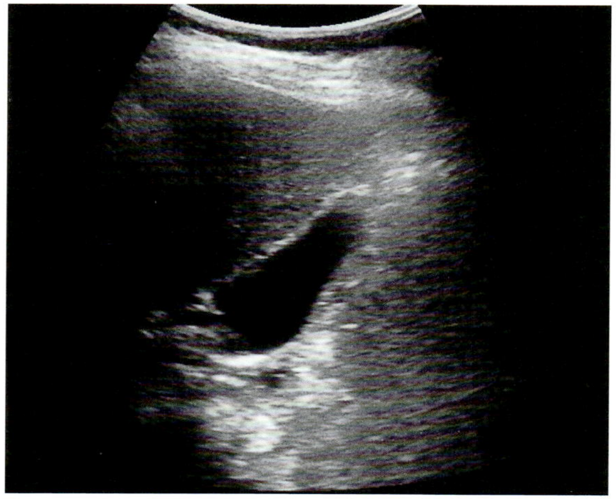

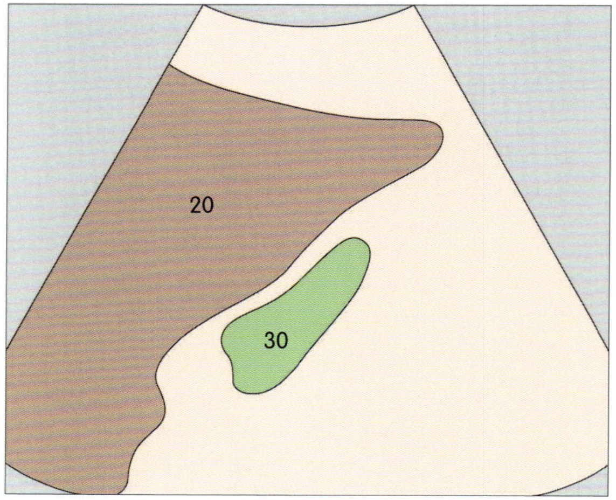

▶ 122　胆囊，肝脏

在大多数情况下，可通过一系列侧腹部纵向扫描对胆囊进行全面检查

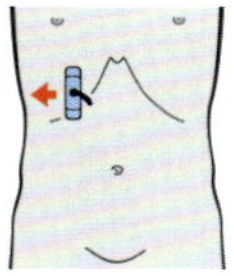

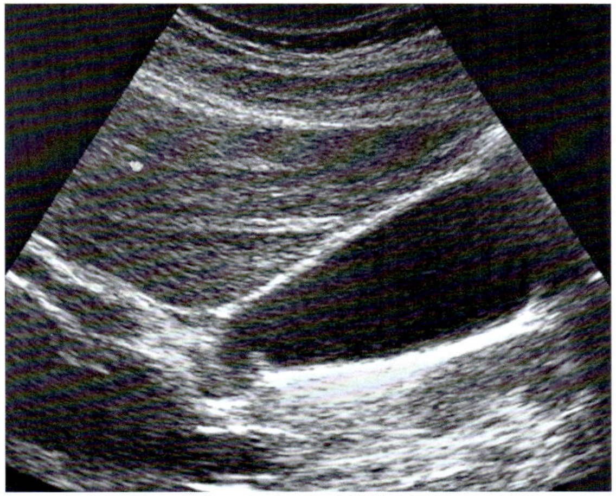

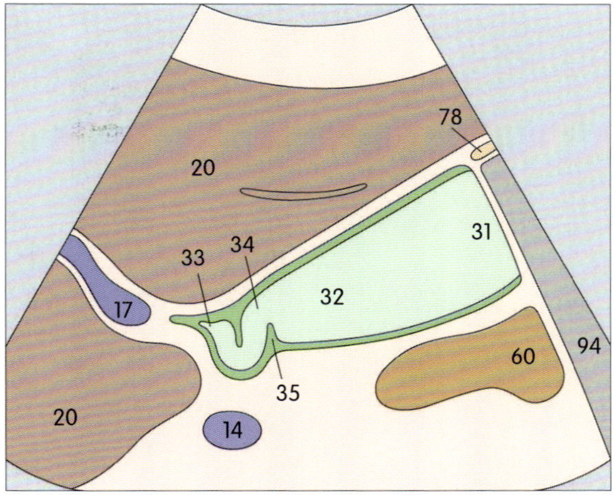

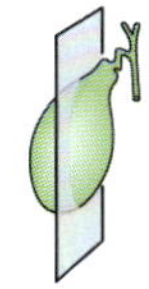

▶ 123　胆囊的局部，Heister 瓣（螺旋瓣）

Heister 瓣（螺旋瓣）和胆囊颈部在胆囊纵切面时可清晰显示

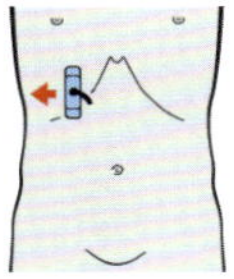

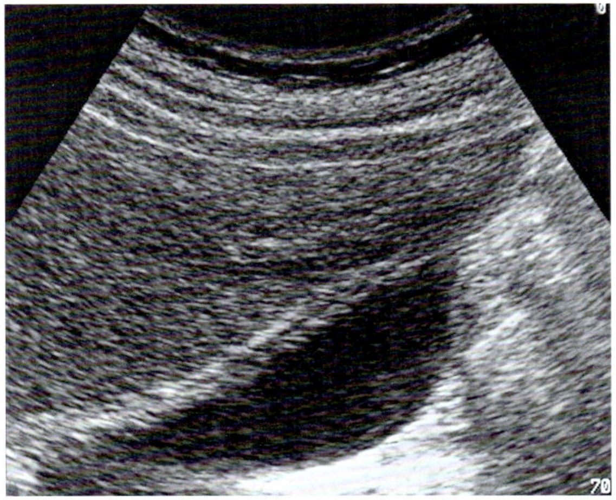

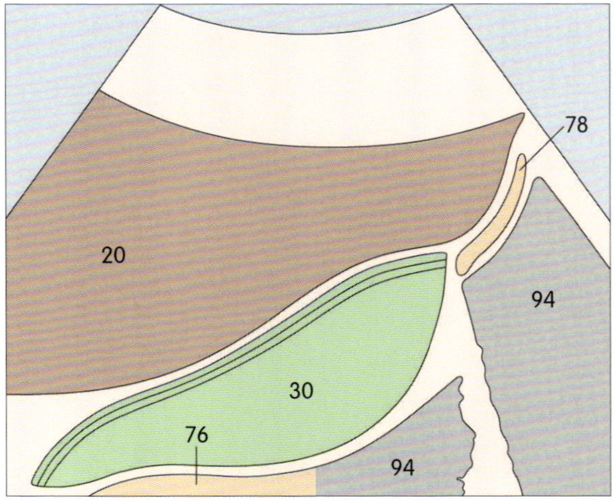

▶ 124　胆囊壁的层次结构

胆囊的前壁显示为三层结构，后壁与十二指肠分界不清

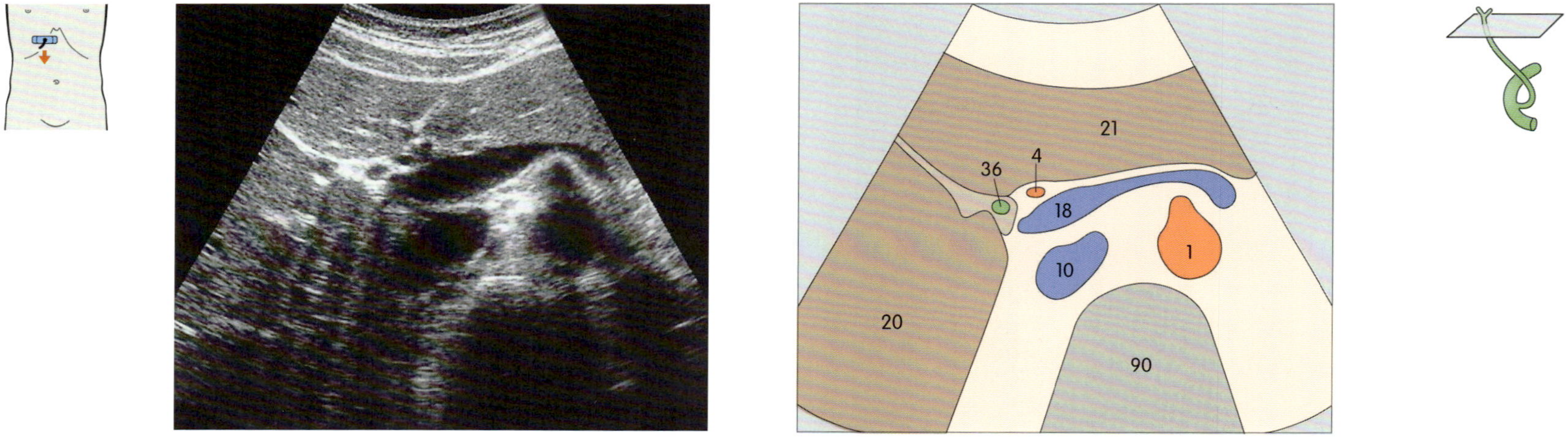

▶ 125　胆总管，肝动脉，脾静脉

胆总管位于门静脉的前方

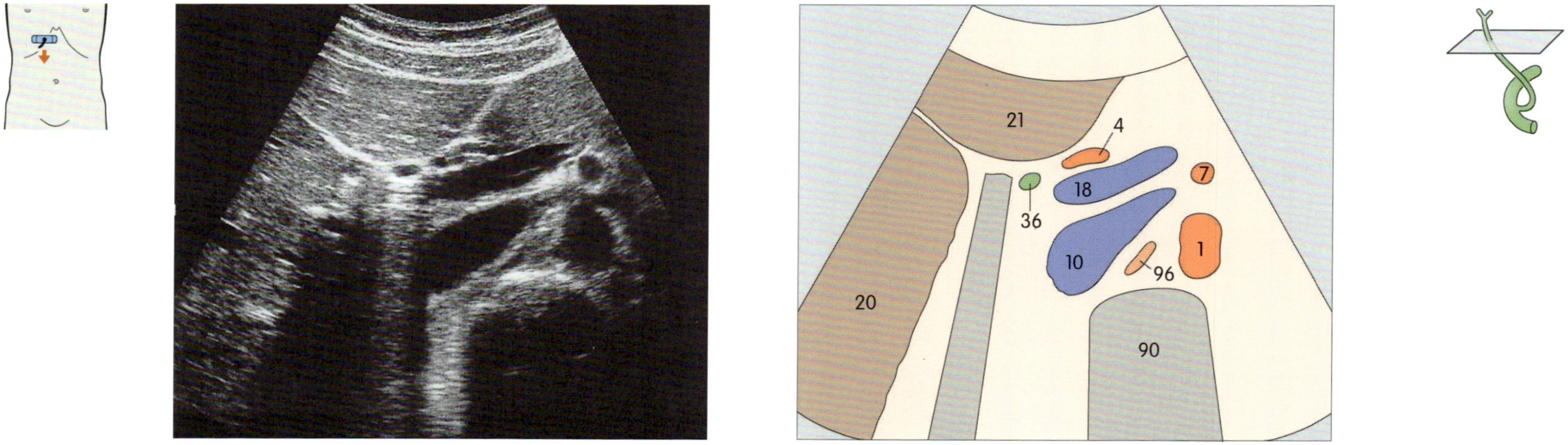

▶ 126　胆总管，肝动脉，脾静脉

肝门部上腹部纵切面可显示胆总管的纵切面和肝动脉的横切面

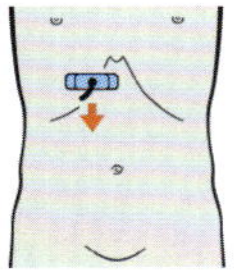

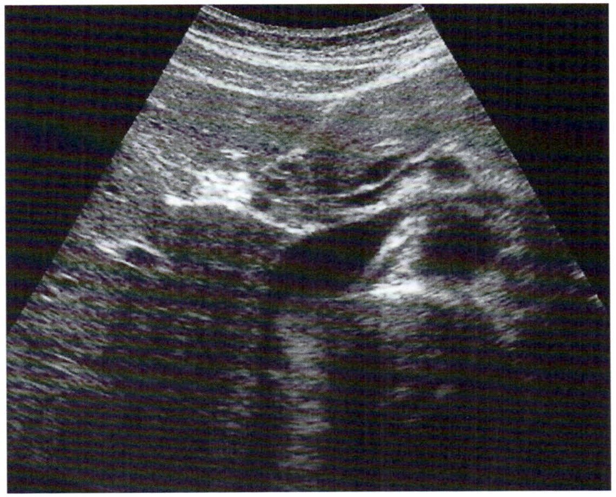

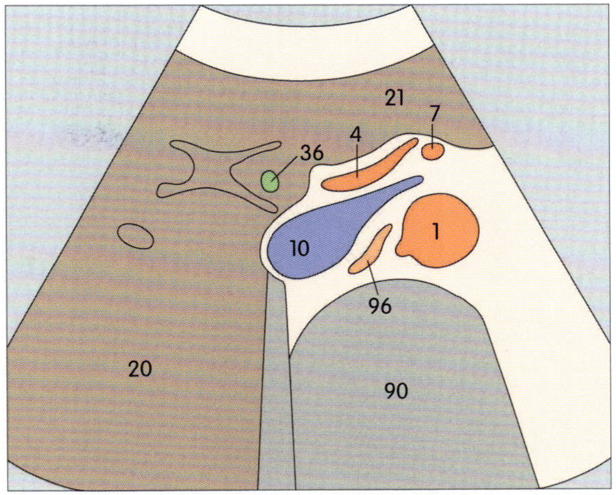

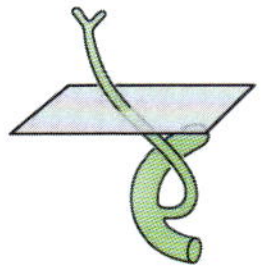

▶ 127 胆总管，肝动脉

胆总管的一部分位于下腔静脉的前方并与之平行

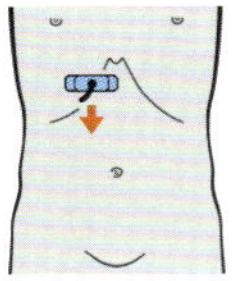

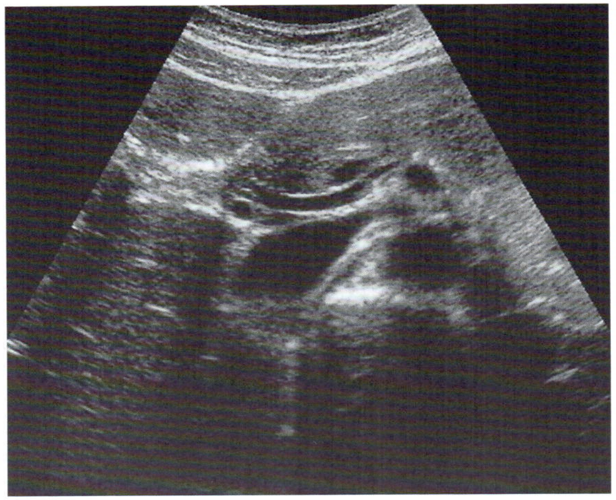

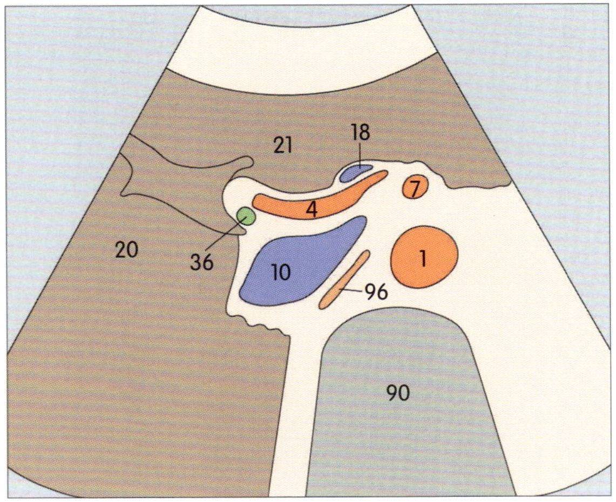

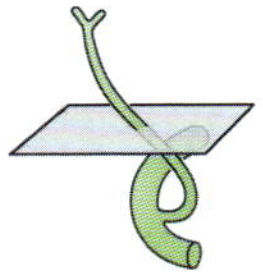

▶ 128 胆总管，肝动脉

大多数受检者中胆总管可清晰追踪至胰头

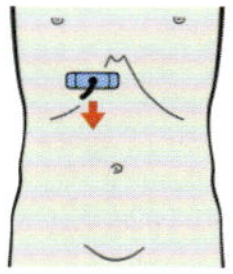

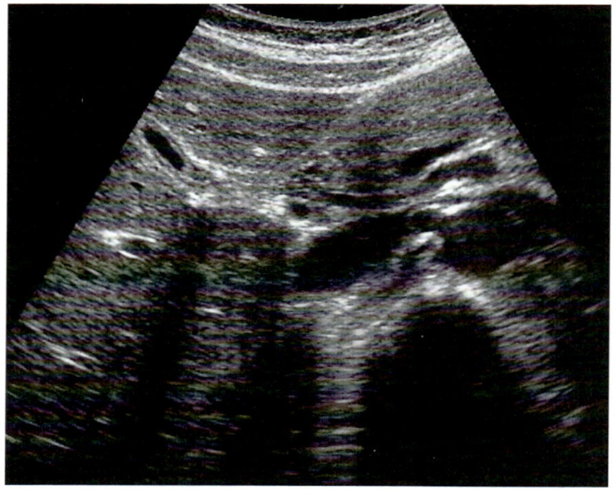

▶ 129 胆总管，肝动脉

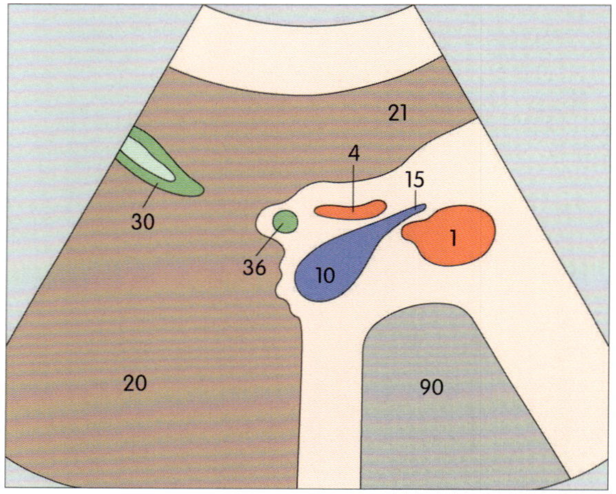

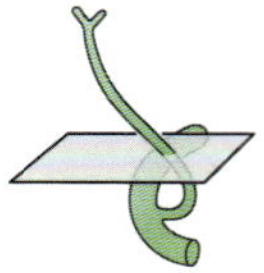

肝门区胆总管和肝动脉最初相互平行，胆总管在外侧，肝动脉在内侧

◀

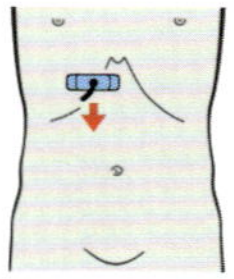

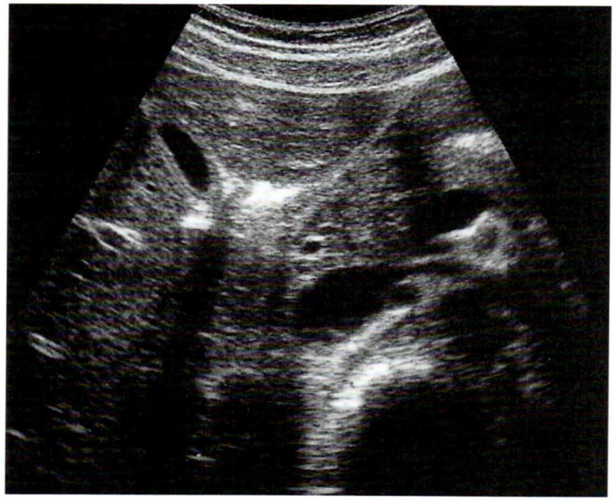

▶ 130 胆总管，胰头

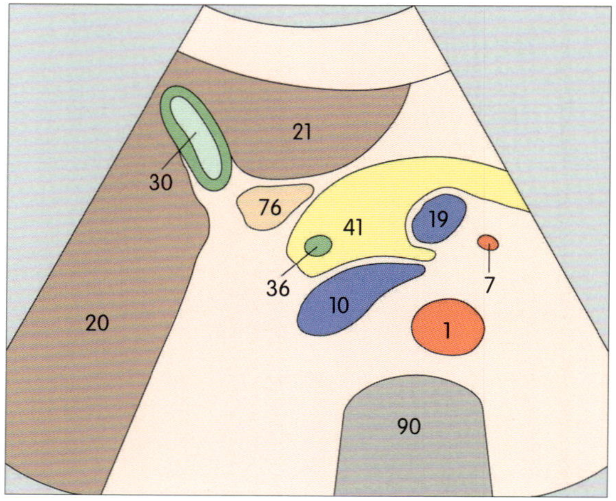

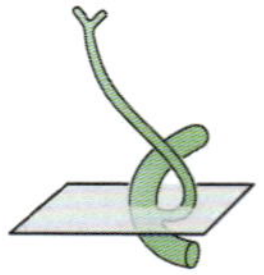

肝门区下方，胆总管向下延伸，而肝动脉从内侧弯曲进入肝门区

◀

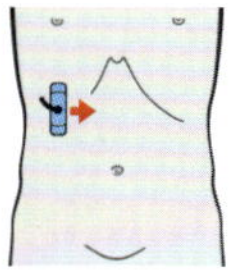
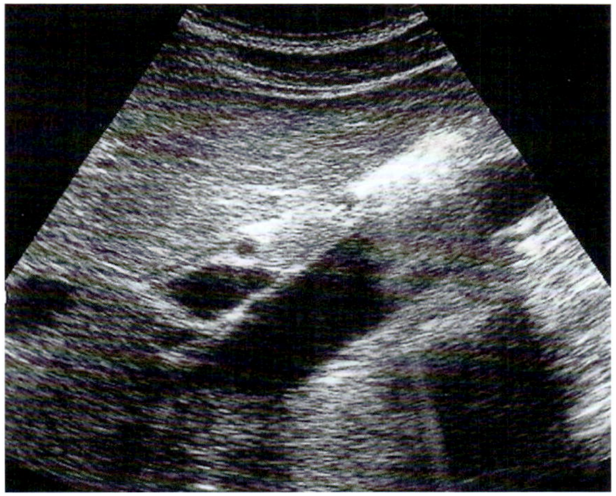
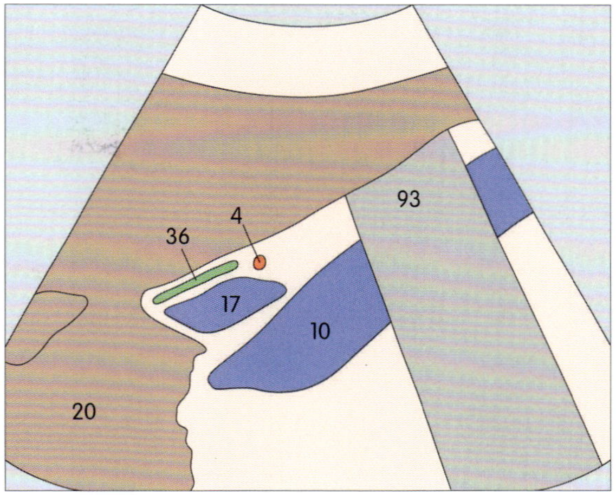

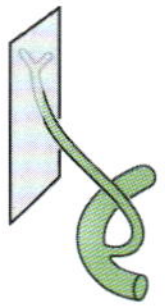

▶ 131 胆总管，门静脉，肝动脉

胆总管位于下腔静脉的前方偏外侧

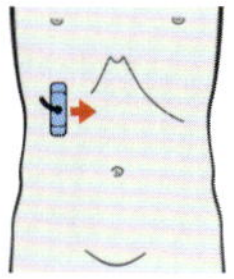
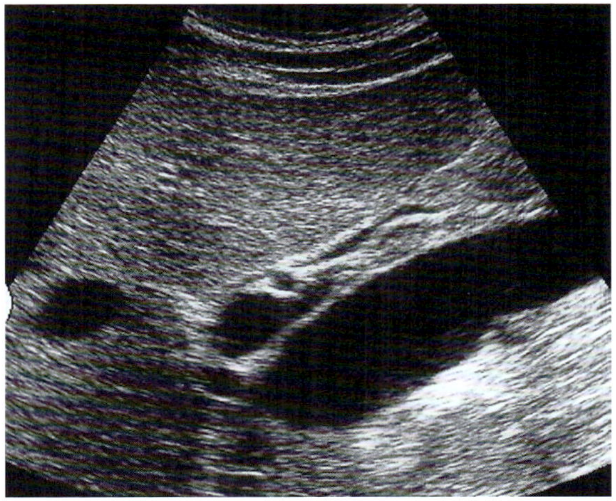
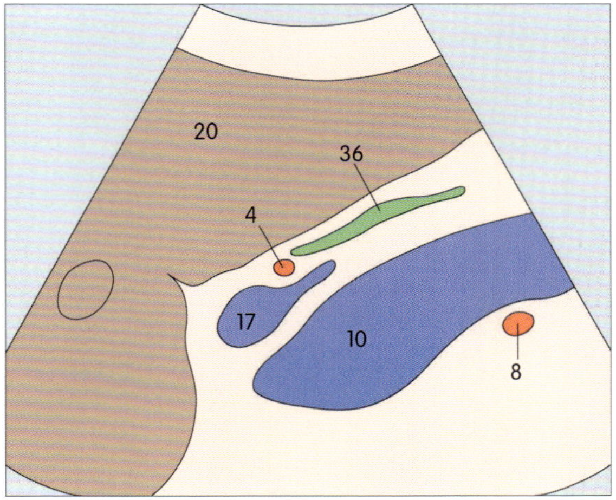

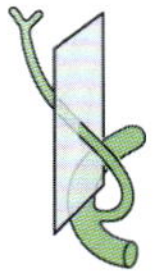

▶ 132 胆总管，肝动脉，门静脉

胆总管向下走行时略向外侧倾斜

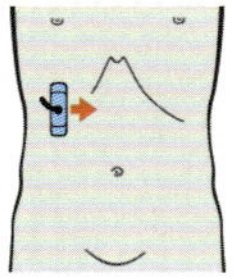

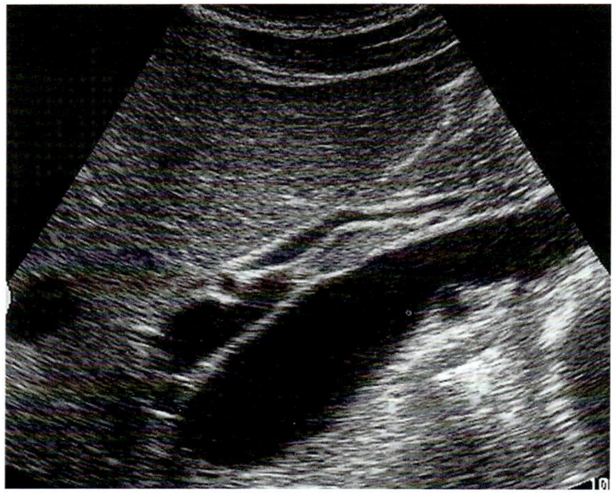

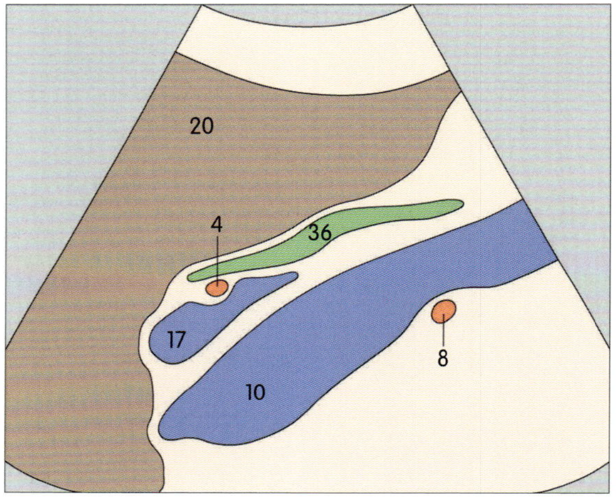

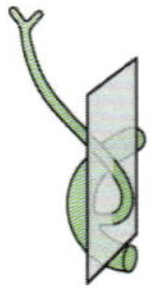

▶ 133　胆总管，肝动脉，门静脉

大多数受检者，胰头上方可以清晰识别出胆总管的圆形横截面

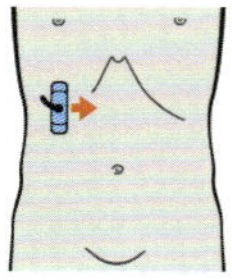

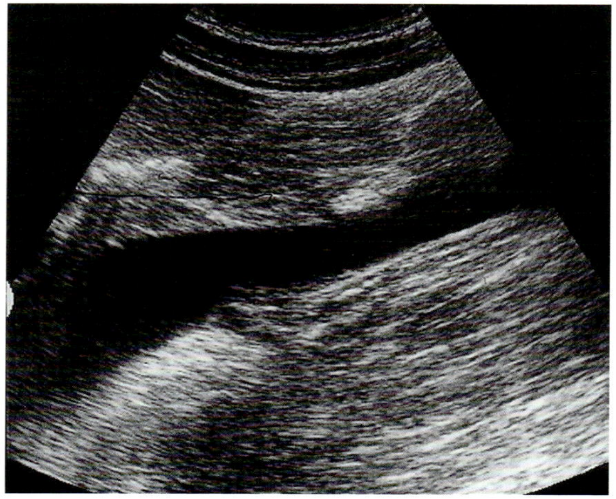

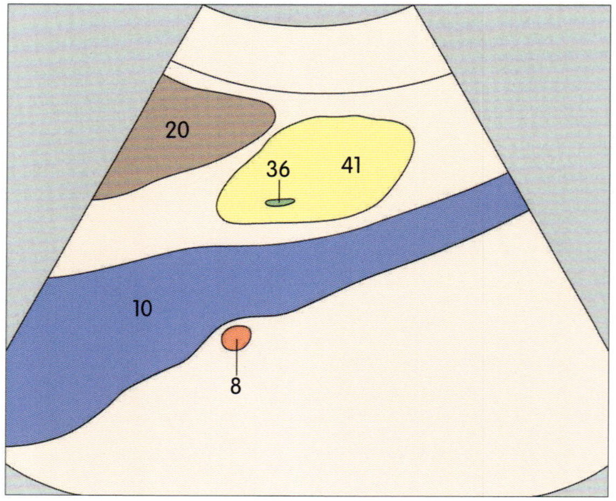

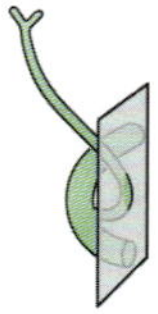

▶ 134　胆总管，胰头

在胰头水平的下腔静脉前方，胆总管可清晰显示

胰腺

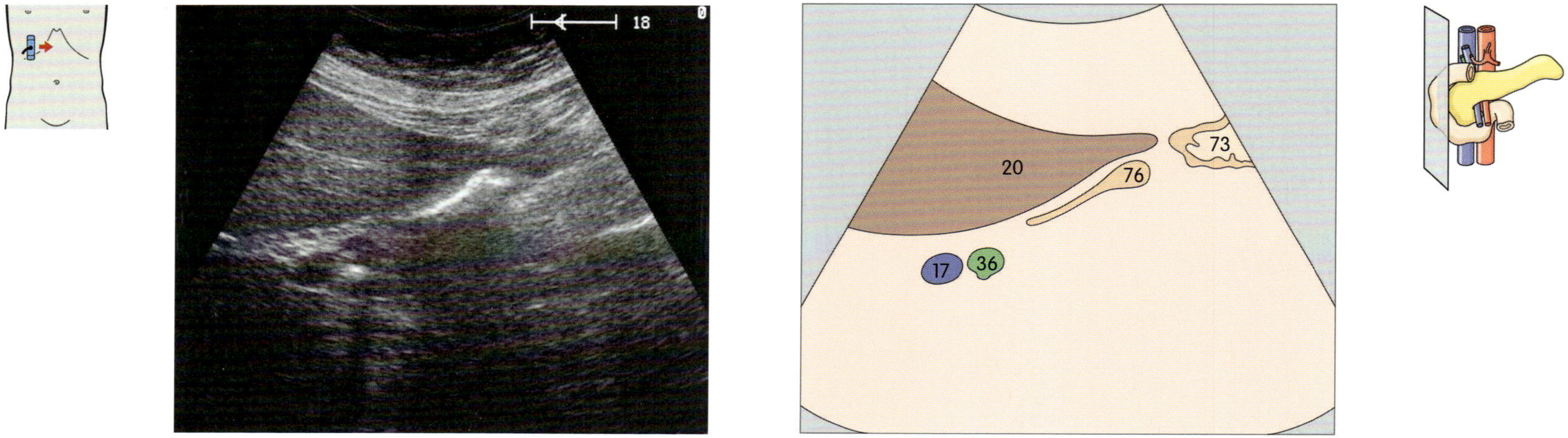

▶ 135 胰头外侧十二指肠

胰头位于十二指肠环内，其外侧与十二指肠相邻

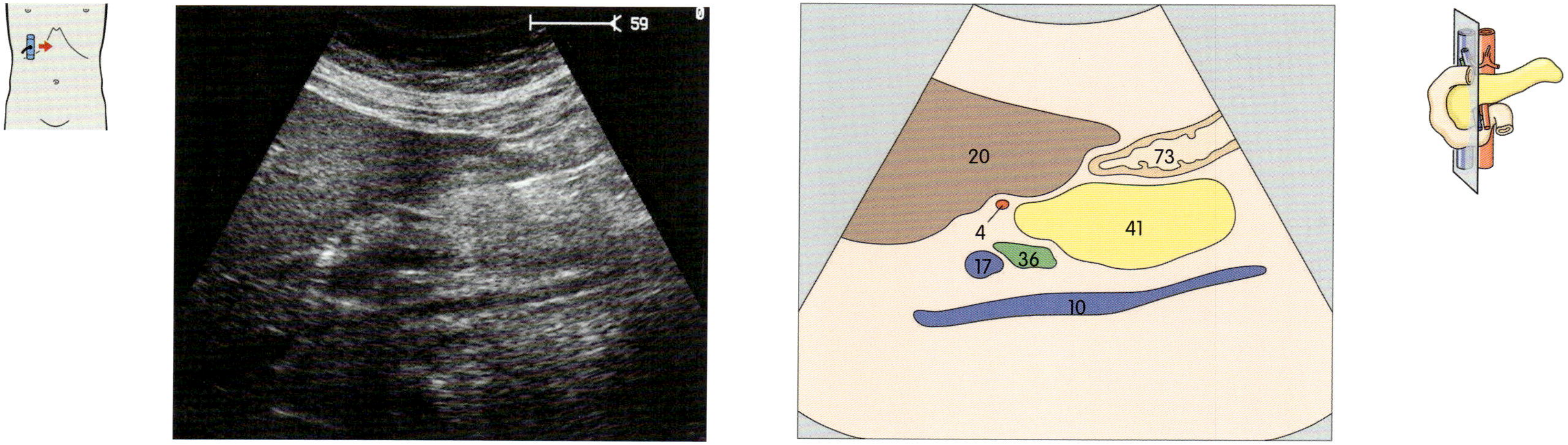

▶ 136 胰头，胆管

胆管、肝动脉及门静脉均位于胰头的头侧

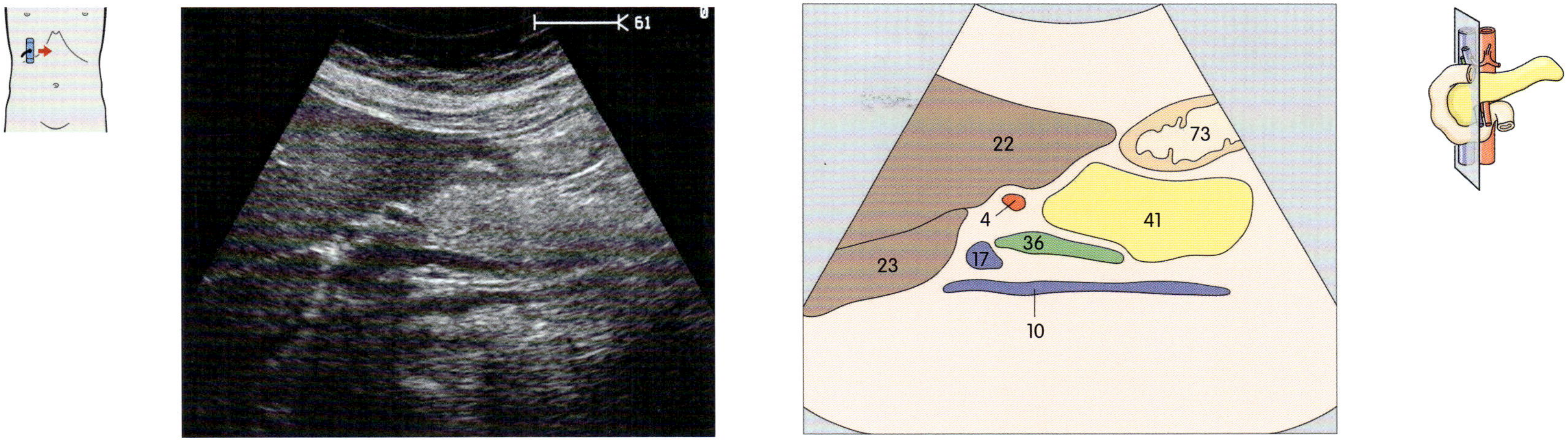

▶ 137　胰头，胆管

胆管于胰头的后方延伸至十二指肠乳头，通常超声无法显示

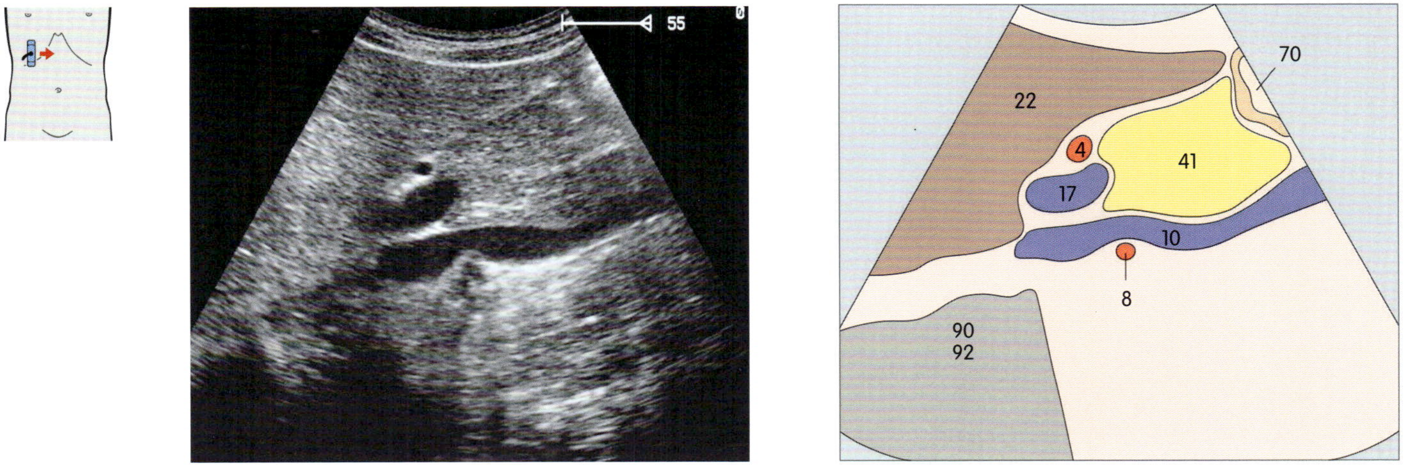

▶ 138　胰头，肝门部血管，下腔静脉

胰头位于下腔静脉的前方，其头侧是门静脉主干

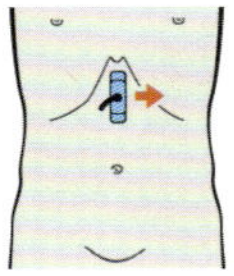

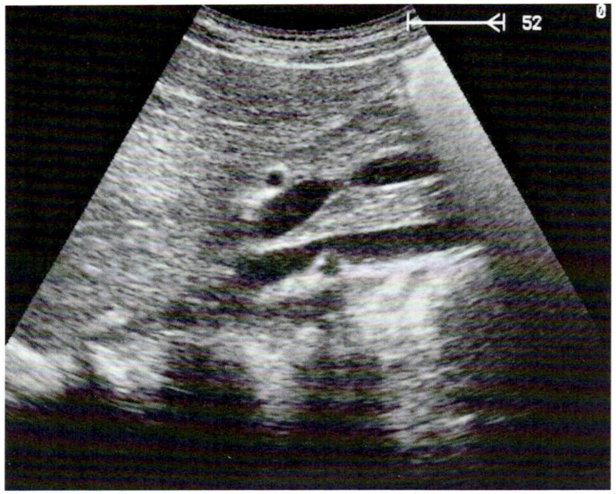

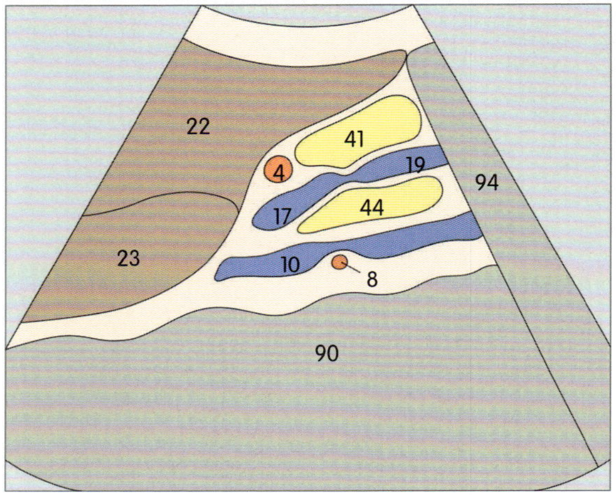

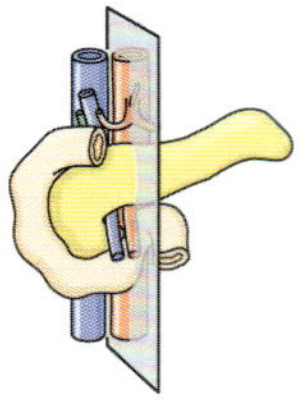

▶ 139　胰头，肠系膜上静脉，钩突

钩突位于肠系膜上静脉的后方，肠系膜上静脉和下腔静脉之间

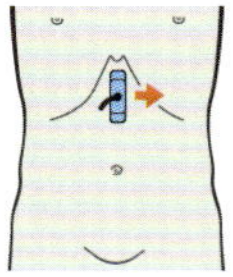

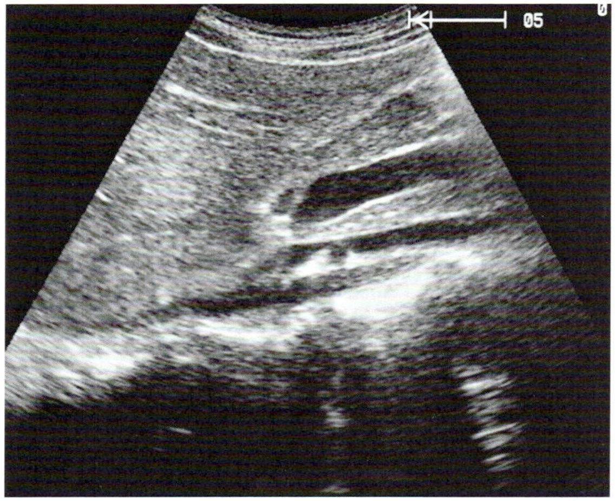

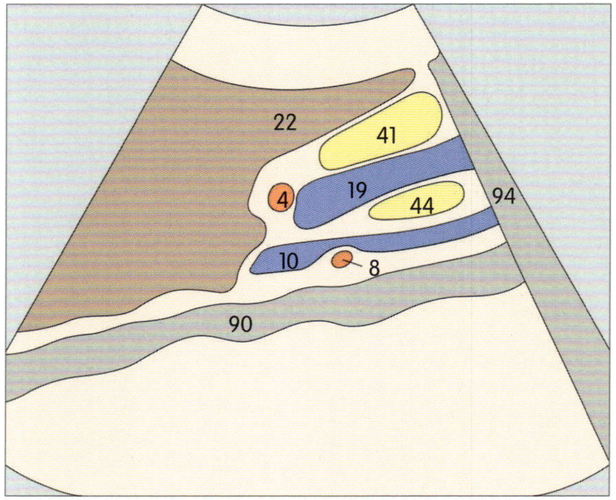

▶ 140　胰头，肠系膜上静脉，钩突

肠系膜上静脉是胰头和胰体分界的标志

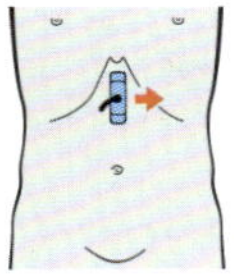

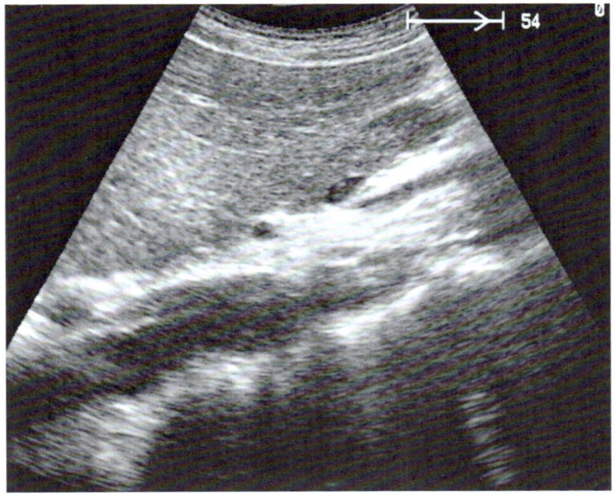

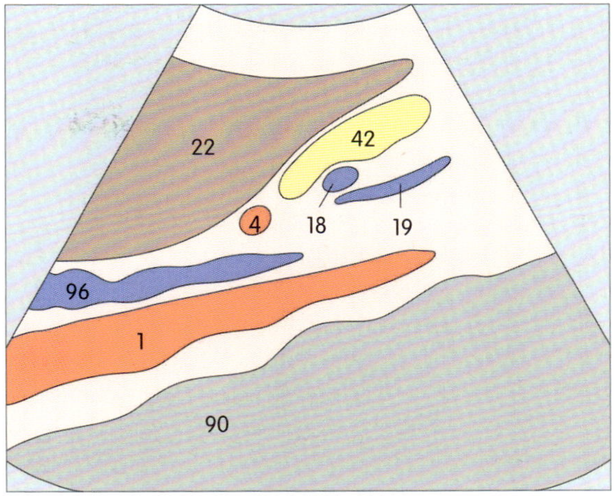

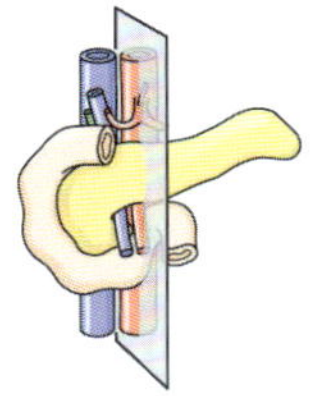

▶ 141　胰体，脾静脉

胰体部是胰腺前后径最窄的位置

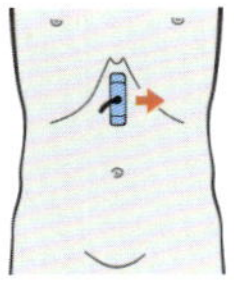

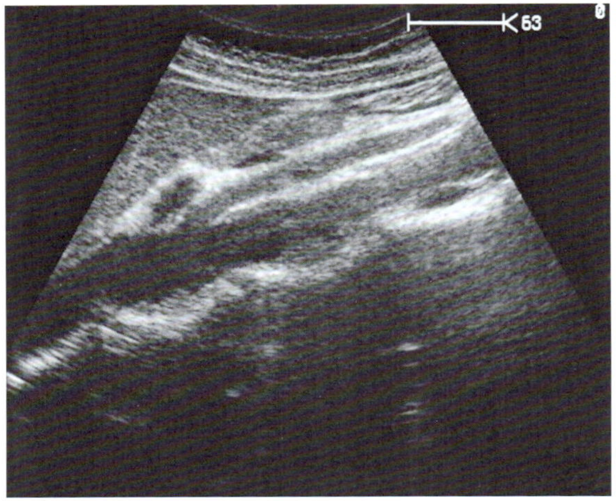

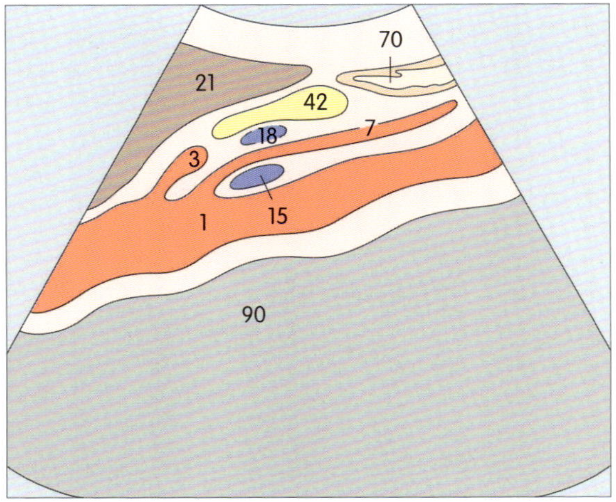

▶ 142　胰体，脾静脉，肠系膜上动脉，腹主动脉

腹腔干位于胰体的头侧，脾静脉和胰体横跨于肠系膜上动脉前方

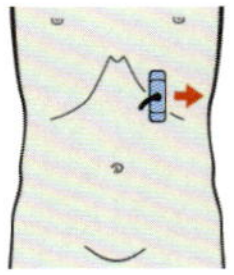
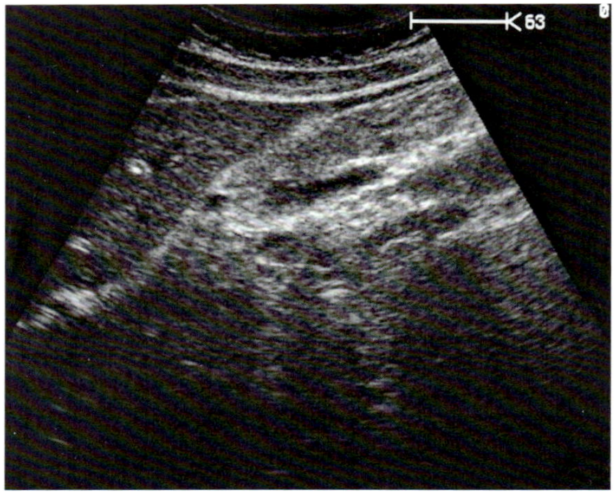

▶ 143　胰体，脾静脉

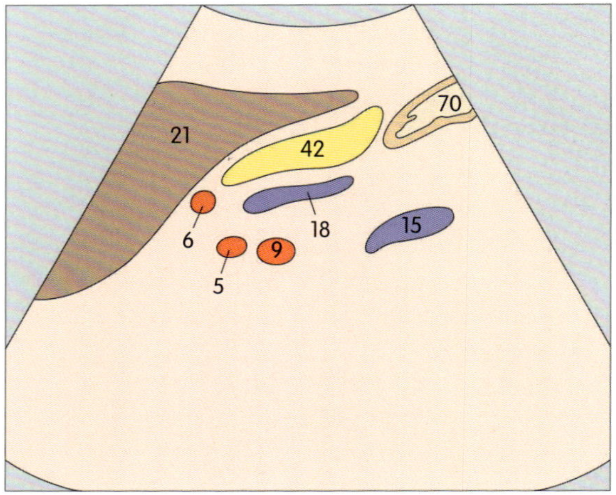

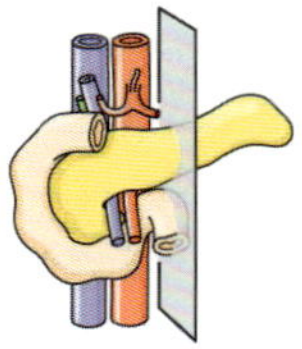

腹主动脉的左缘是胰体和胰尾的分界标志

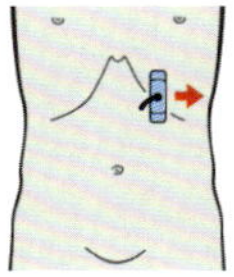
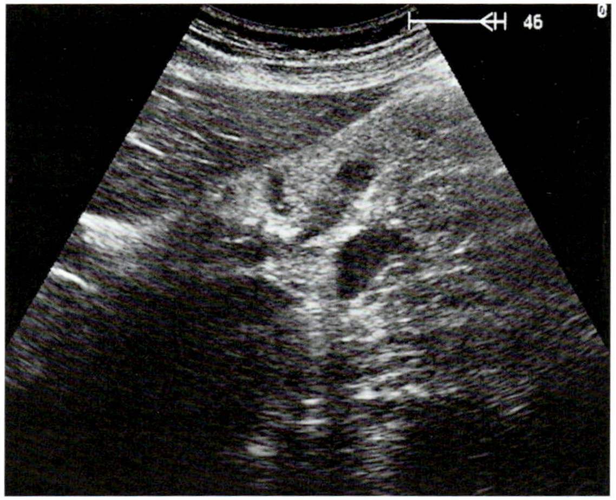

▶ 144　胰尾，脾动、静脉，肾动、静脉

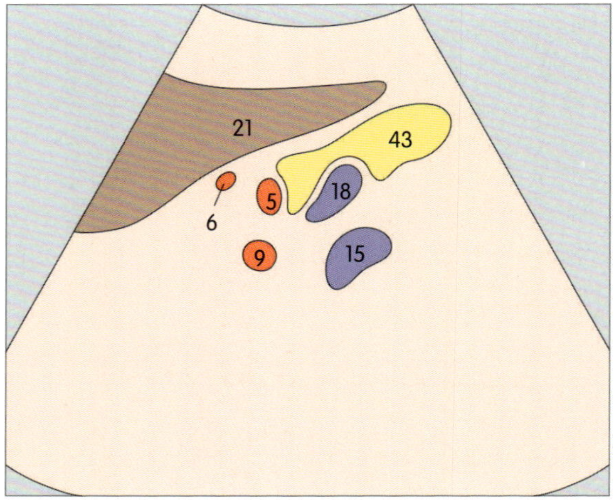

胰体和胰尾交界处纵切扫描可显示 4 条血管的横断面：脾动、静脉，左肾动、静脉

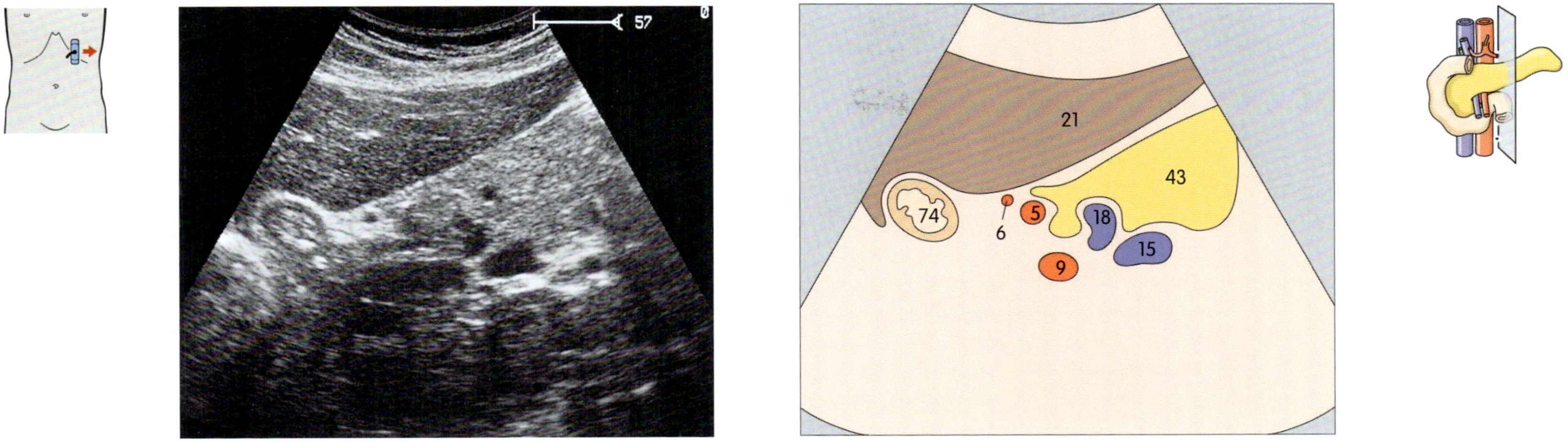

▶ 145　胰尾，脾动、静脉，肾动、静脉

在横切面上，胰尾形态饱满

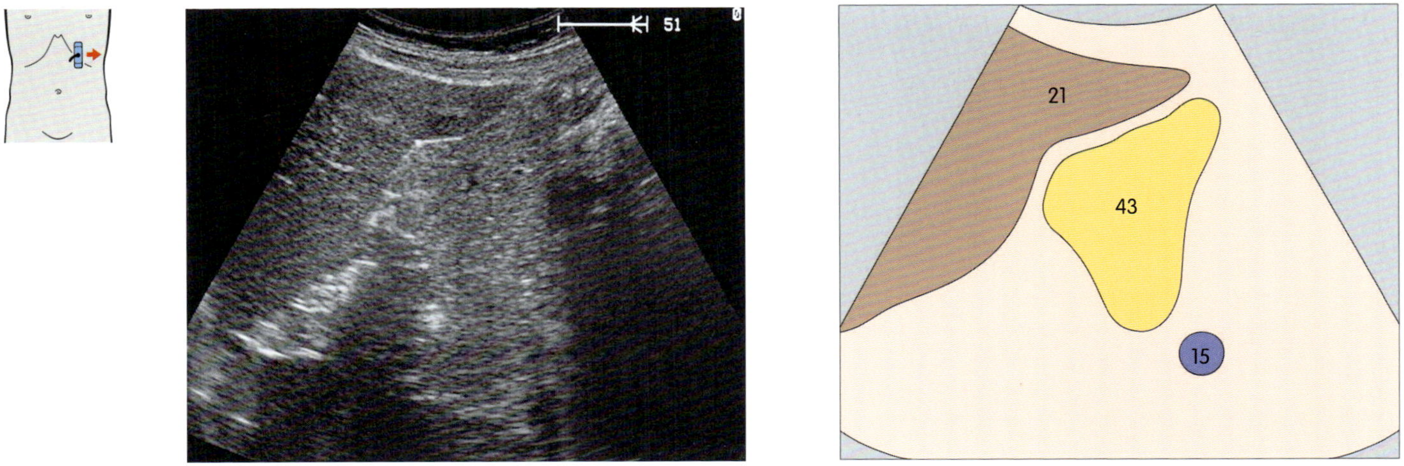

▶ 146　胰尾

只有在声窗良好的条件下，才能在腹部前方扫描中清晰显示胰尾

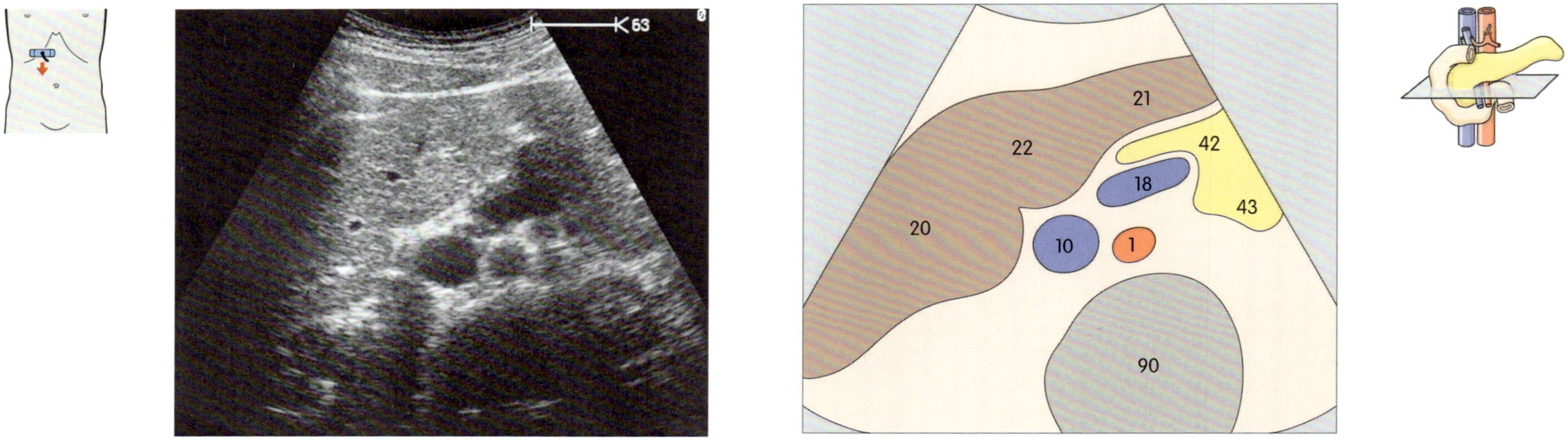

▶ 147 胰头的头侧横切面，下腔静脉，脾静脉

胰体位于肠系膜上静脉的前方，胰头是指肠系膜上静脉右侧的所有胰腺组织 ◀

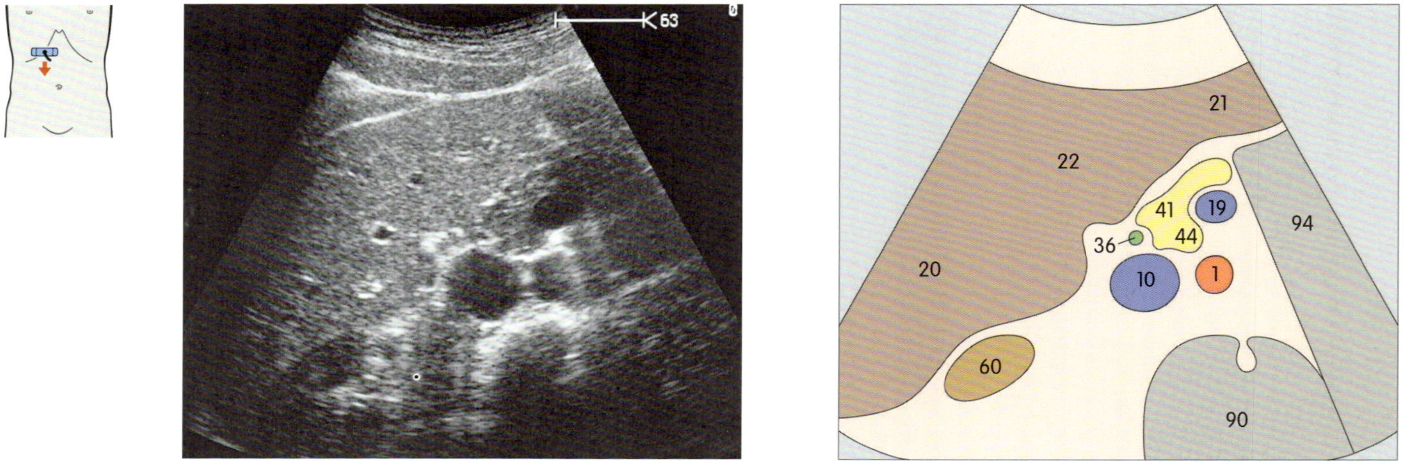

▶ 148 胰头，下腔静脉，肠系膜上静脉

钩突在下腔静脉和肠系膜上静脉之间延伸 ◀

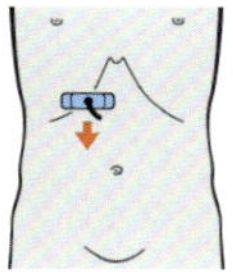

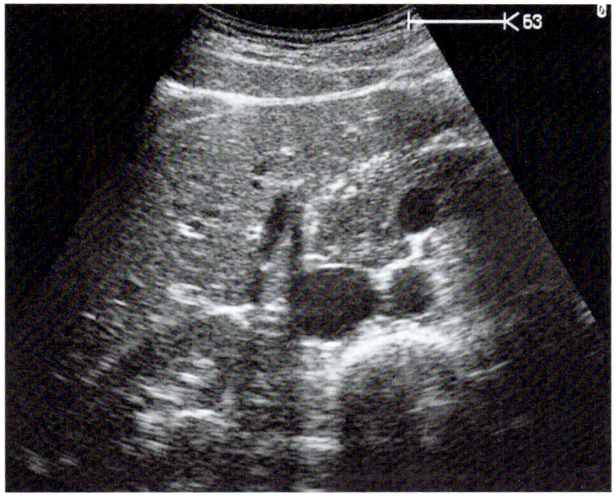

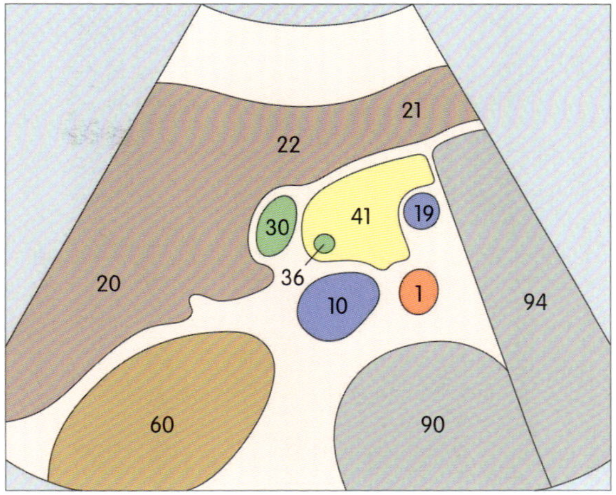

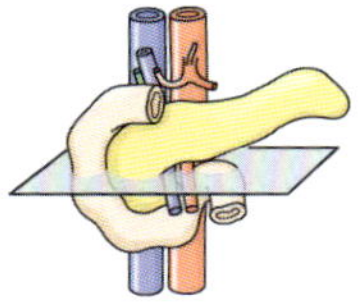

▸ 149　胰头，下腔静脉，肠系膜上静脉，钩突，胆总管

在横切面中，胆总管在胰头的右侧缘

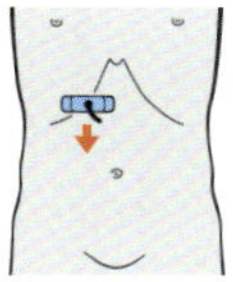

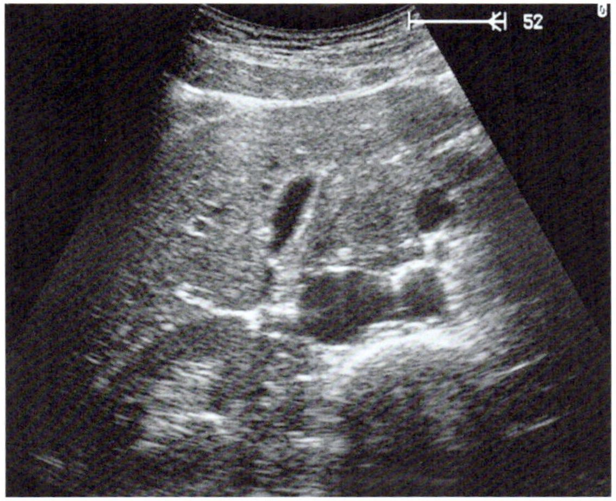

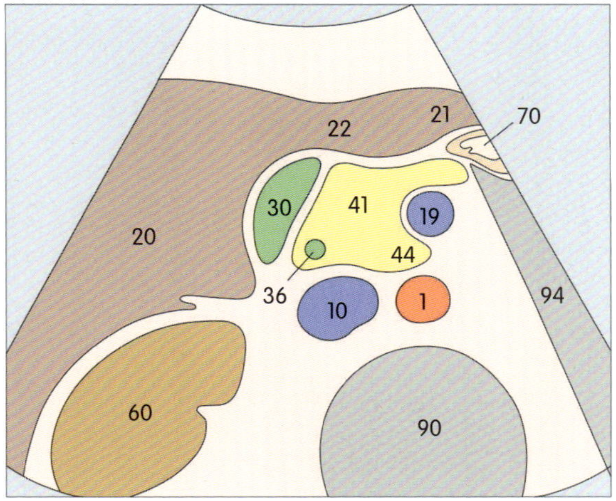

▸ 150　胰头，下腔静脉，肠系膜上静脉，钩突，胆囊

胰头位于肝脏、胆囊、下腔静脉和肠系膜上静脉之间

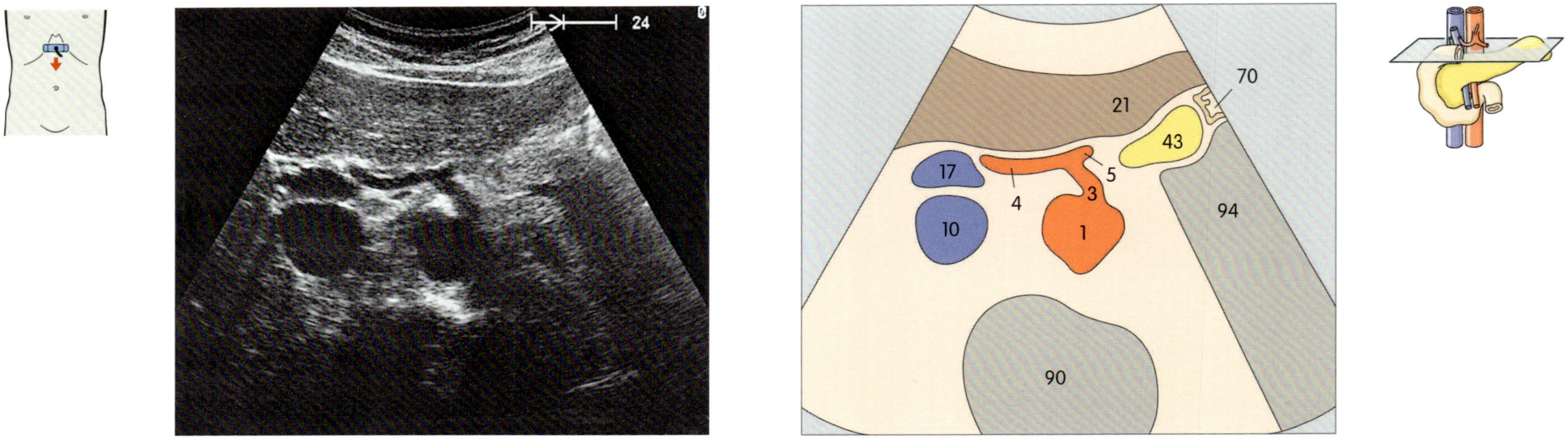

▶ 151 胰体头侧扫描，腹腔干

胰体的头侧与腹腔干相邻；腹腔干有两个分支，即肝总动脉和脾动脉 ◀

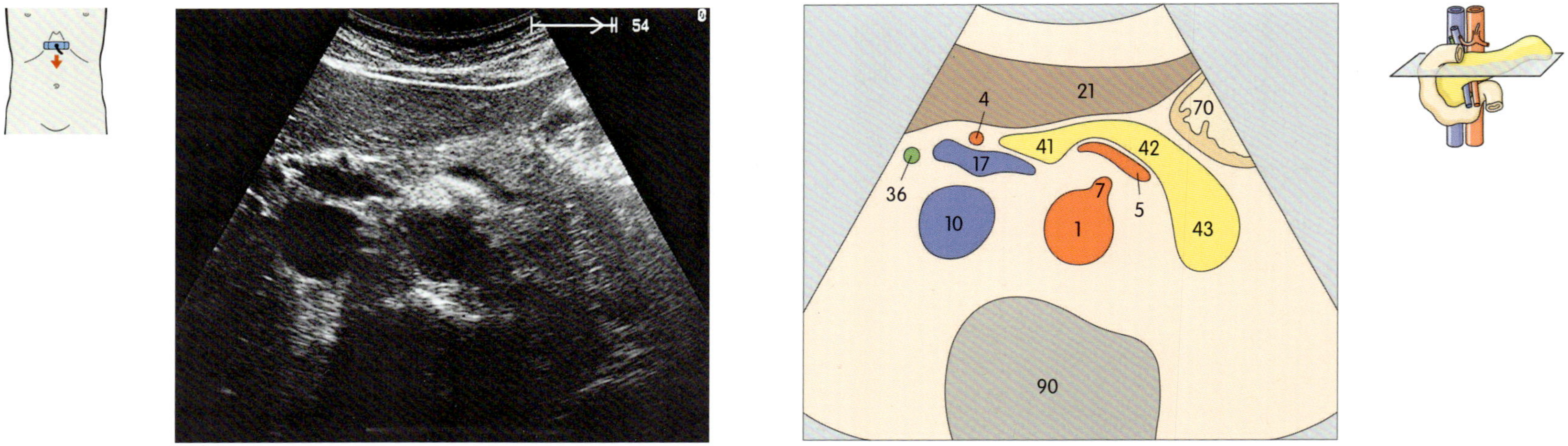

▶ 152 胰体，脾静脉

正常胰腺的轮廓连续，从胰头、胰体到胰尾之间无明显界限 ◀

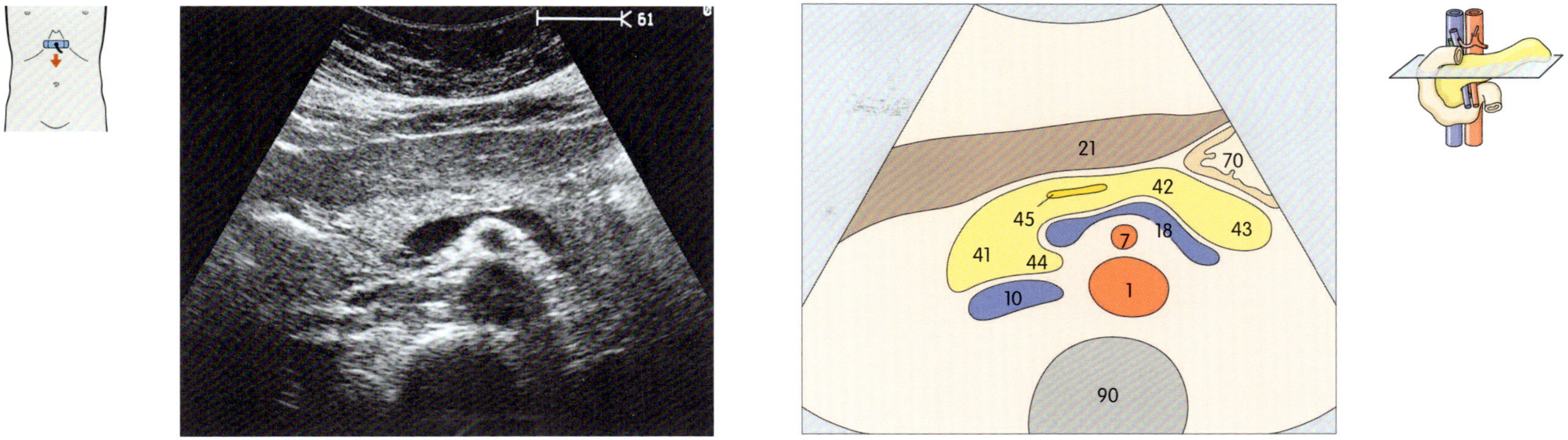

▶ 153　胰体，脾静脉，肠系膜上动脉，腹主动脉

脾静脉是定位胰腺的标志，肠系膜上动脉位于脾静脉和腹主动脉之间，声像图表现为无回声圆形结构，周围为强回声 ◀

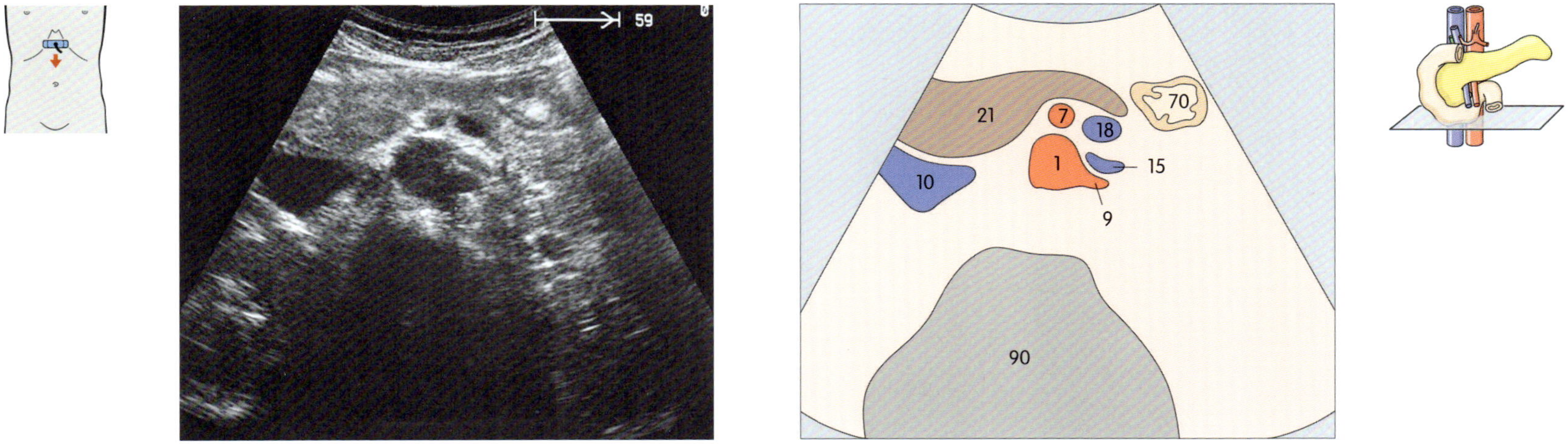

▶ 154　左肾动、静脉，肠系膜上动、静脉，腹主动脉

当横切面上肾血管出现时，胰腺通常不显示 ◀

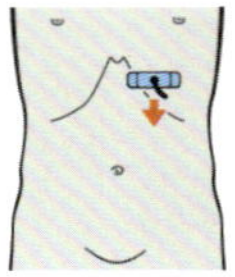

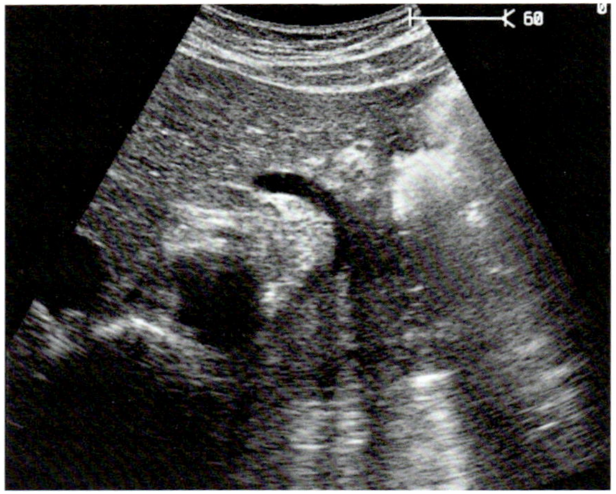

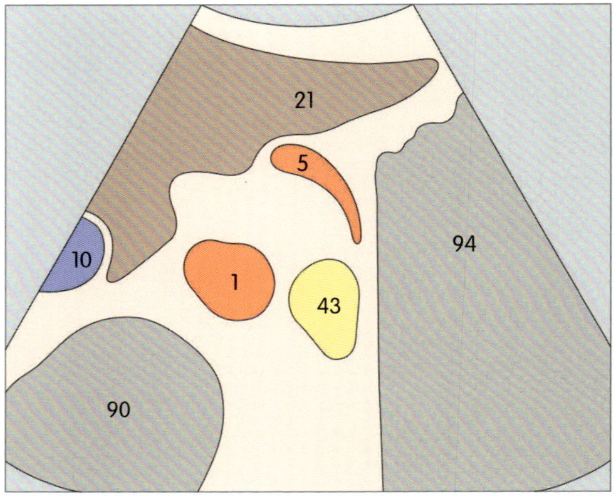

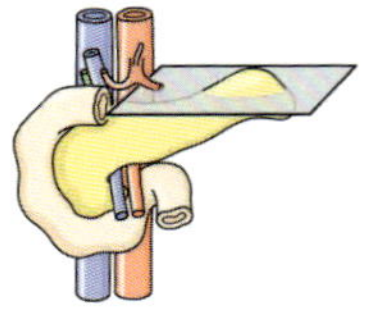

▶ 155　胰尾，脾动脉

胰尾位于腹主动脉的左侧

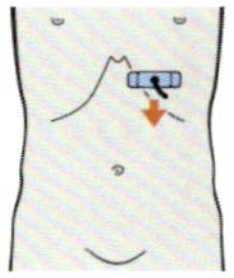

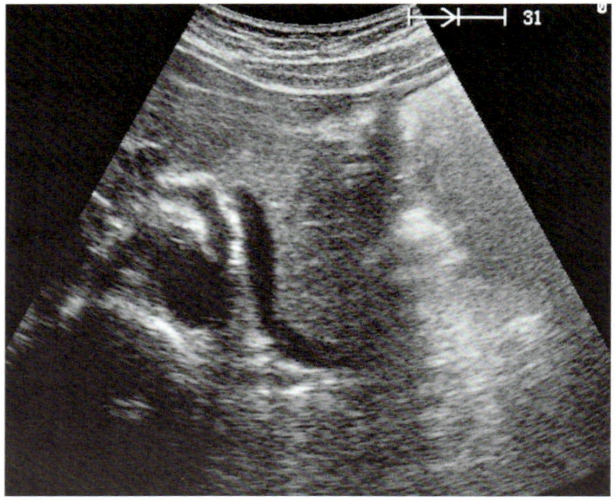

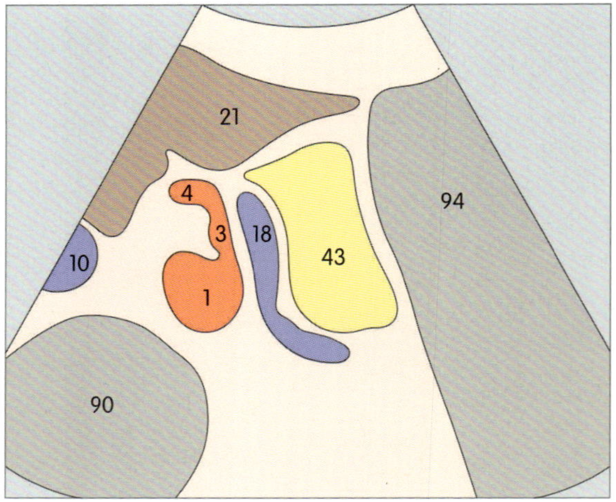

▶ 156　胰尾，脾静脉

胰尾部向胰体后外侧明显弯曲，在胃和肾上极之间向脾门方向延伸，延伸的距离变异很大

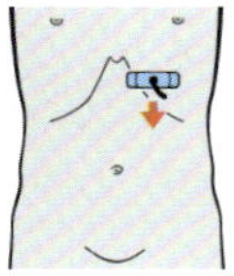

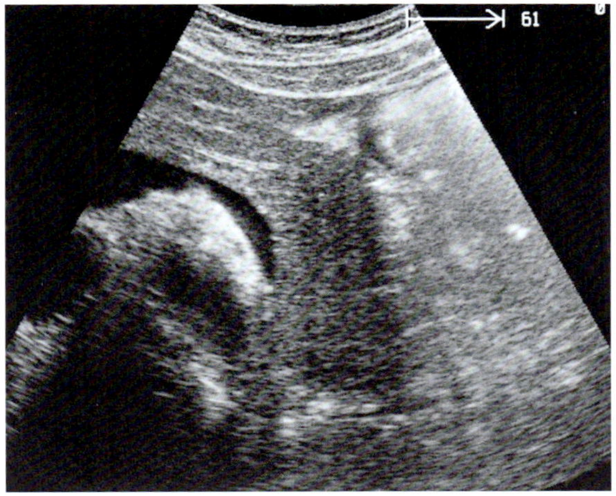

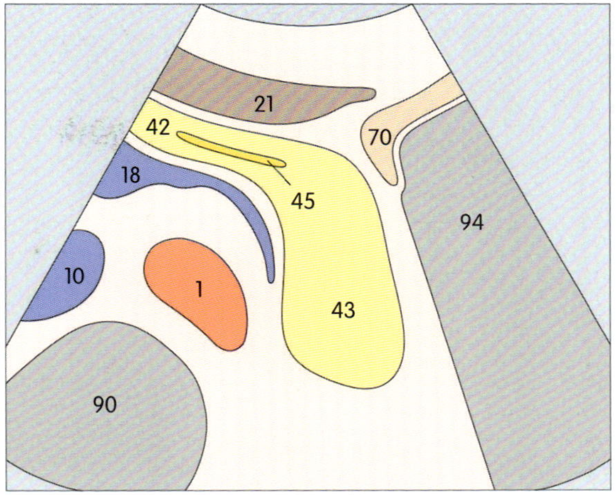

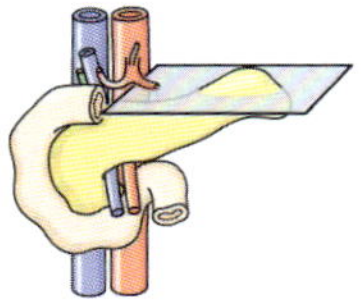

▶ 157　胰尾，胃内气体

胰体和胰尾的交界处位于腹主动脉的左侧缘

◀

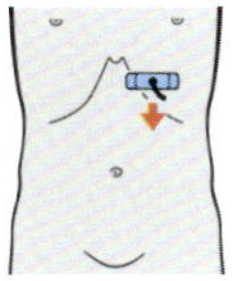

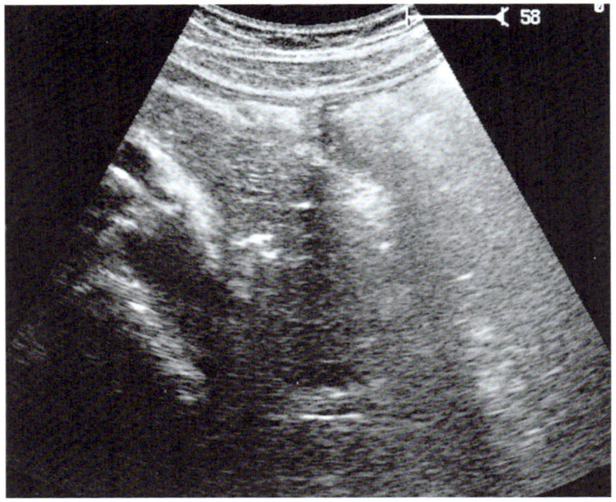

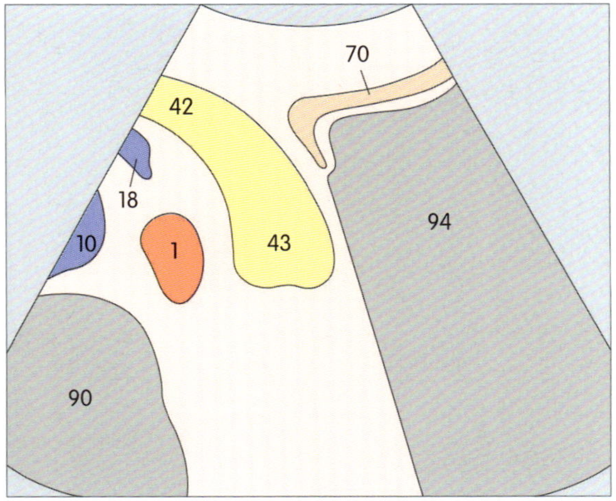

▶ 158　胰尾

胰腺超声检查中，胰尾的评估是最困难的

◀

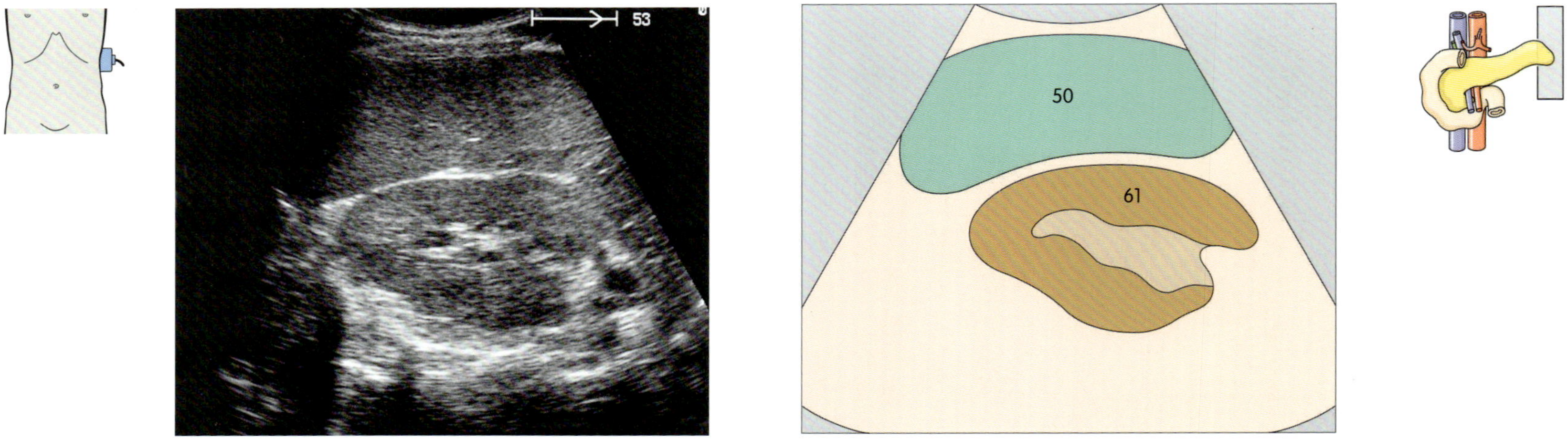

▶ 159　胰尾后方扫描，脾脏，肾脏

经脾脏肋间扫描胰尾部，肾脏和脾脏是其定位标志

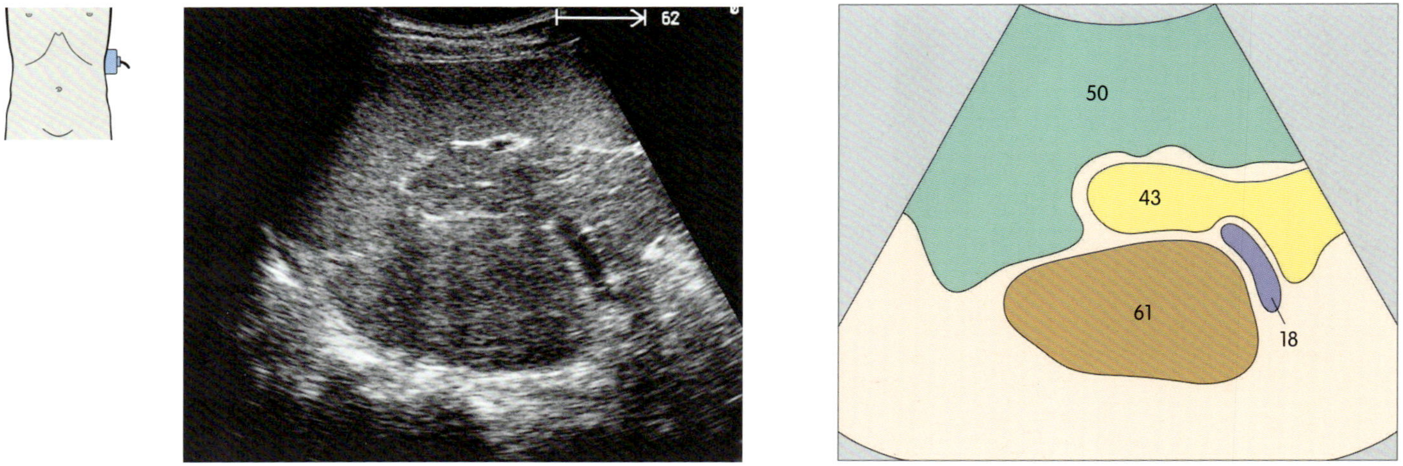

▶ 160　脾脏，胰尾，肾脏

胰尾部位于脾门区，肾脏和脾脏之间

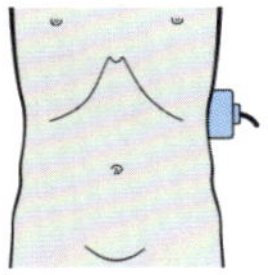
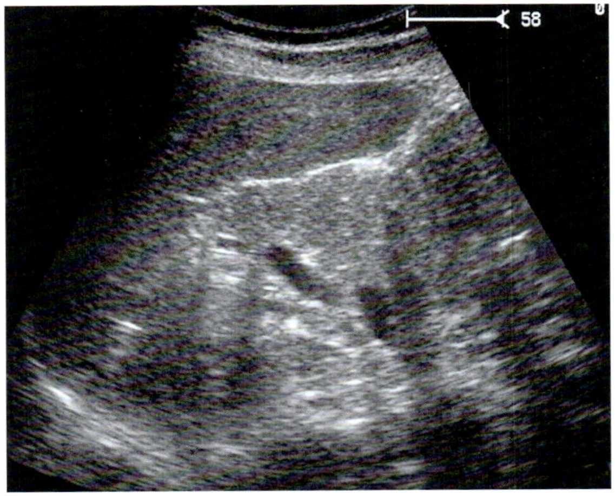
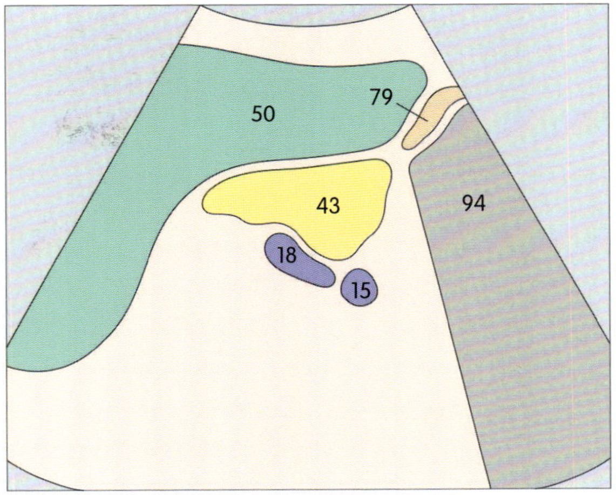

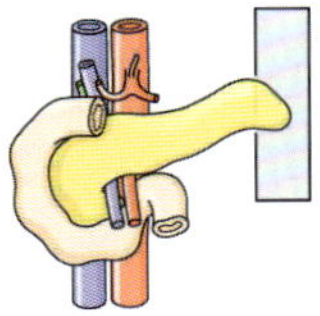

▶ 161 脾脏，胰尾，肾脏

胰尾的显示经常受到尾侧肠腔气体的干扰

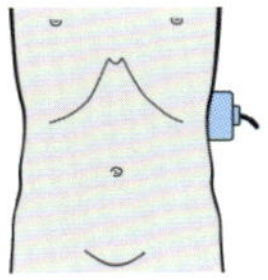
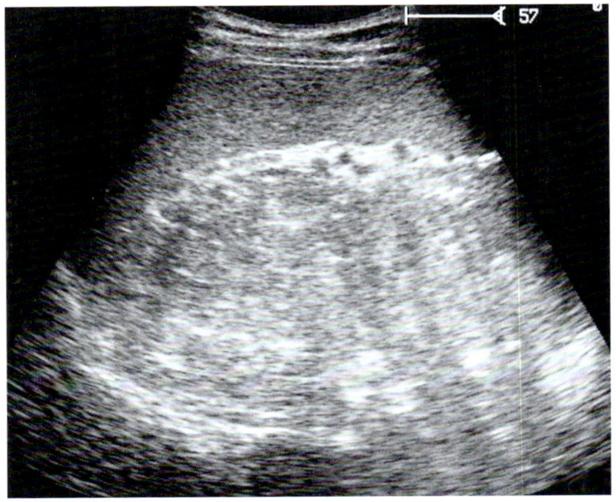
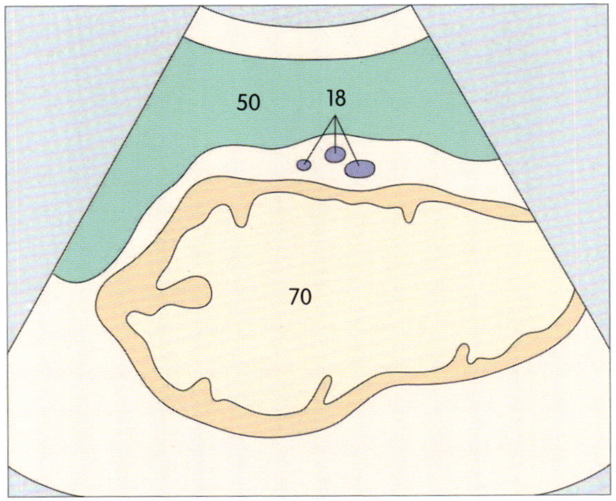

▶ 162 从前方扫描胰尾，脾脏，胃

胃是胰尾前方众多伪影的来源

胰腺

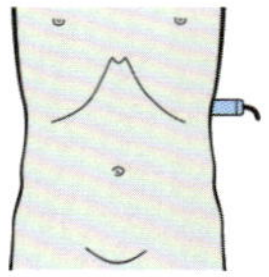
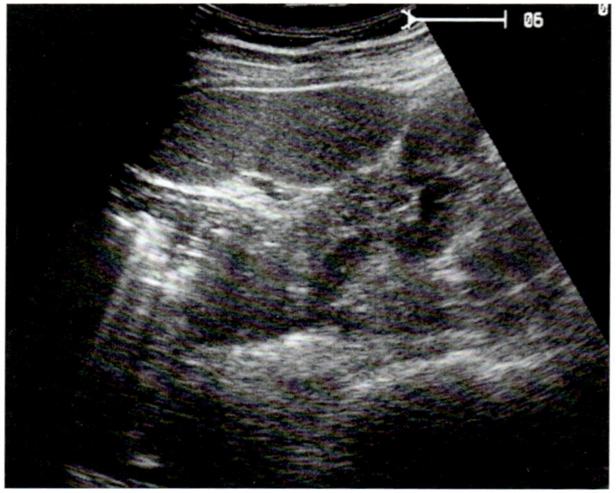

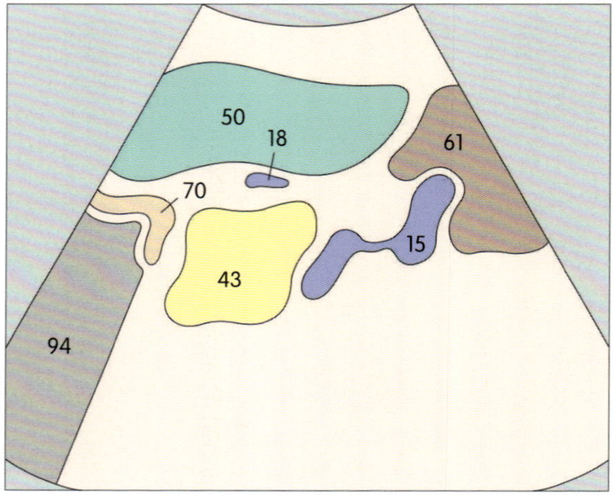

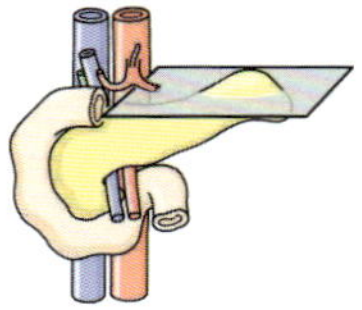

▶ 163 脾脏，胰尾，肾脏

在横切面上，脾脏经常作为声窗来扫描胰尾

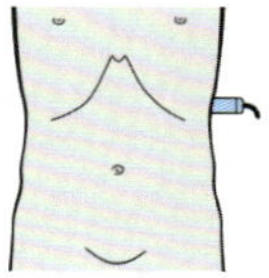
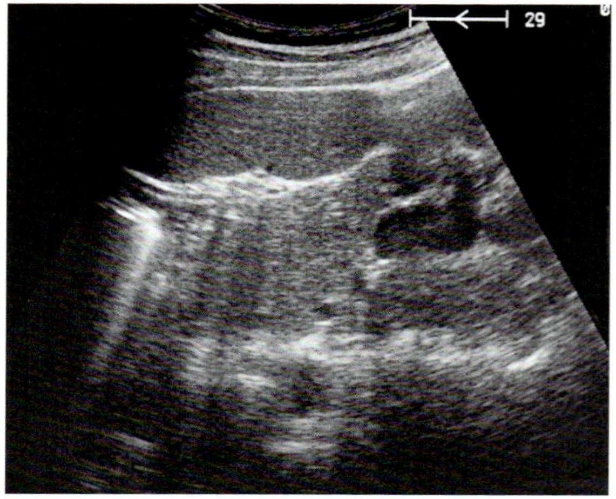

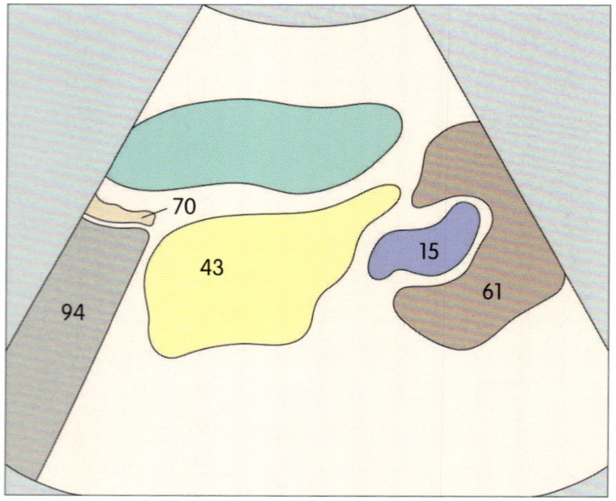

▶ 164 脾脏，胰尾，肾脏

胰尾位于脾脏和肾脏形成的夹角内

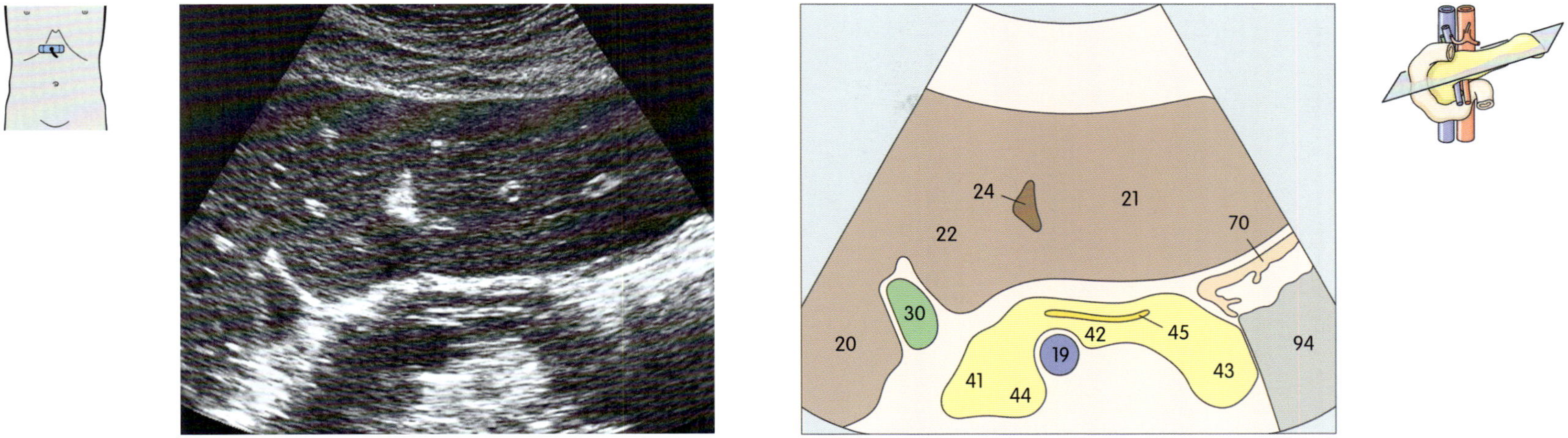

▶ 165　胰管的横切面扫描

胰管走行变异较大，常位于胰腺实质的前上方，声像图表现为两条平行的强回声线 ◀

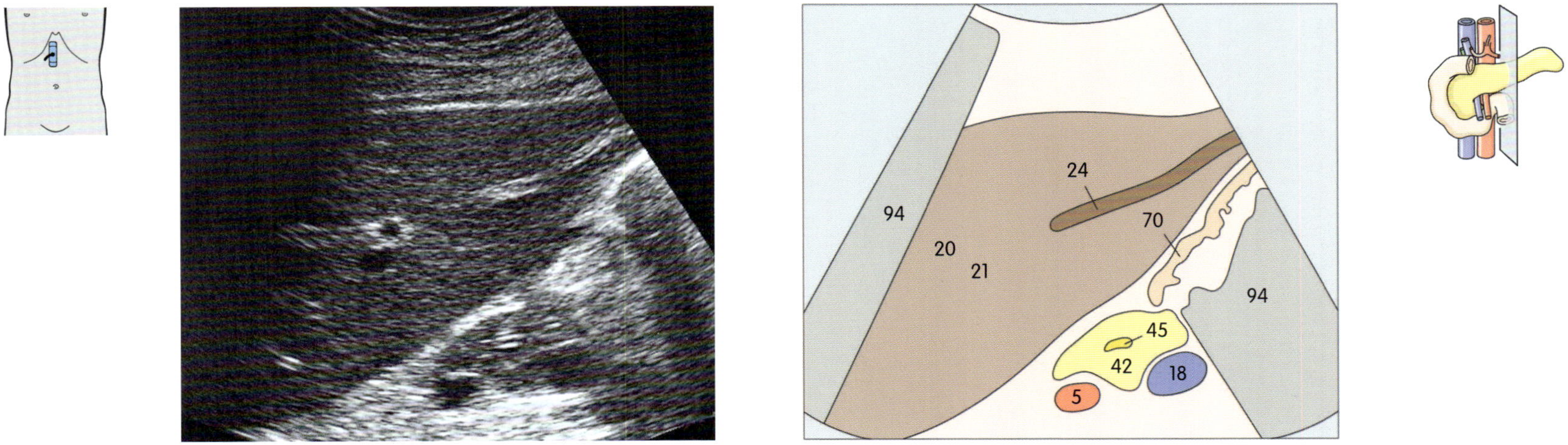

▶ 166　胰管的纵切面扫描

在这个平面上，胰管呈细管状结构，管腔直径达 3 mm，位于胰腺实质中心的稍前方 ◀

脾脏

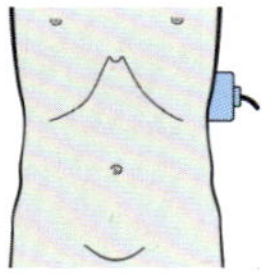

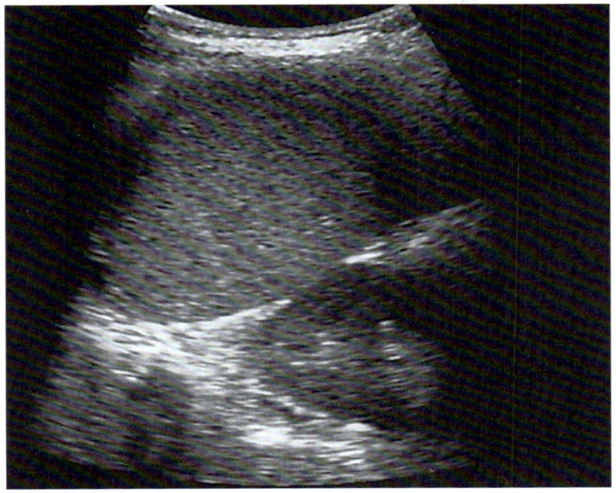

▶ 167 脾脏，肾脏

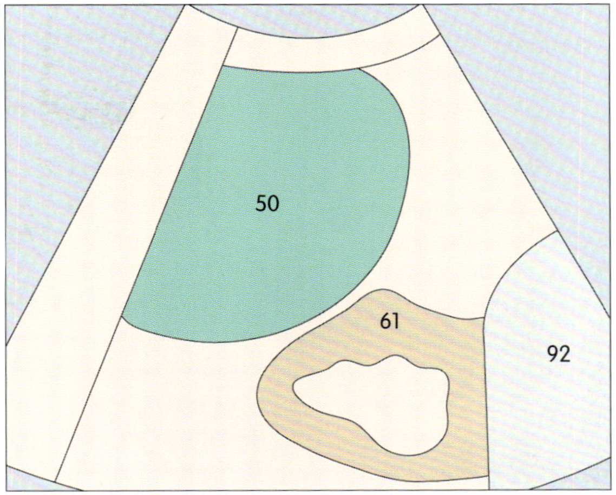

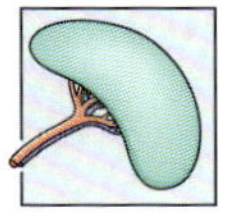

侧腹部纵切面扫描脾脏，脾脏是位于肾上极和膈肌之间的三角形器官 ◀

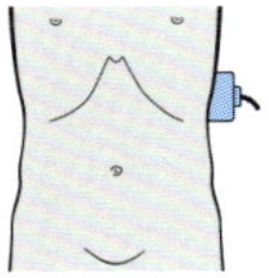

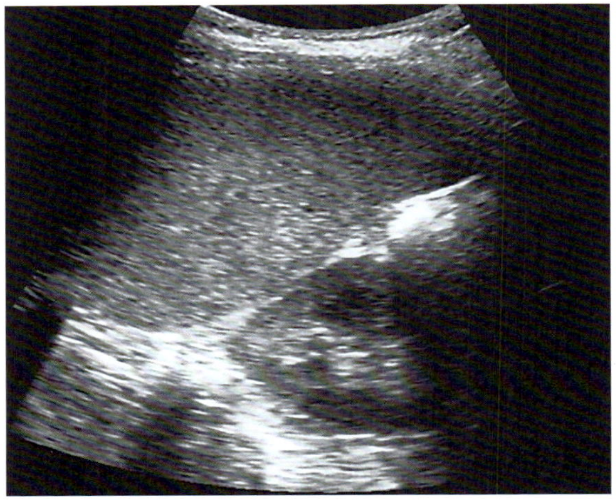

▶ 168 脾脏，肾脏

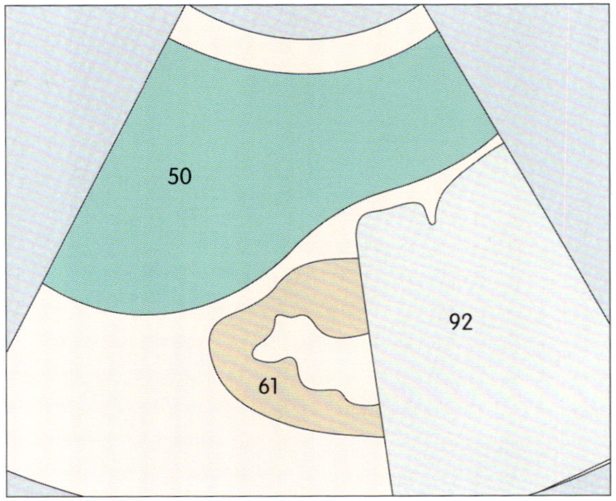

脾脏通常在呼气时更容易显示 ◀

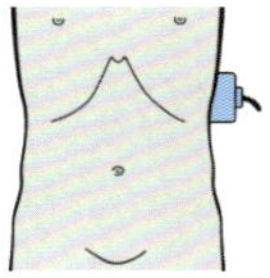

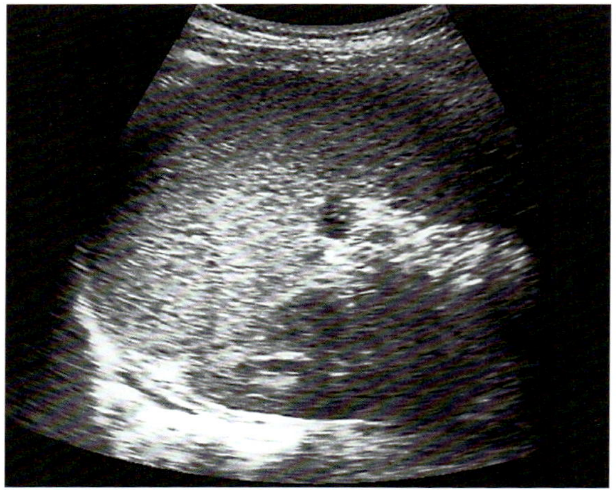

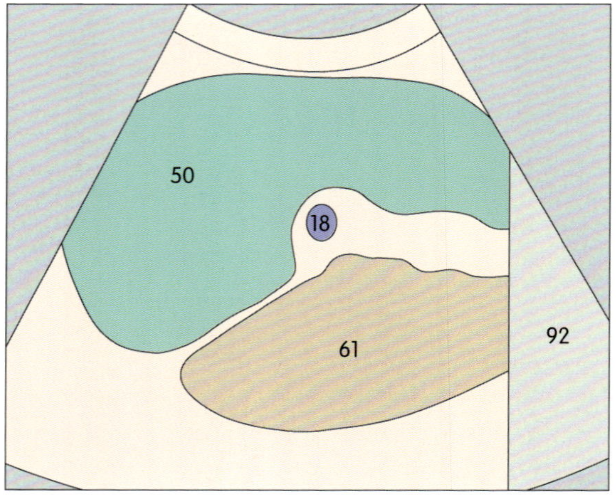

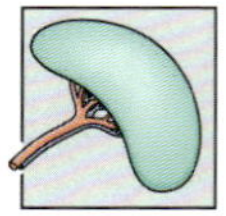

▶ 169　脾脏，肾脏，脾静脉

脾脏几乎总是易于识别

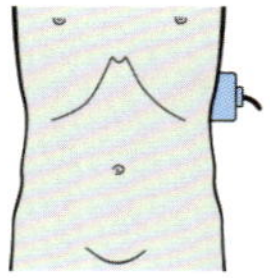

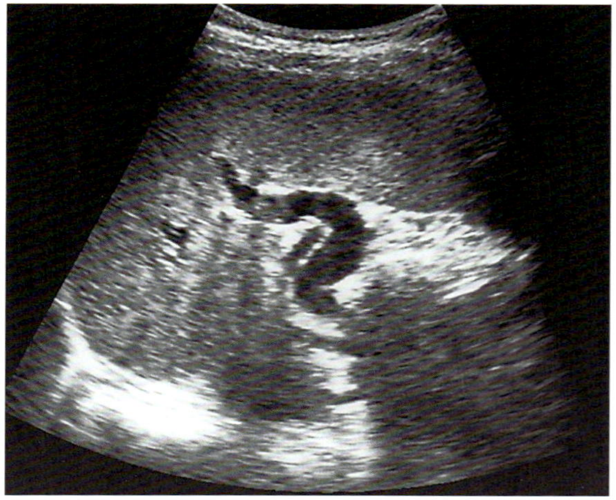

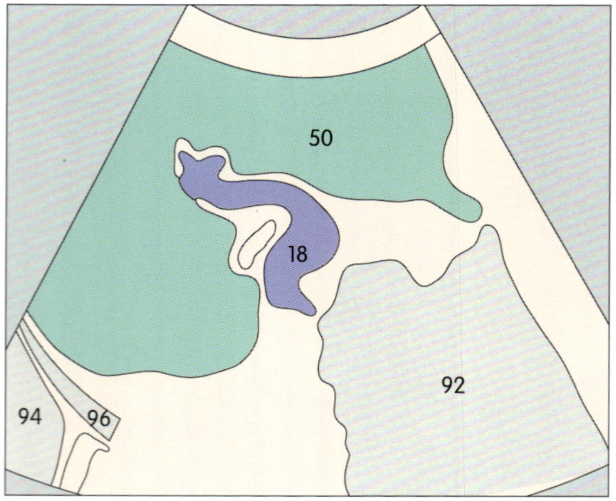

▶ 170　脾脏，肾脏，脾静脉

脾门水平侧面扫描可显示脾脏最大纵径

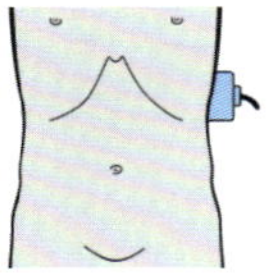

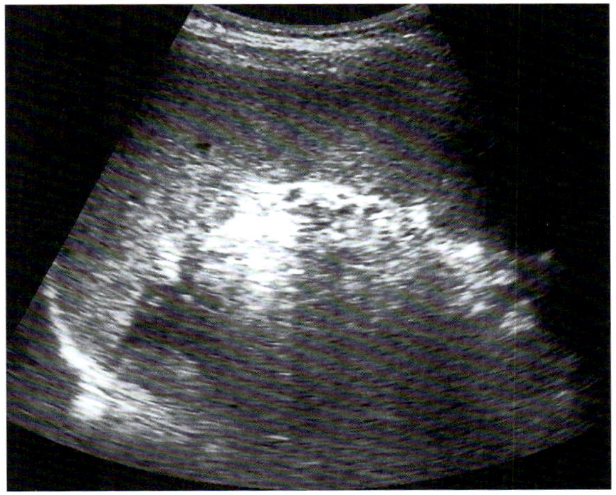

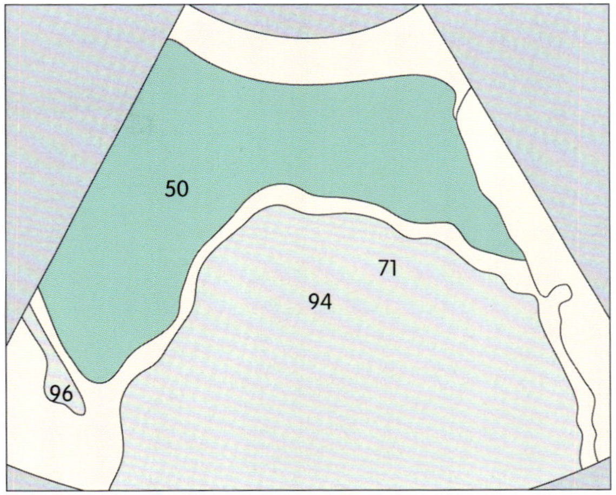

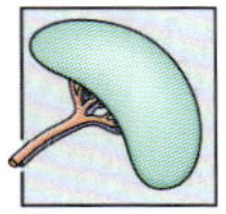

▶ 171 脾脏，胃

脾脏位于胃的后外侧

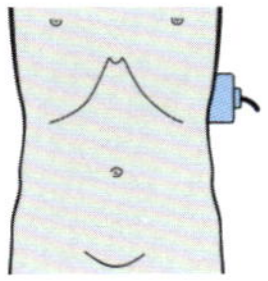

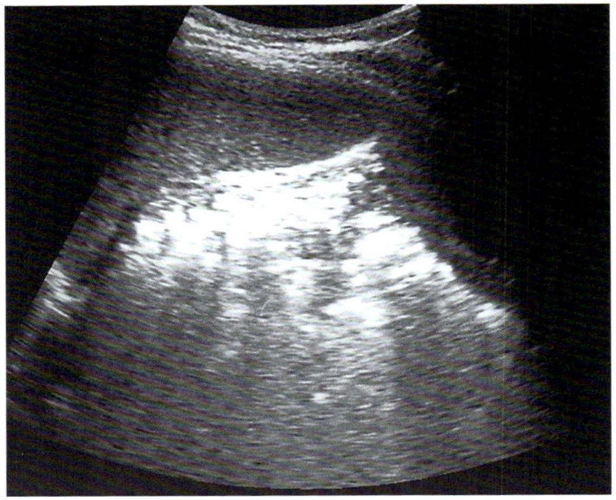

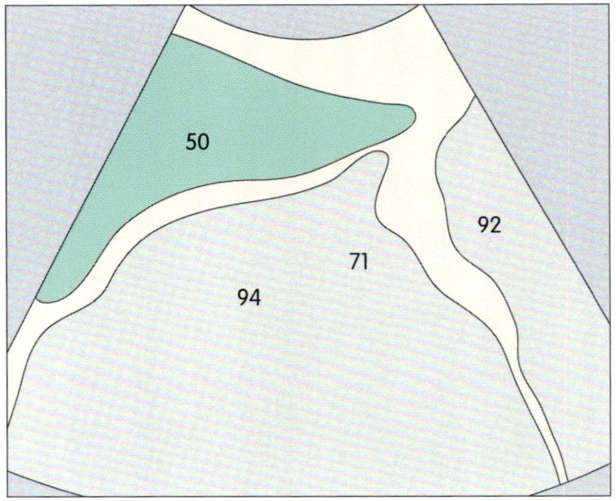

▶ 172 脾脏，胃

前侧方扫描中，脾脏呈典型的新月形

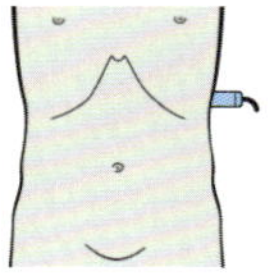

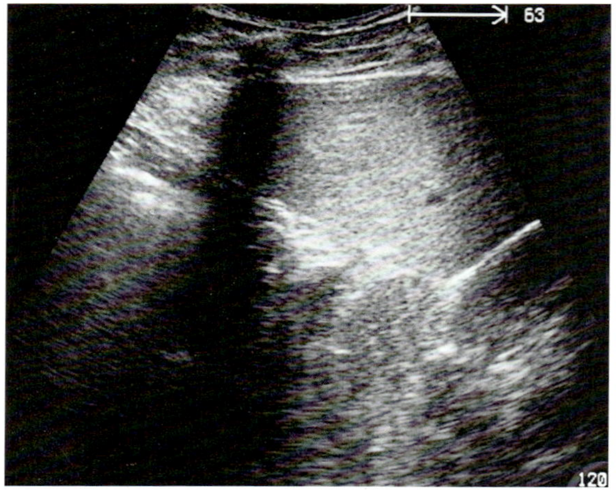

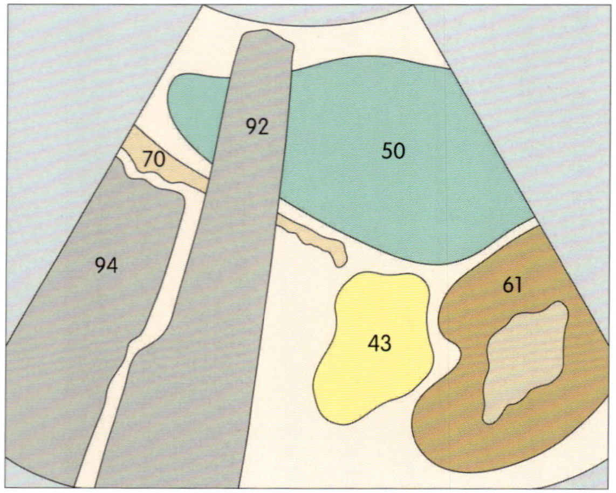

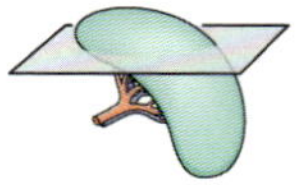

▶ 173　脾脏，肾脏，胃

侧腹部较高位置横切面扫描，可显示脾脏、肾脏和胃形成的典型“三联体”图像

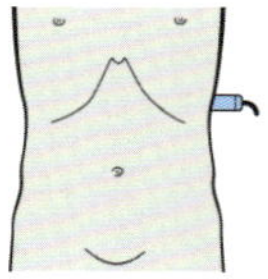

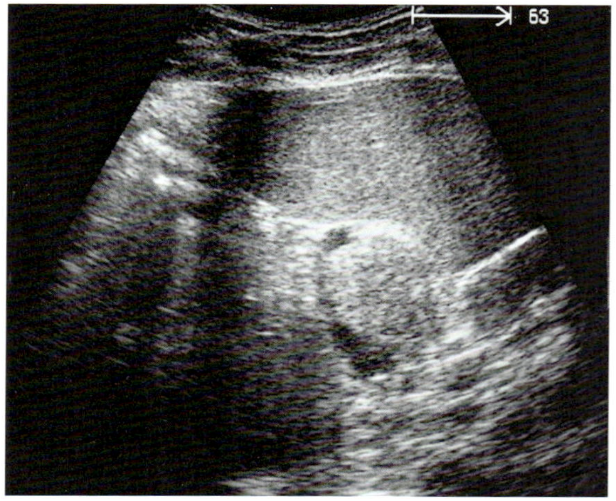

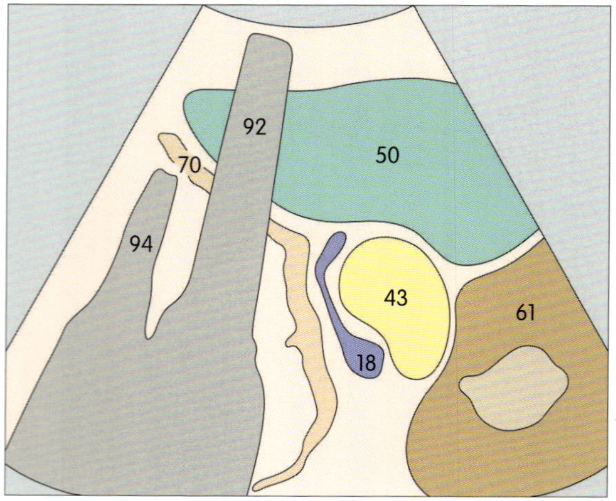

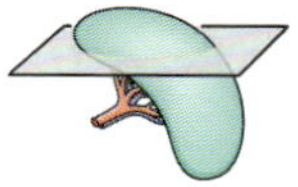

▶ 174　脾脏，肾脏，胰腺

胰尾经常位于脾门区脾血管的下方

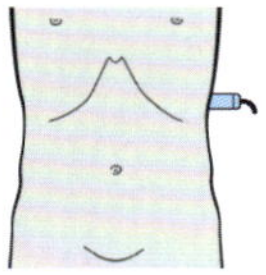

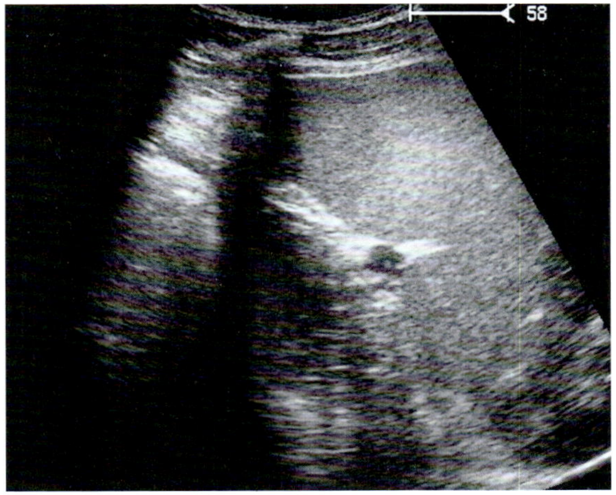

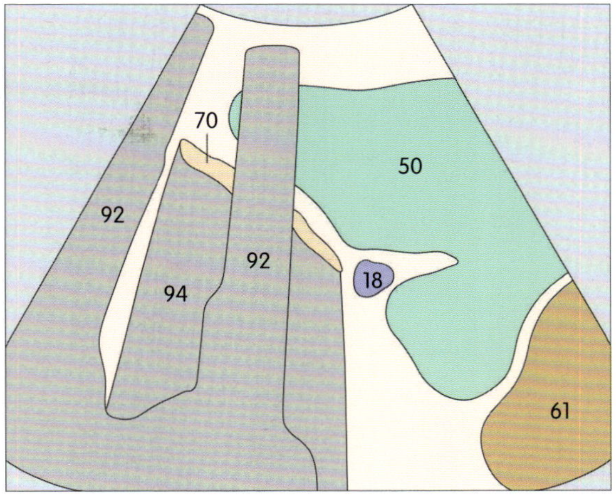

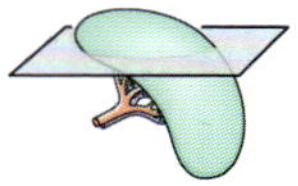

▶ 175 脾脏，胃

脾脏被内部间隔分为若干小叶

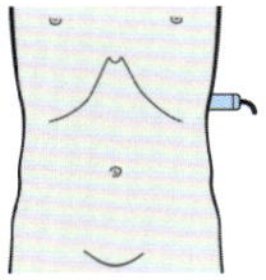

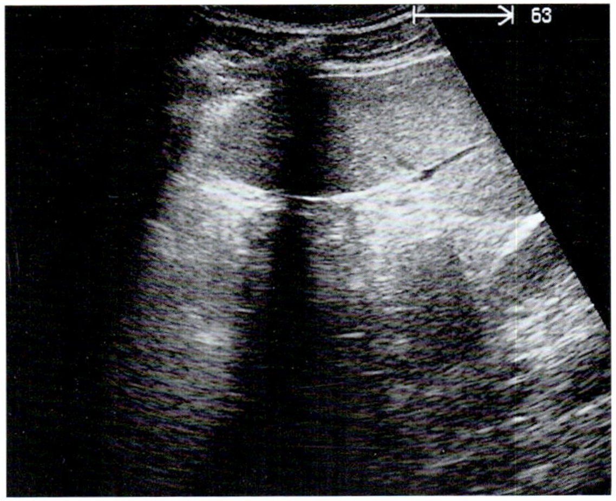

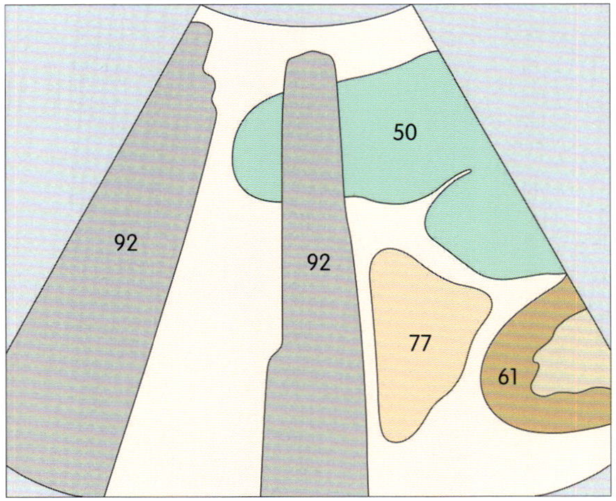

▶ 176 脾脏，小肠

小肠袢位于脾脏下极的内侧

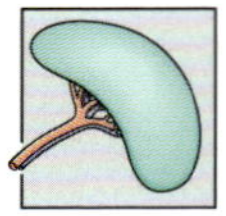

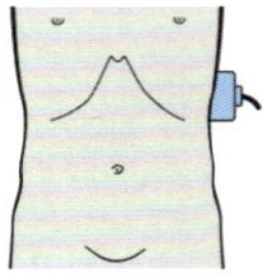

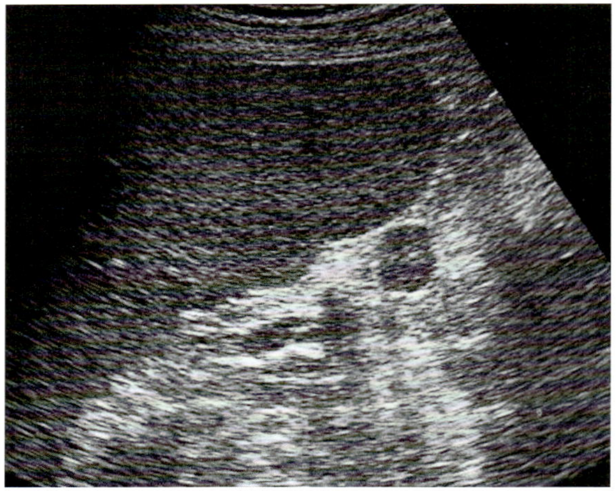

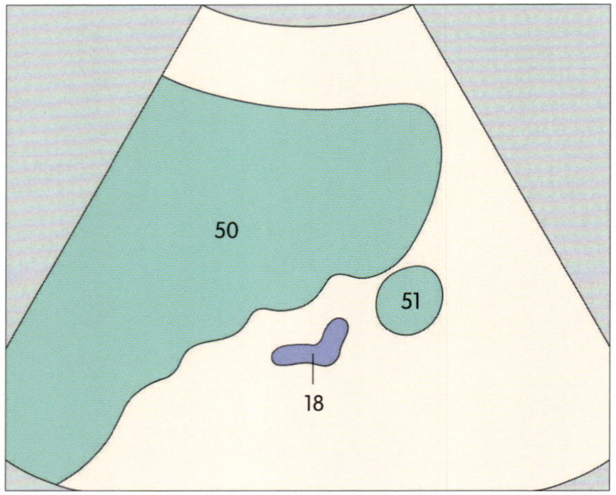

177　副脾

副脾最常见于脾门区

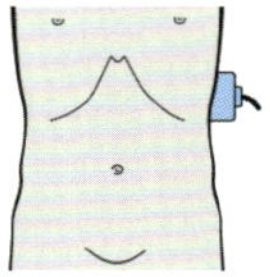

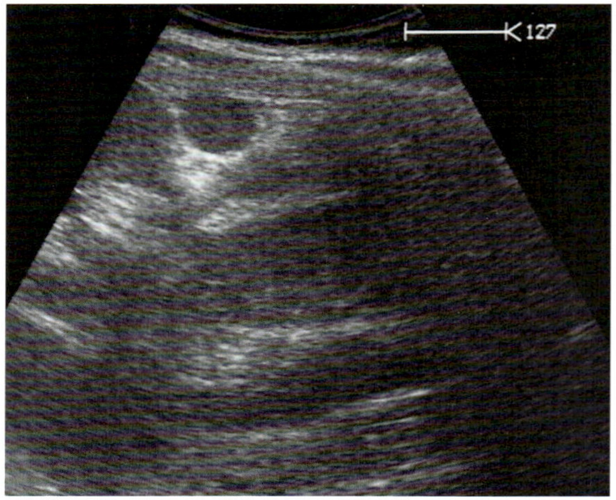

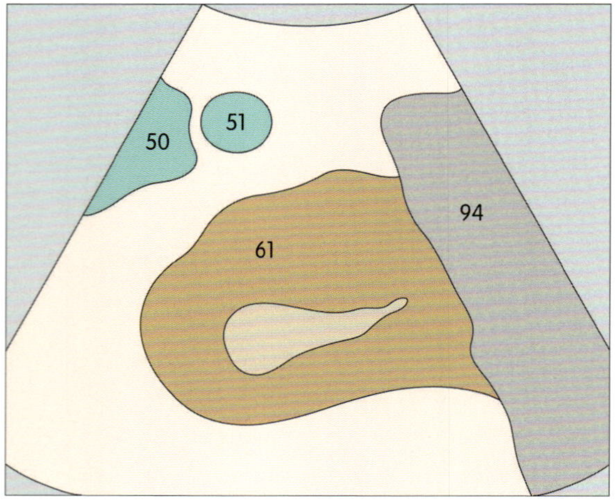

178　副脾

副脾偶尔也可位于脾脏下极

肾脏

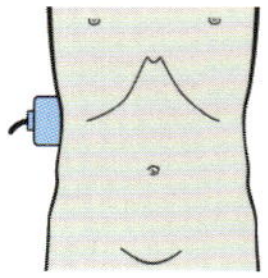

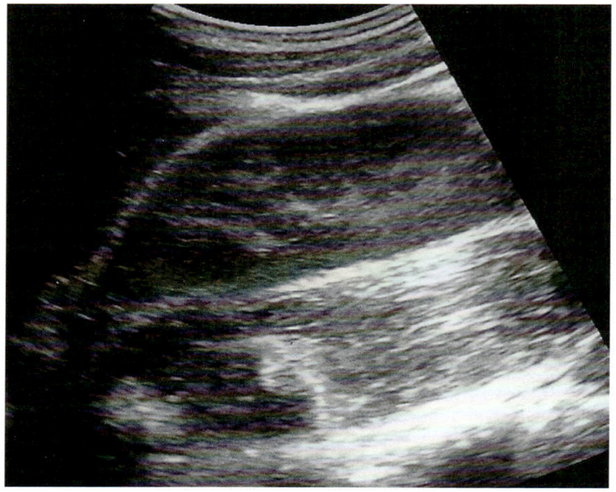

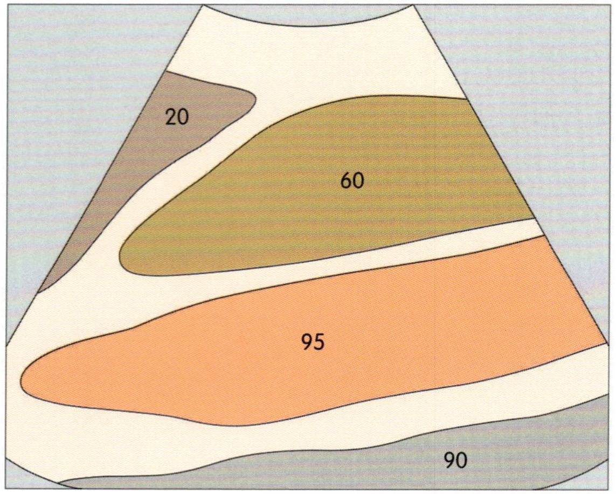

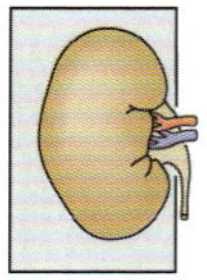

▶ 179 肾脏，肝脏，腰大肌

通过肝脏作为声窗，右肾可清晰显示

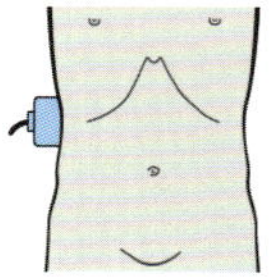

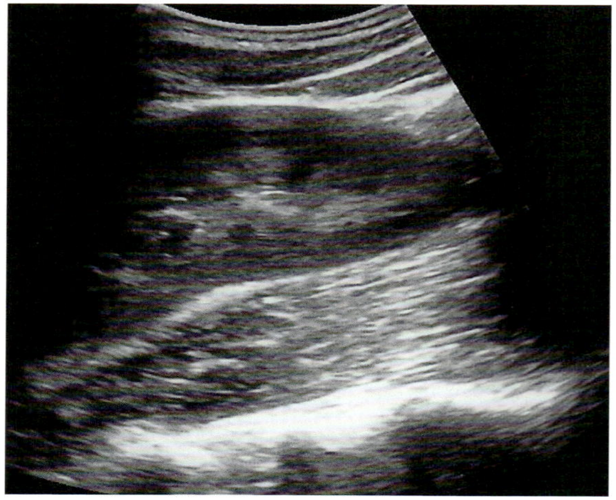

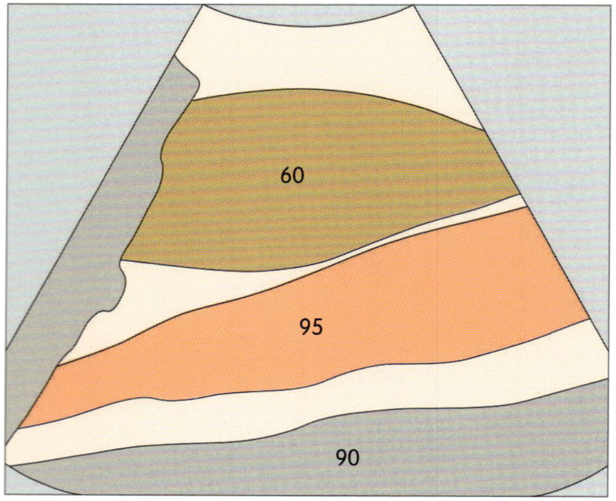

▶ 180 肾脏，肝脏，腰大肌

呼吸运动时，两侧肾脏可沿着腰大肌向下滑动

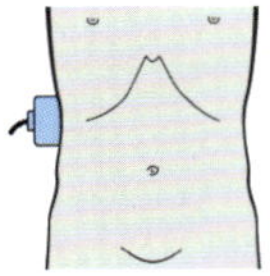

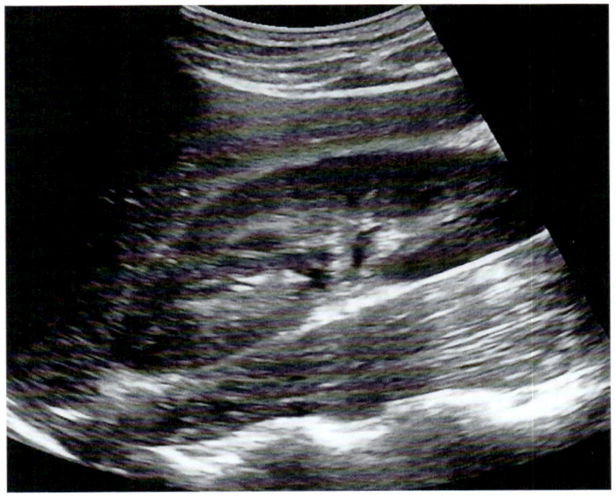

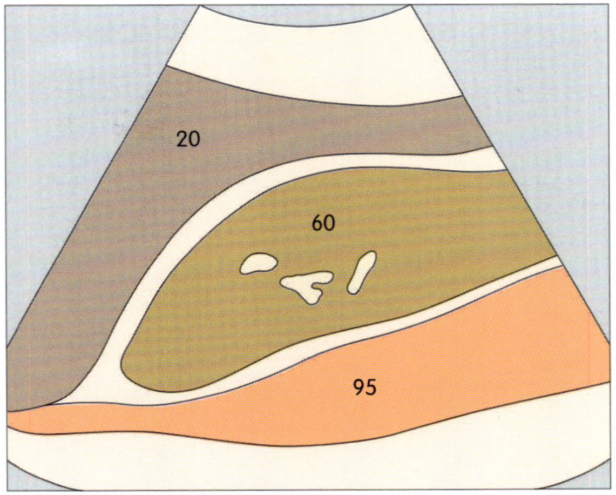

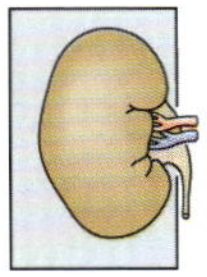

▶181 肾脏，肝脏，腰大肌

肾脏中央的高回声复合体是由肾盂肾盏、血管、淋巴管、脂肪组织及肾窦等组成的 ◀

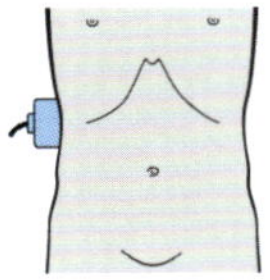

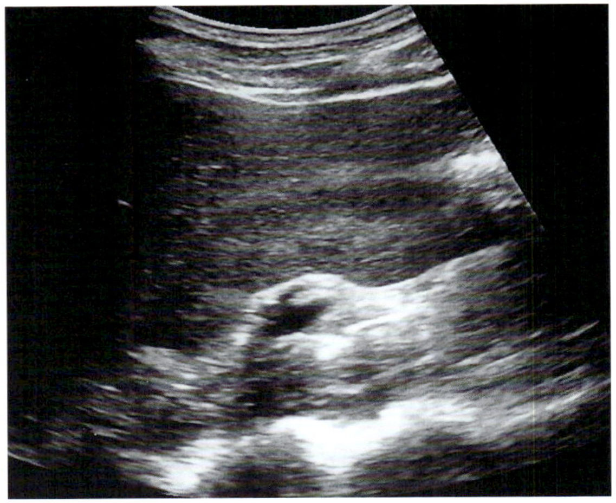

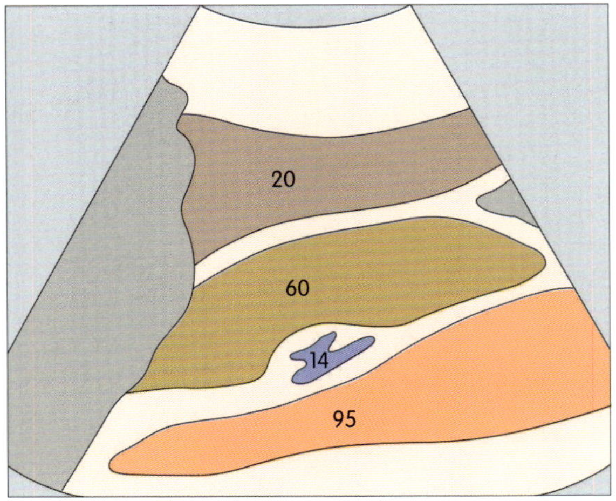

▶182 肾脏，右肾静脉

超声不能显示肾纤维囊 ◀

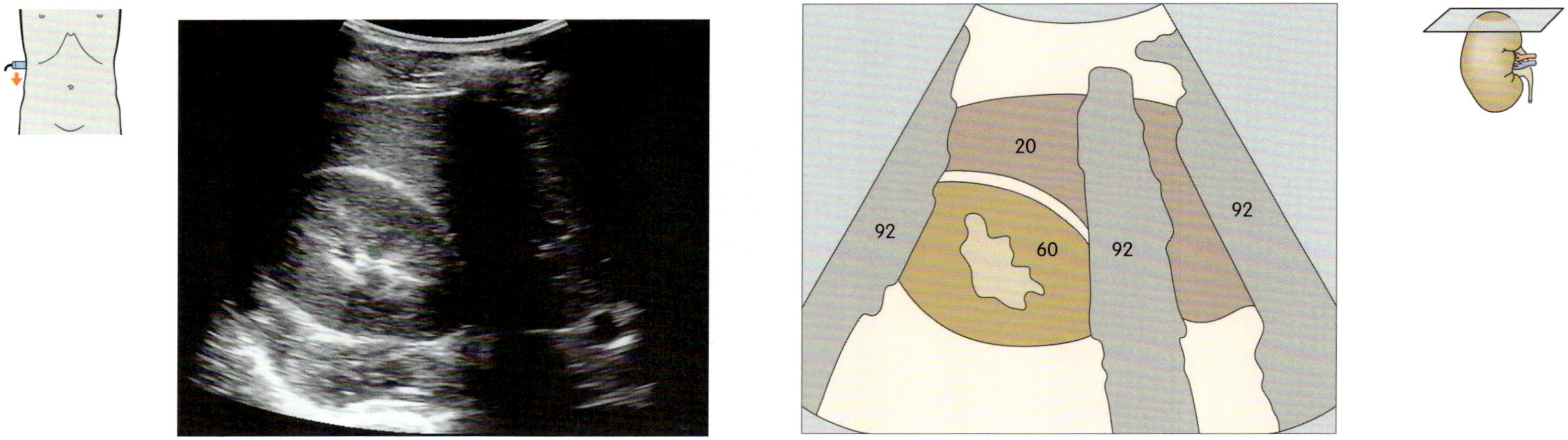

▶ 183　肾脏，肝脏

右肾位于腹部后方脊柱、肌肉和肝右叶形成的夹角内

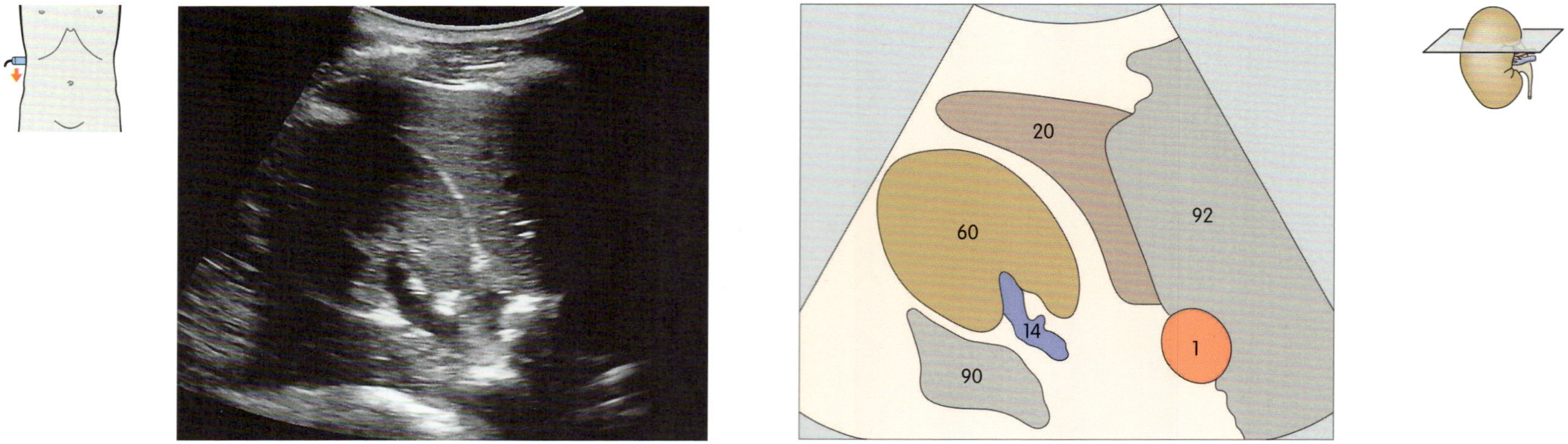

▶ 184　肾脏，肝脏，右肾静脉

通常肾门处血管能清晰识别

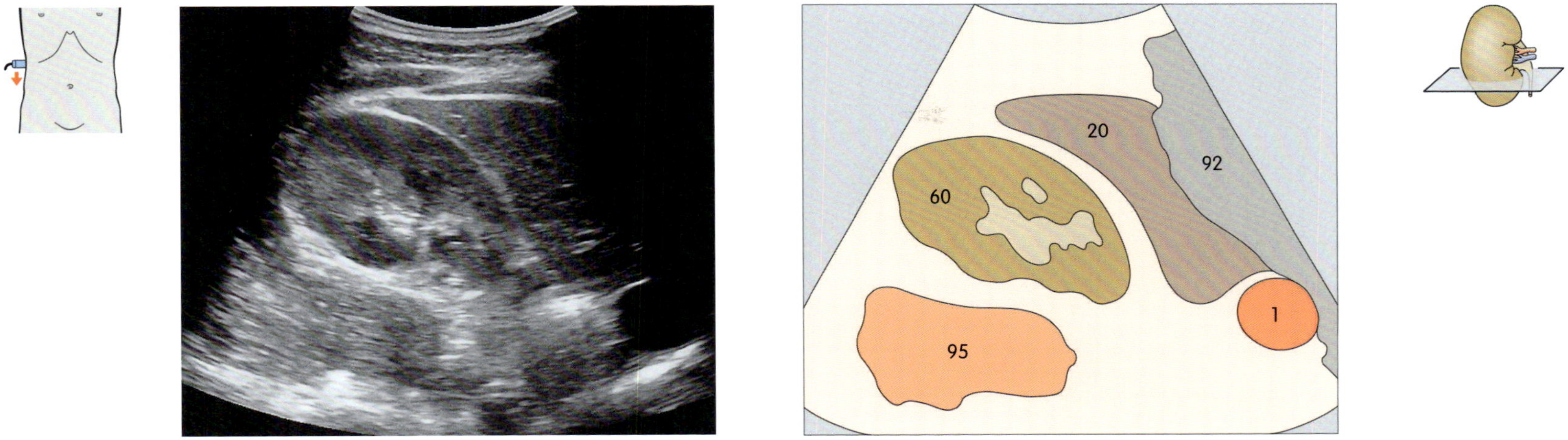

▶ 185　肾脏，肝脏

腰大肌位于肾脏的内侧

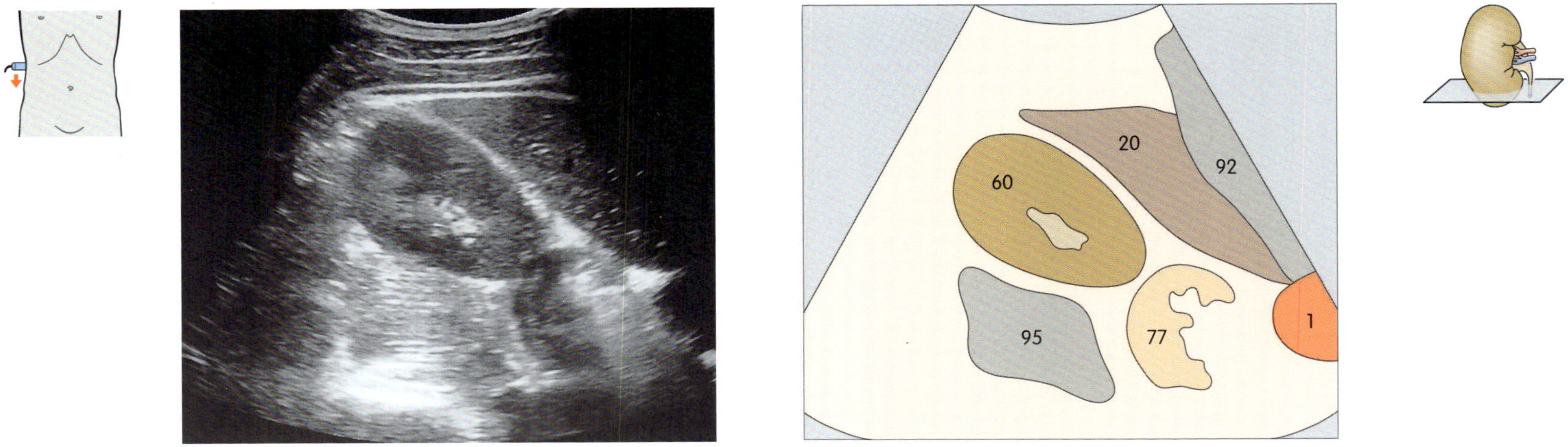

▶ 186　肾脏，肝脏

在大多数情况下，当从侧面扫描时，右肾可以清晰地显示其上极

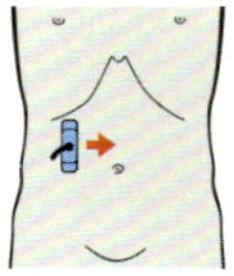
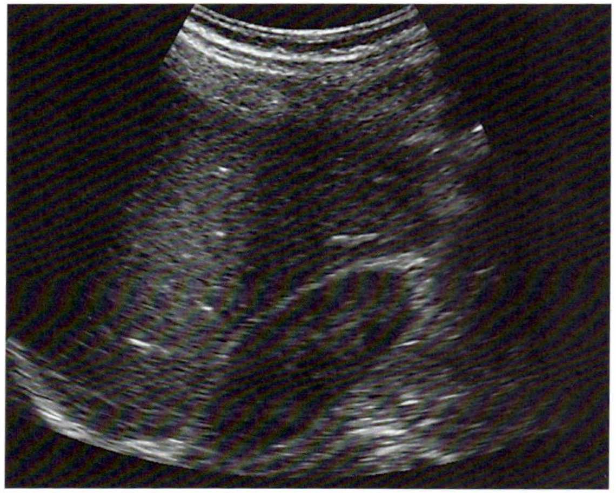
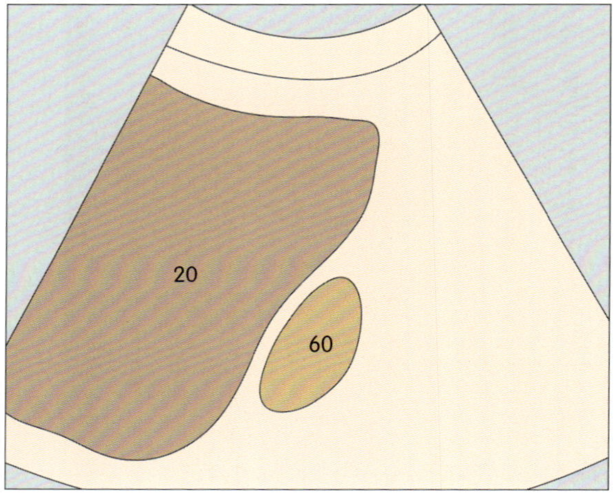

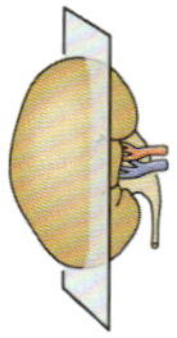

▶ 187　肾脏，肝脏

肝脏是从前方显示右肾的声窗

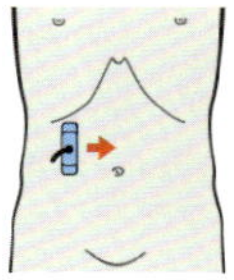
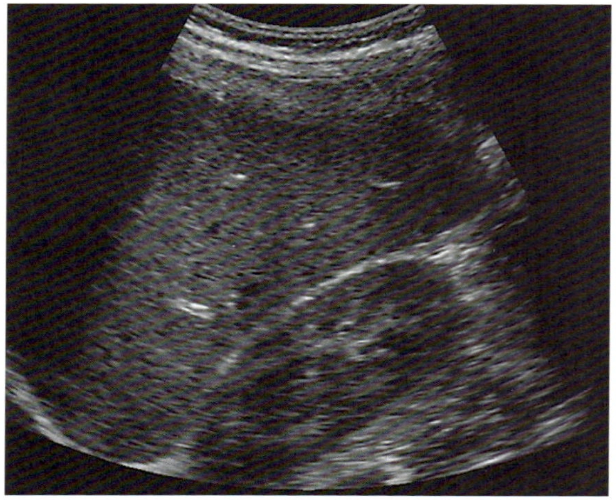
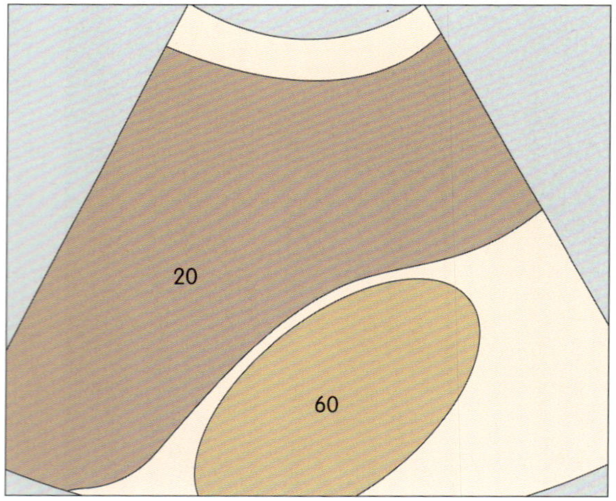

▶ 188　肾脏，肝脏

肝脏不同程度地覆盖于肾脏前方

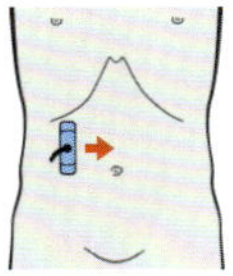

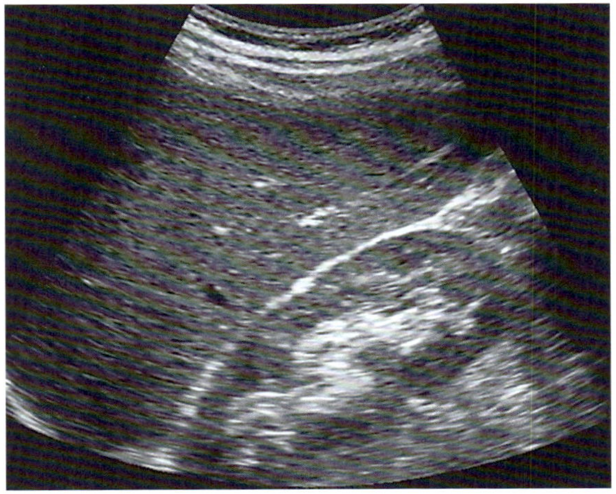

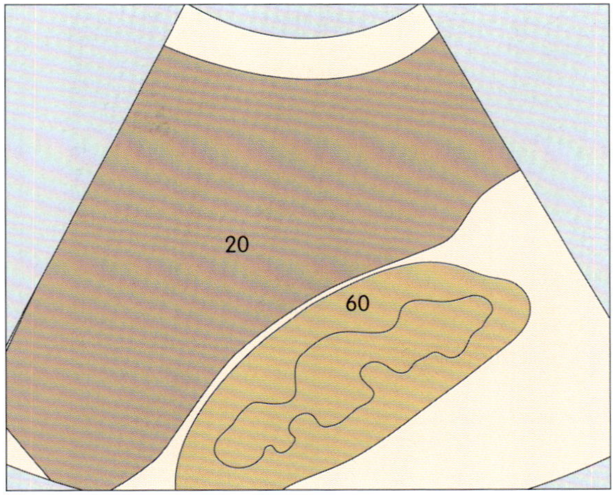

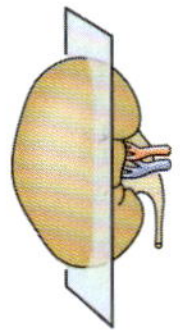

▶ 189 肾脏，肝脏

对于体型较瘦的受检者，从前方扫描可显示整个右肾的轮廓

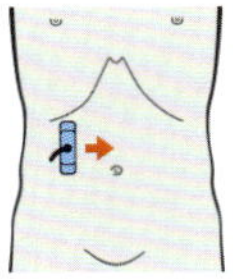

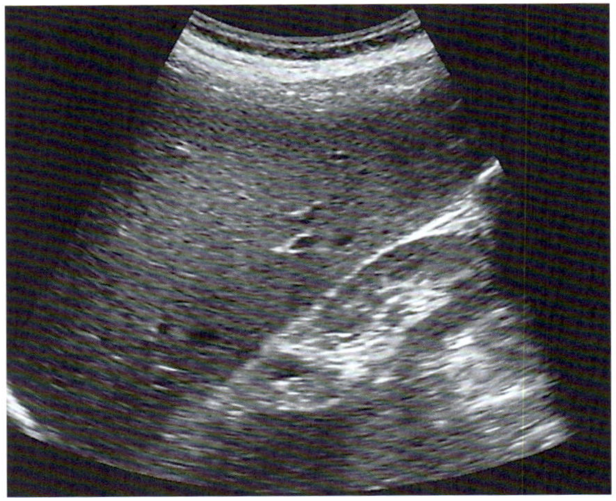

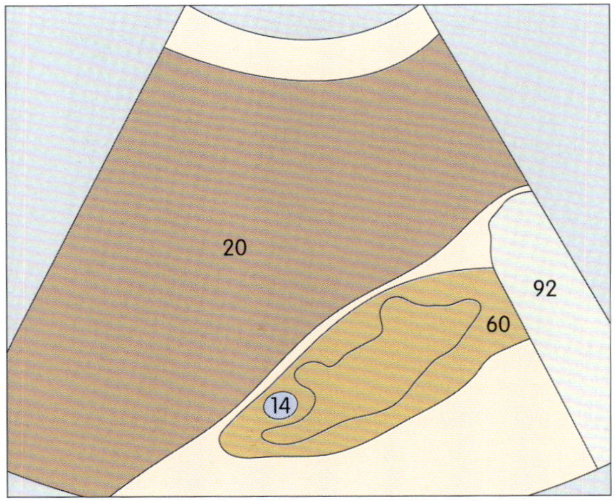

▶ 190 肾脏，肝脏

右肾下极常因覆盖的肠腔气体干扰显示欠清

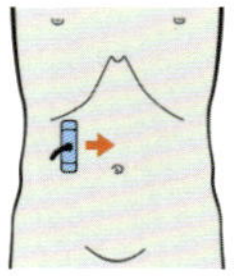

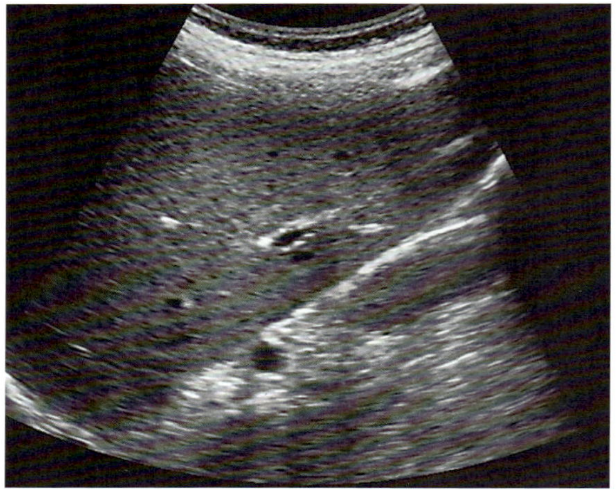

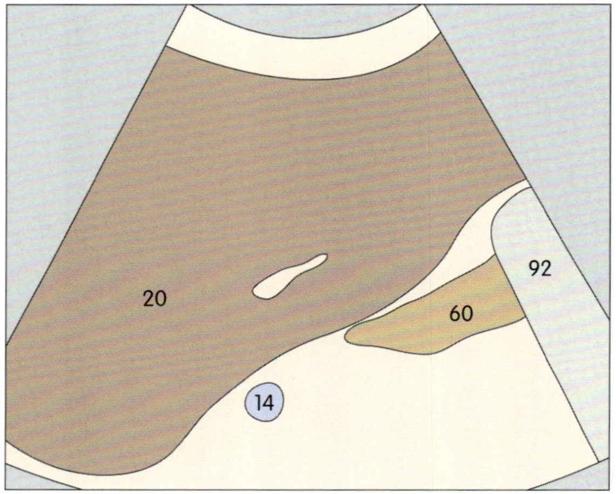

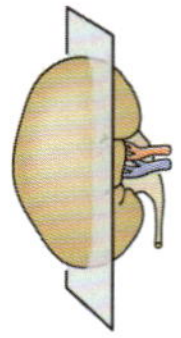

▶ 191　肾脏，右肾静脉，肝脏

右肾可能位于下腔静脉右侧几厘米处

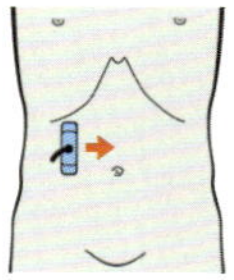

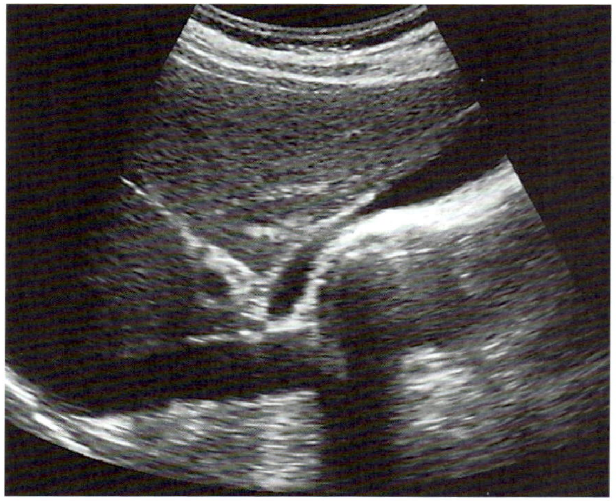

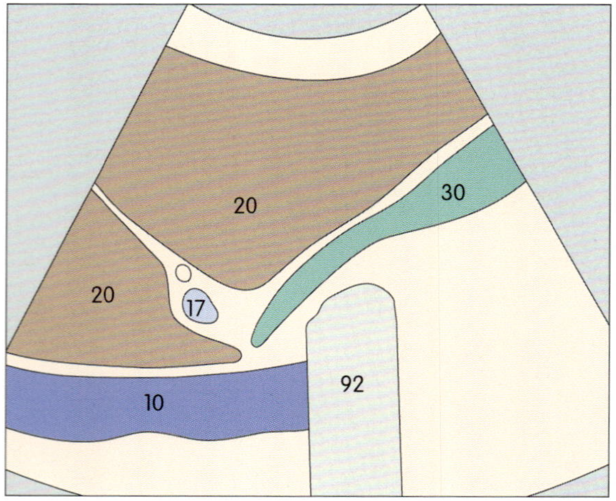

▶ 192　肾脏，右肾静脉，肝脏

右肾可从下腔静脉的前纵切面开始追踪

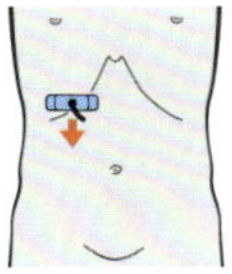
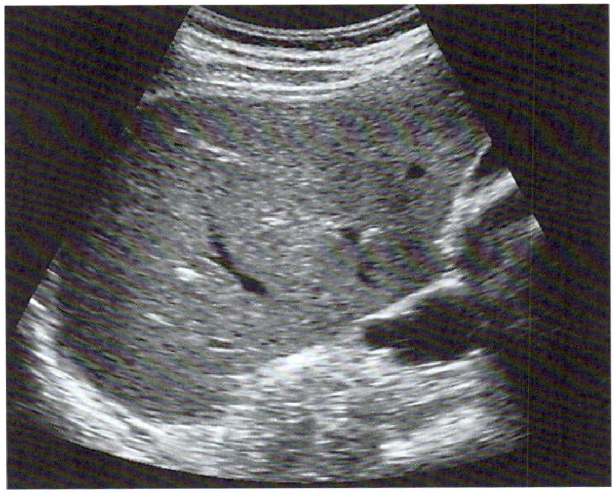
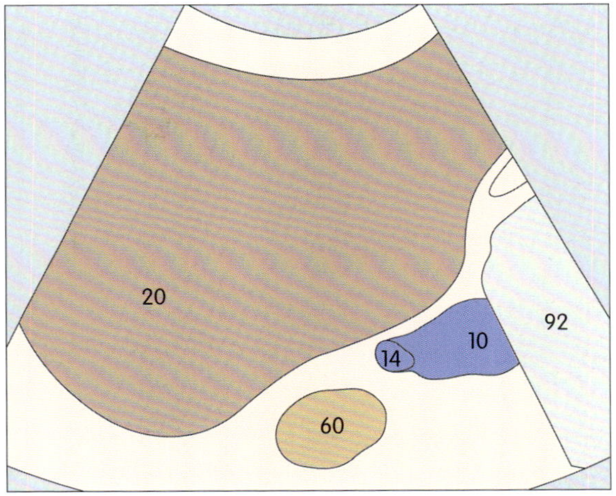

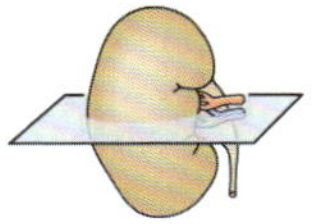

▶ 193 肾脏，右肾静脉，下腔静脉

右肾的上缘以肝脏、下腔静脉和右肾静脉汇入口为标志

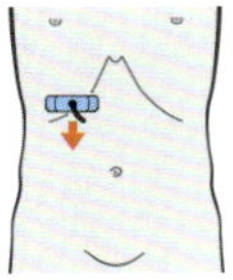
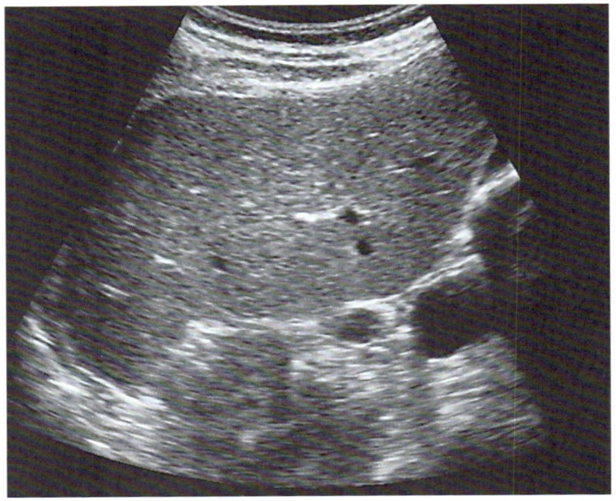
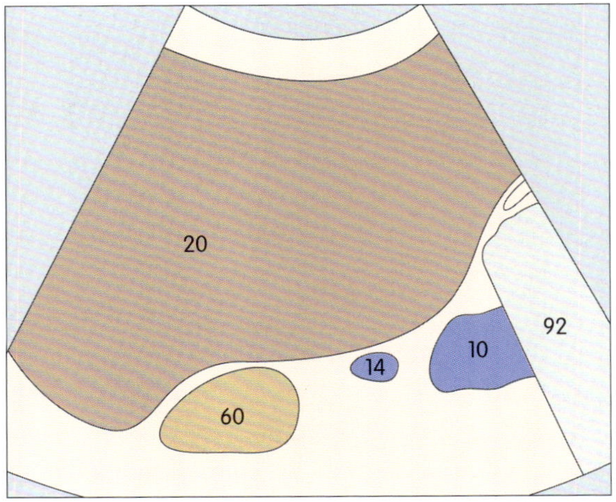

▶ 194 肾脏，右肾静脉，下腔静脉

在横切面上可以很好地追踪右肾静脉至下腔静脉

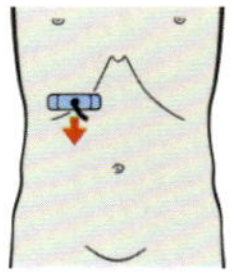

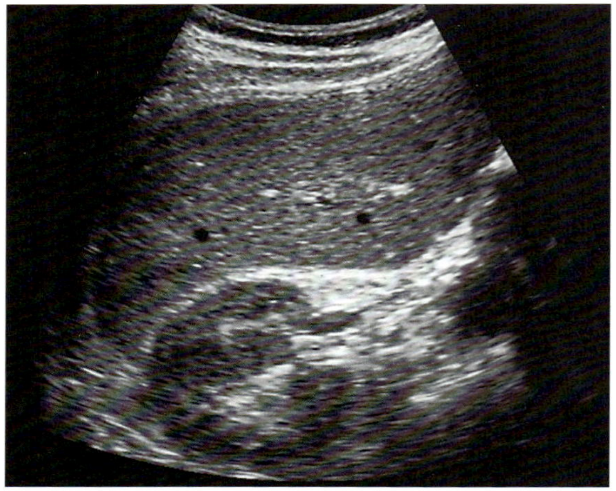

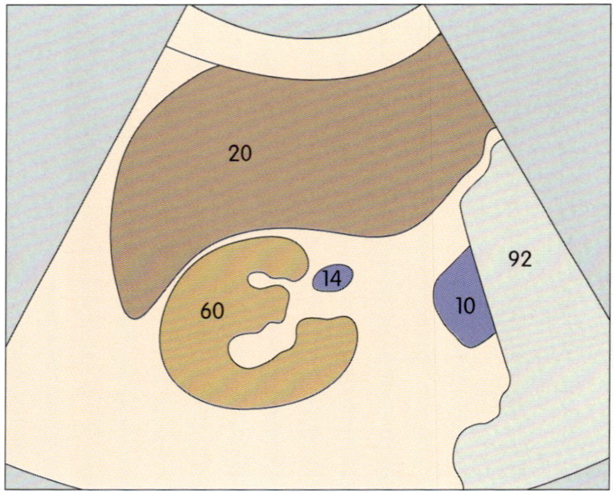

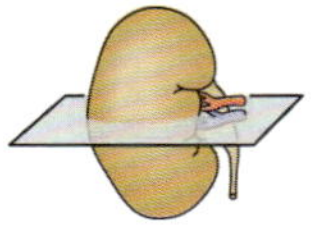

▸ 195　肾脏，右肾静脉，下腔静脉

右肾静脉通常可以很容易地追踪至肾门

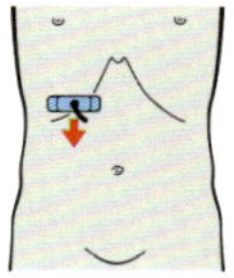

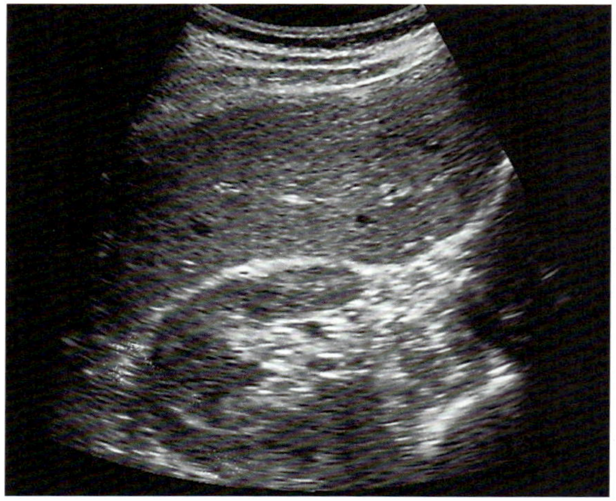

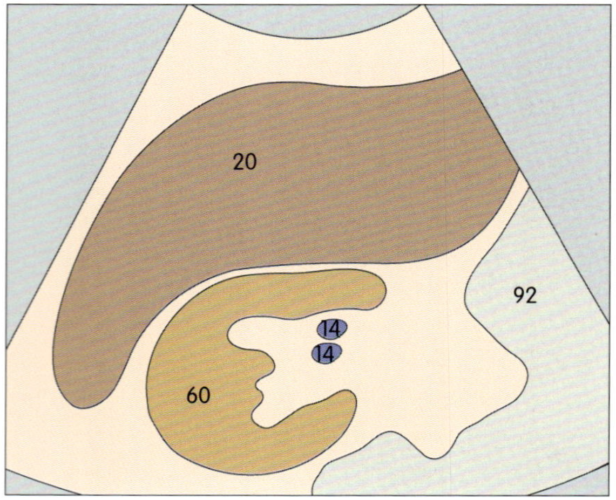

▸ 196　肾脏，右肾静脉

右肾动脉有时不易显示

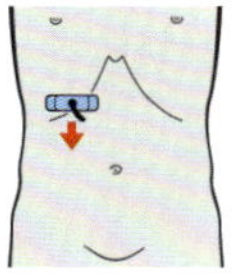

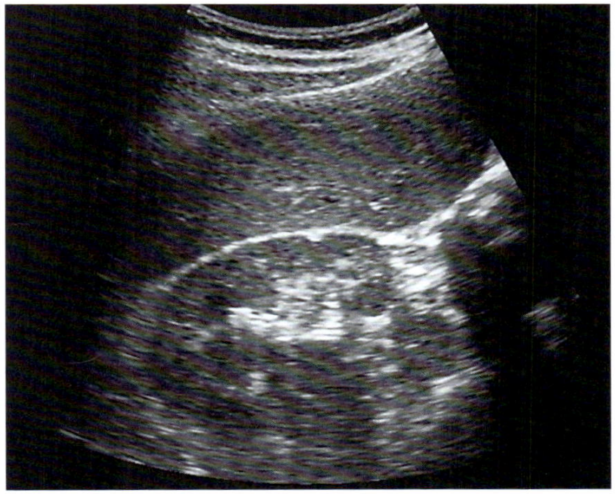

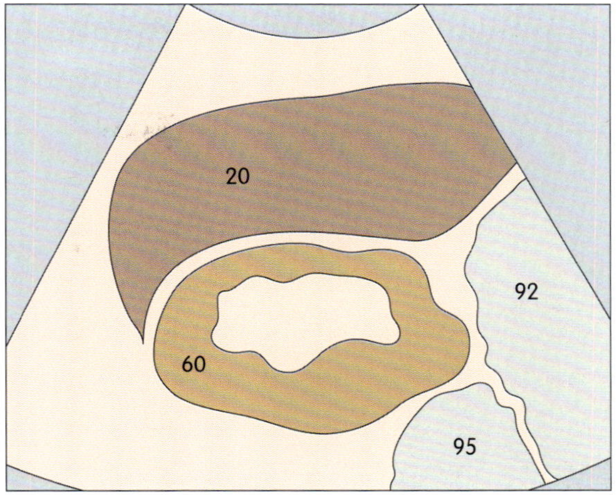

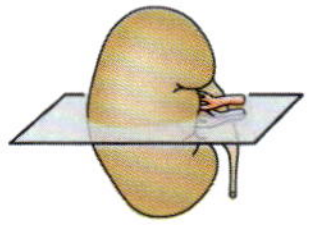

▶ 197　肾脏，肝脏

吸气时，肾脏可沿着腰大肌向下滑动

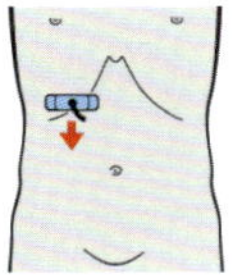

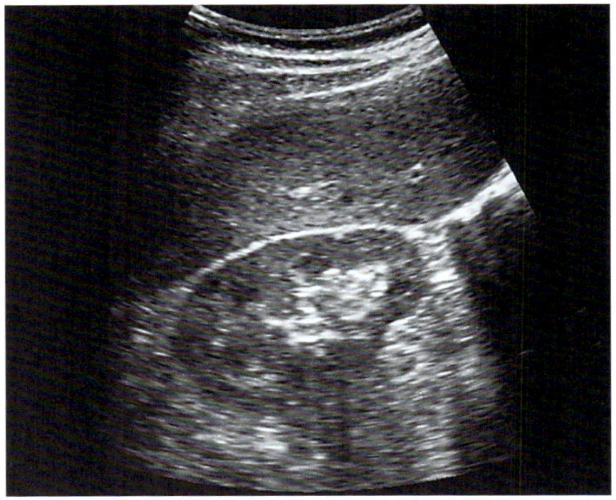

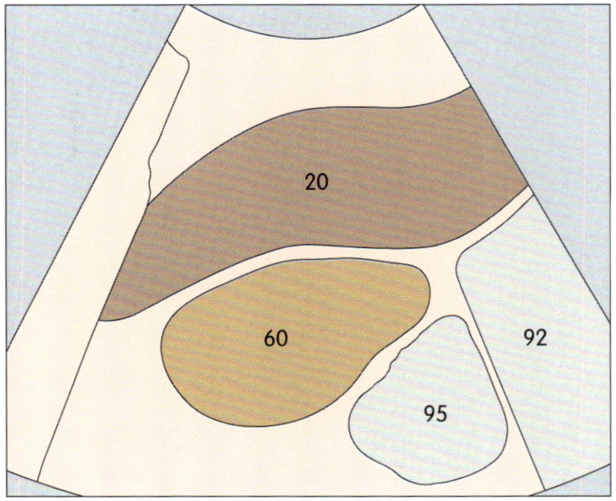

▶ 198　肾脏，肝脏

以肝脏作为声窗，右肾通常可从前方完整显示

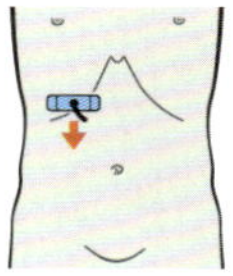

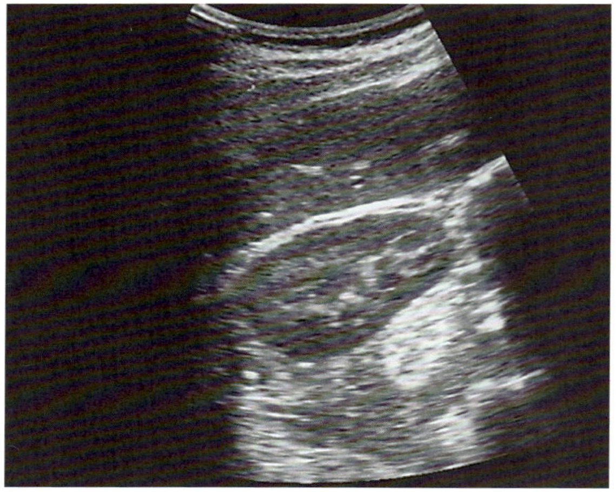

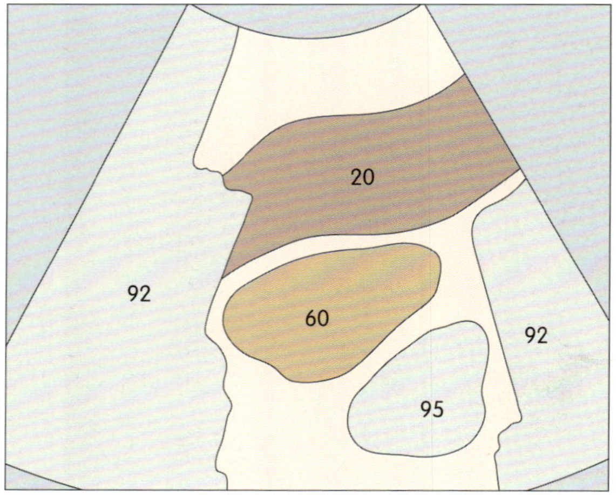

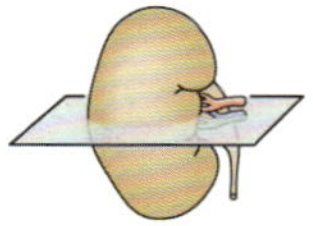

▶199　肾脏，肝脏

肝脏与腰大肌之间可以看到右肾的下部

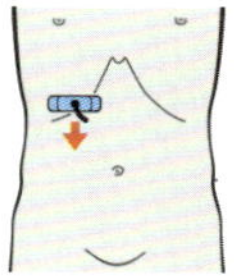

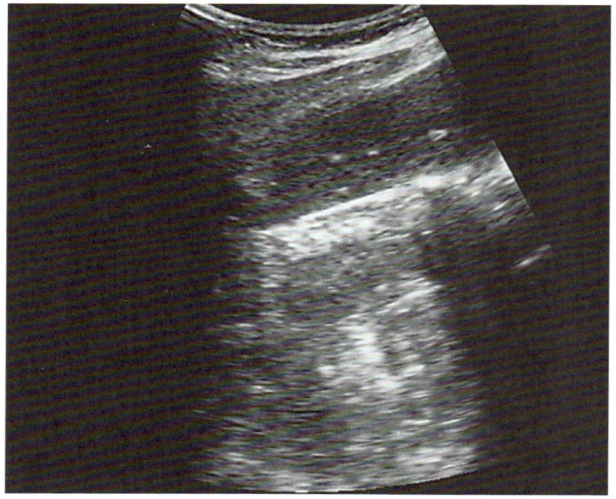

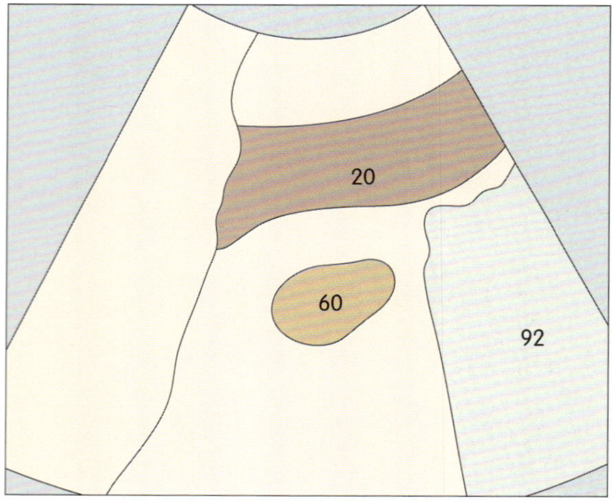

▶200　肾脏，肝脏

肝右叶在右肾上延伸了不同的距离

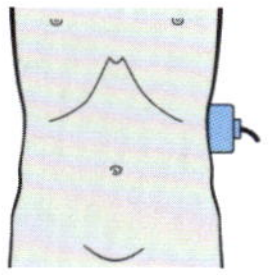

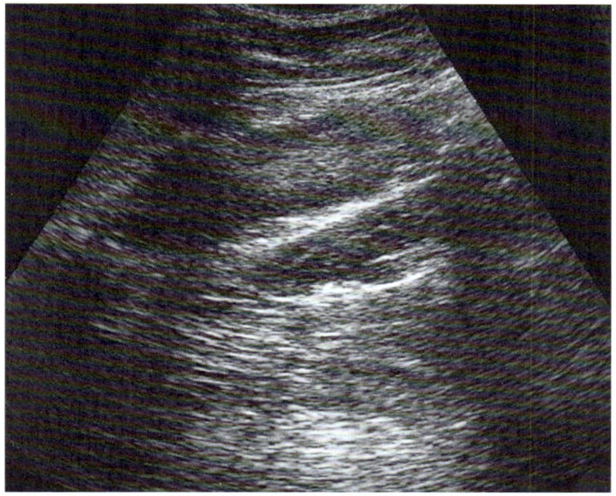

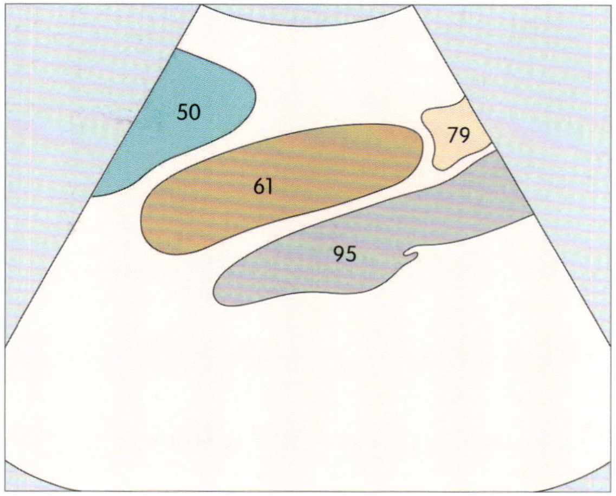

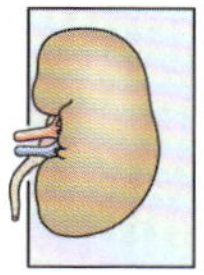

▶201 肾脏，脾脏，腰大肌

没有良好的声窗用来扫描左肾

◀

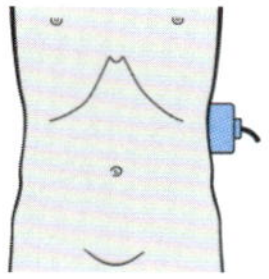

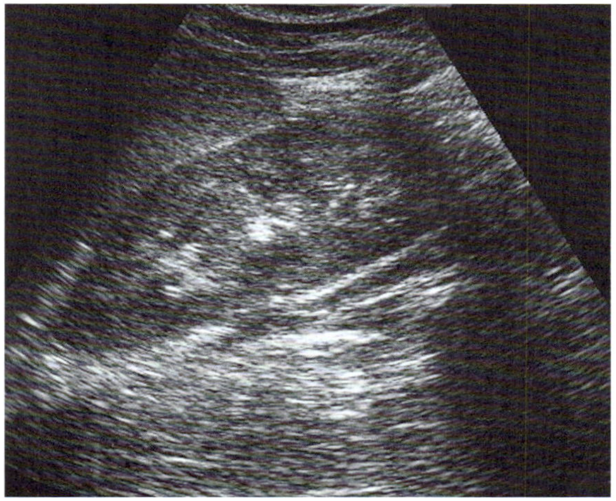

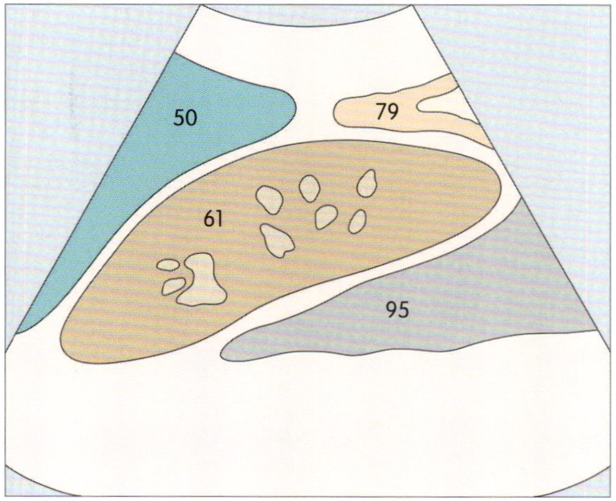

▶202 肾脏，脾脏，腰大肌

脾脏从外侧延伸至左肾的中部

◀

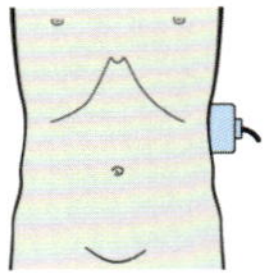

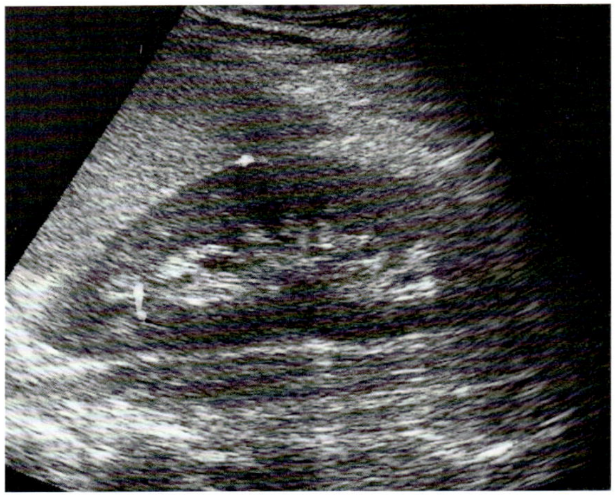

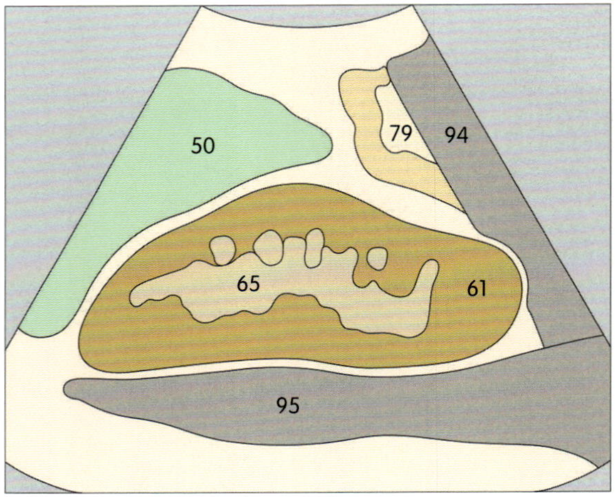

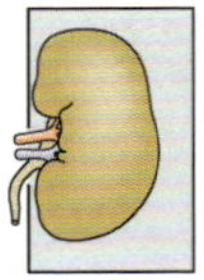

▶ 203　肾脏，脾脏，腰大肌

左肾的下半部被降结肠和结肠脾曲横向覆盖

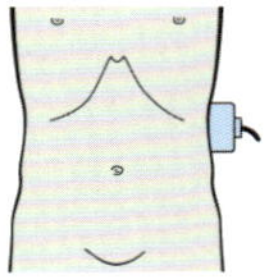

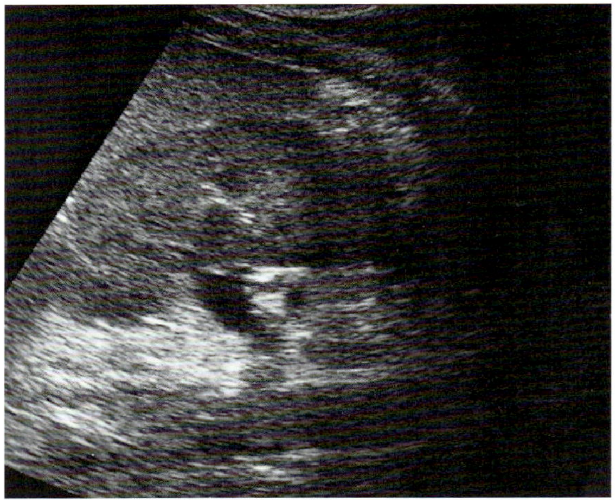

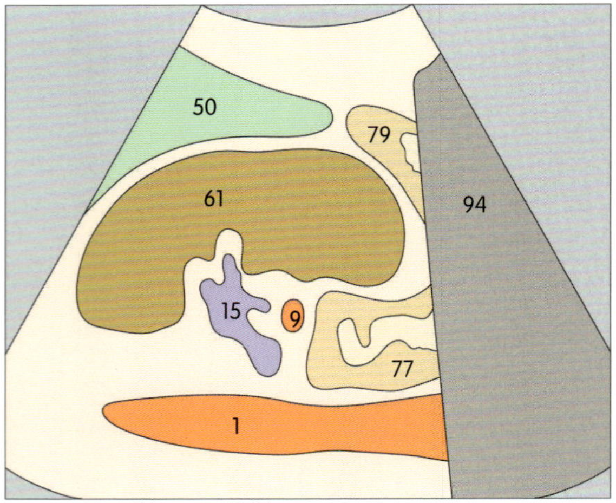

▶ 204　肾脏，肾静脉，脾脏，腹主动脉

左侧腹纵切面扫描时腹主动脉离探头最远

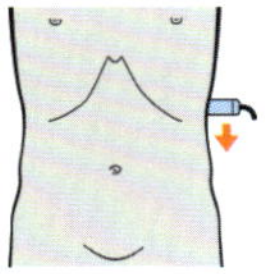

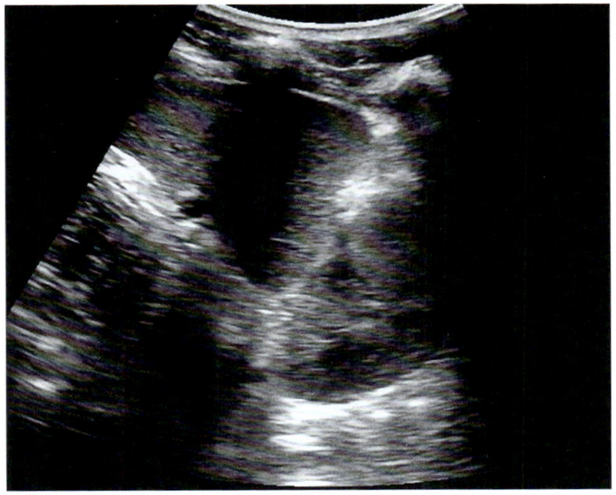

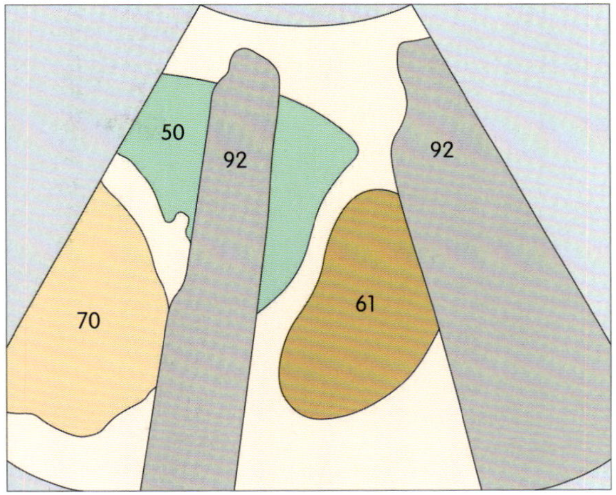

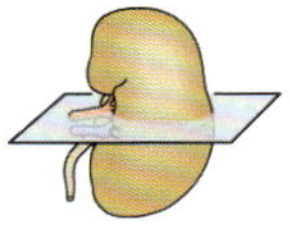

▶205 肾脏，脾脏，胃

肋骨是通过脾脏扫描左肾的障碍

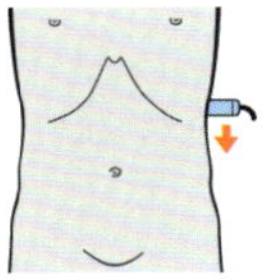

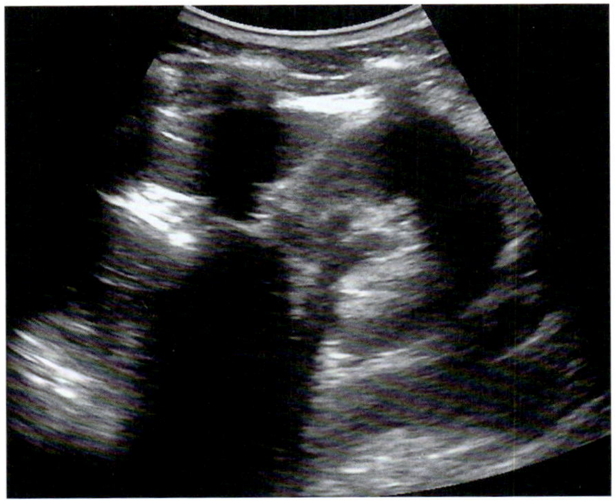

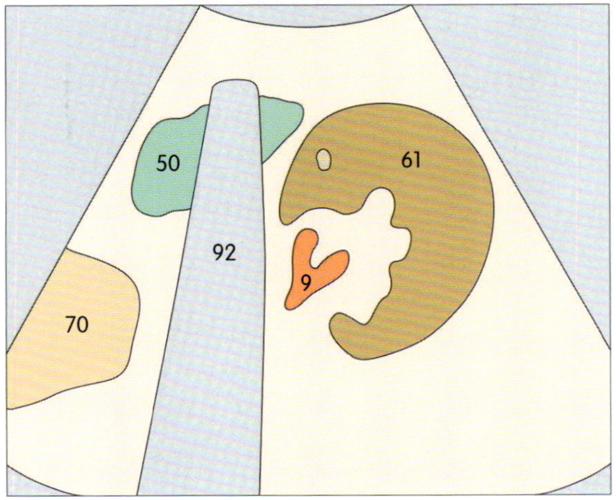

▶206 肾脏，左肾动脉，脾脏，胃

肾血管通常在左侧清晰可见

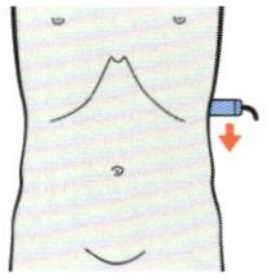

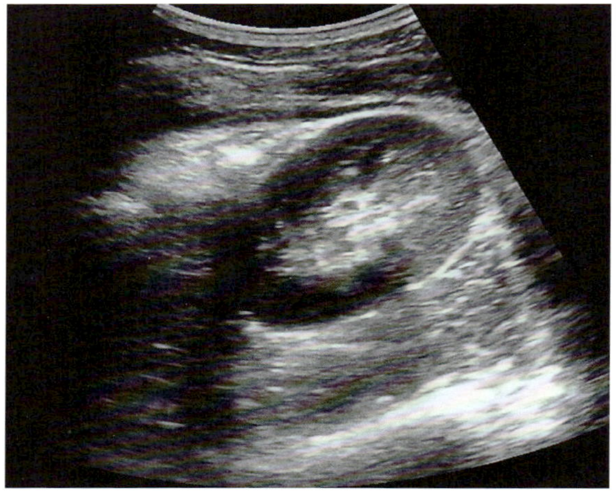

▶ 207　肾脏，结肠脾曲

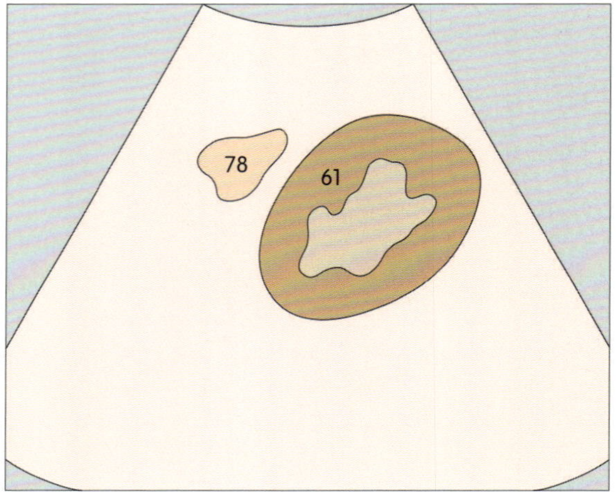

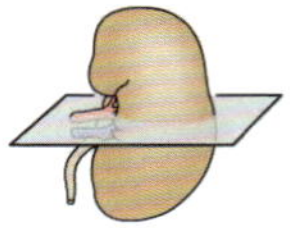

左肾下极通常难以界定

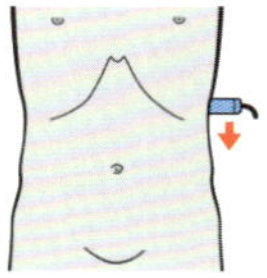

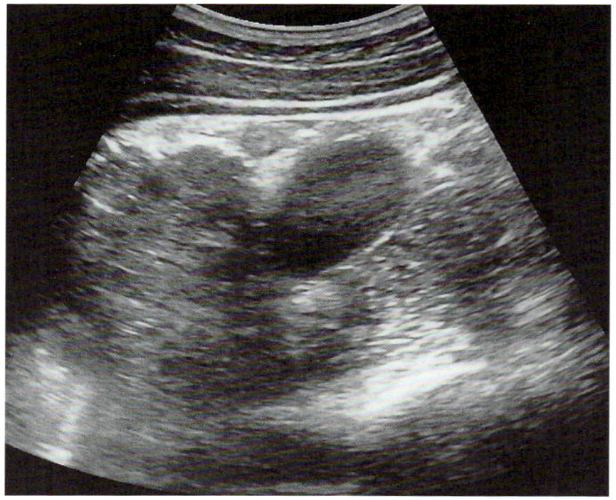

▶ 208　肾脏，结肠脾曲

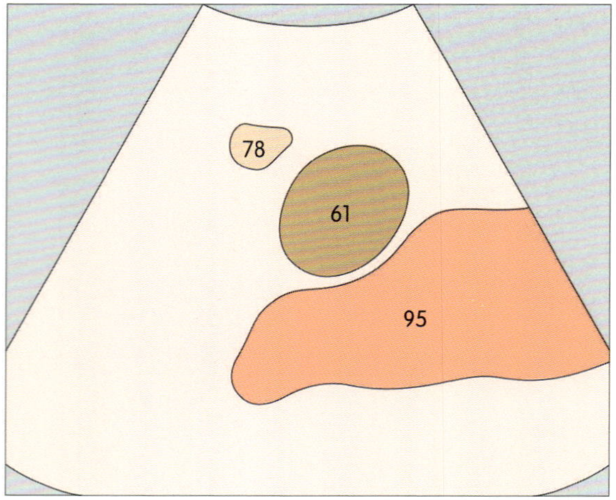

由于肾脏随呼吸运动而移动，因此在大多数情况下，尽管部分被肠道气体和肋骨遮挡，但仍能完全显示肾脏

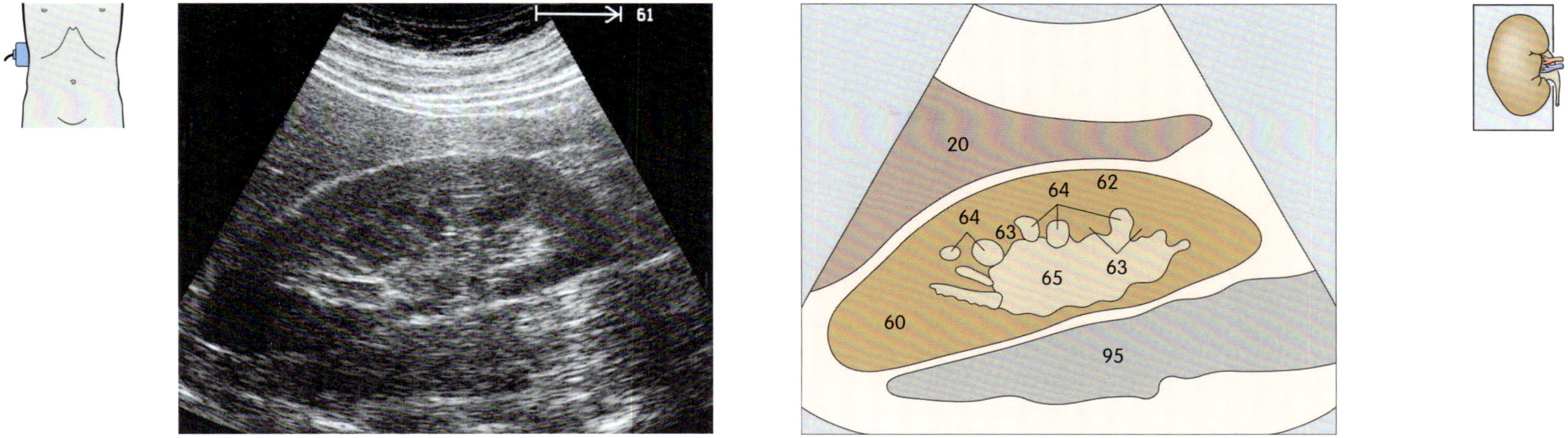

▶205 髓质

在超声图像中，连接低回声肾锥体基底的假想线形成了皮髓质的分界线

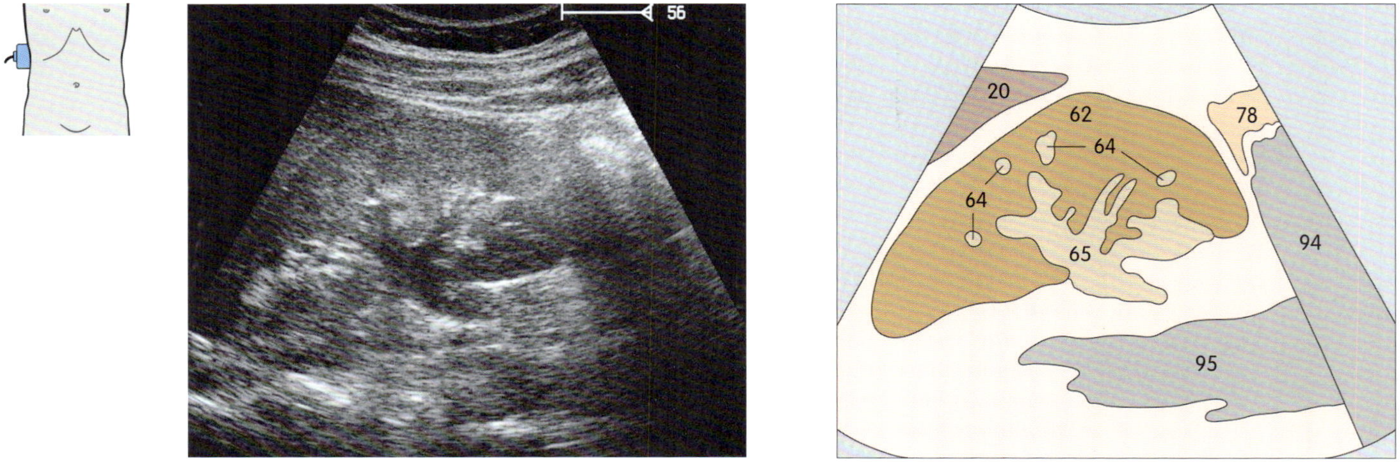

▶210 集合系统

强利尿可使肾盂内出现带状或者星状积液

肾上腺

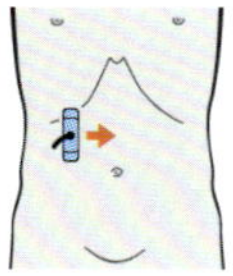

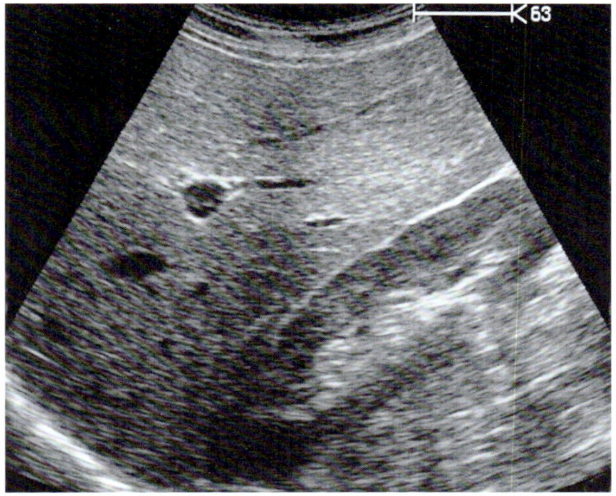

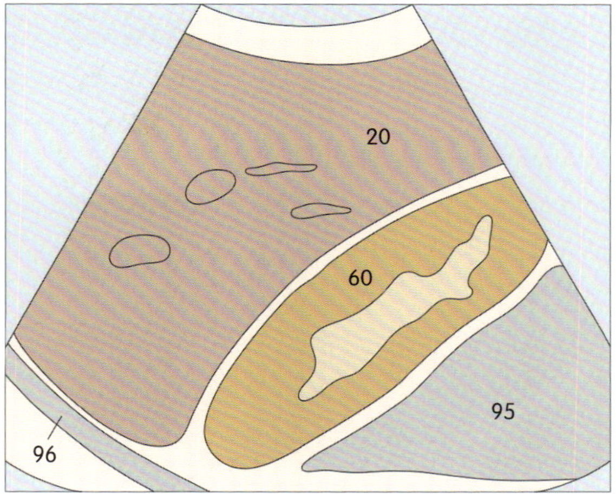

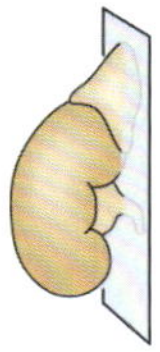

▶ 211　肾脏，肝脏

右肾上腺位于右肾上极水平，右肾的前内侧

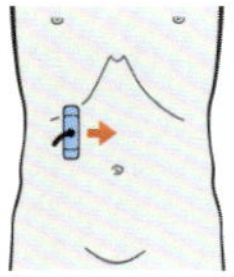

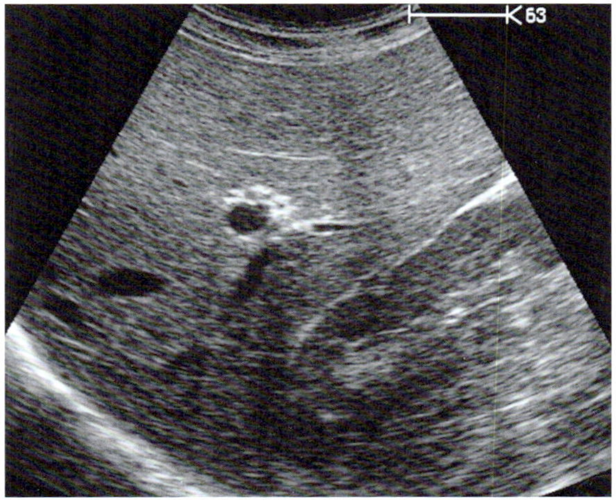

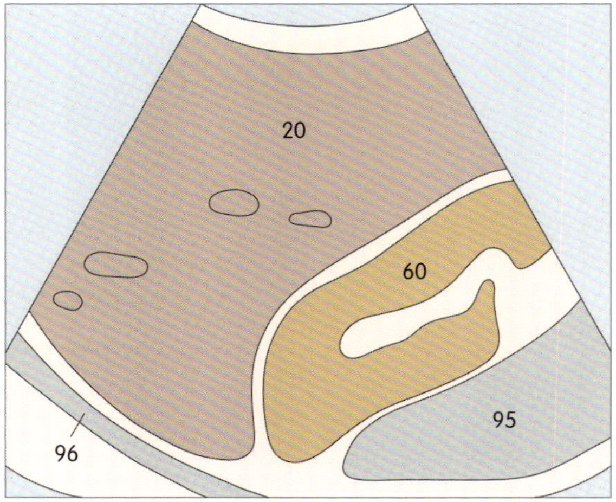

▶ 212　肾脏，肝脏

从前方的上腹部纵向扫描，右肾被作为识别右肾上腺的标志

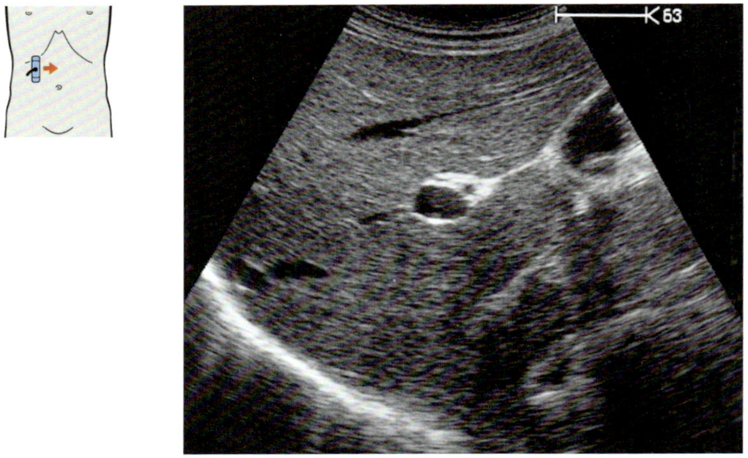

▶ 213　肾上腺，肝脏

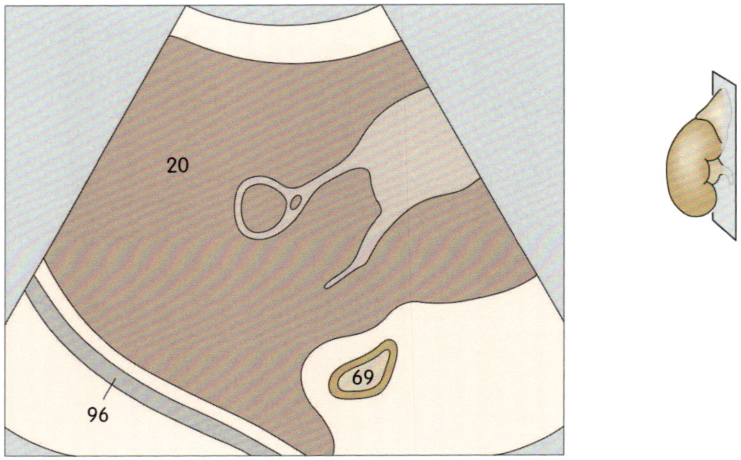

通过从右向左扫描肾，当右肾上极恰好从图像中消失的区域就是右肾上腺的位置 ◀

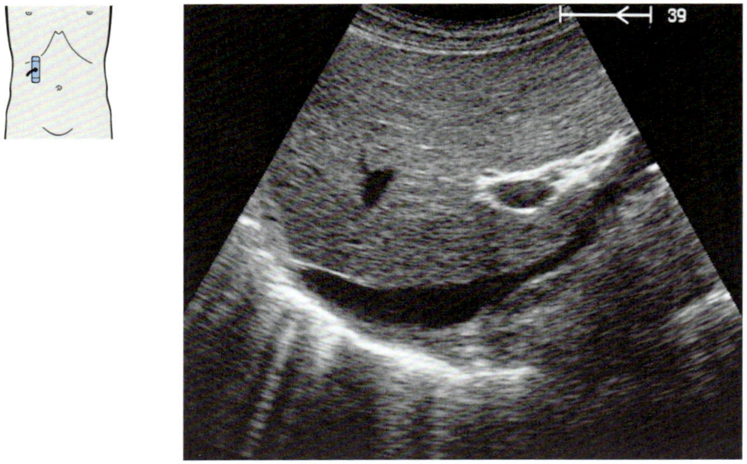

▶ 214　肾上腺，下腔静脉，肾动脉

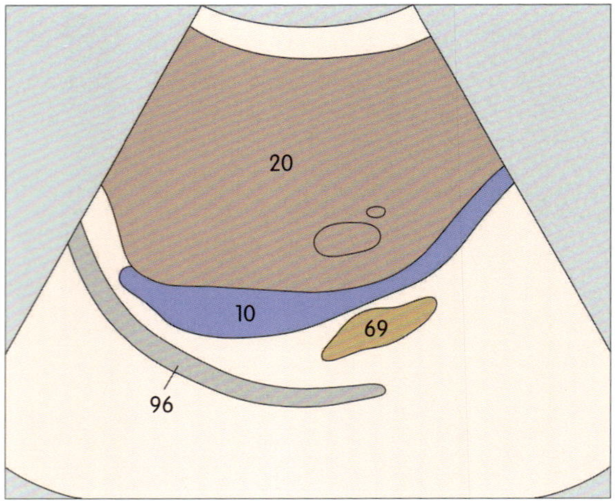

右肾上腺位于下腔静脉后方、肾血管的上方 ◀

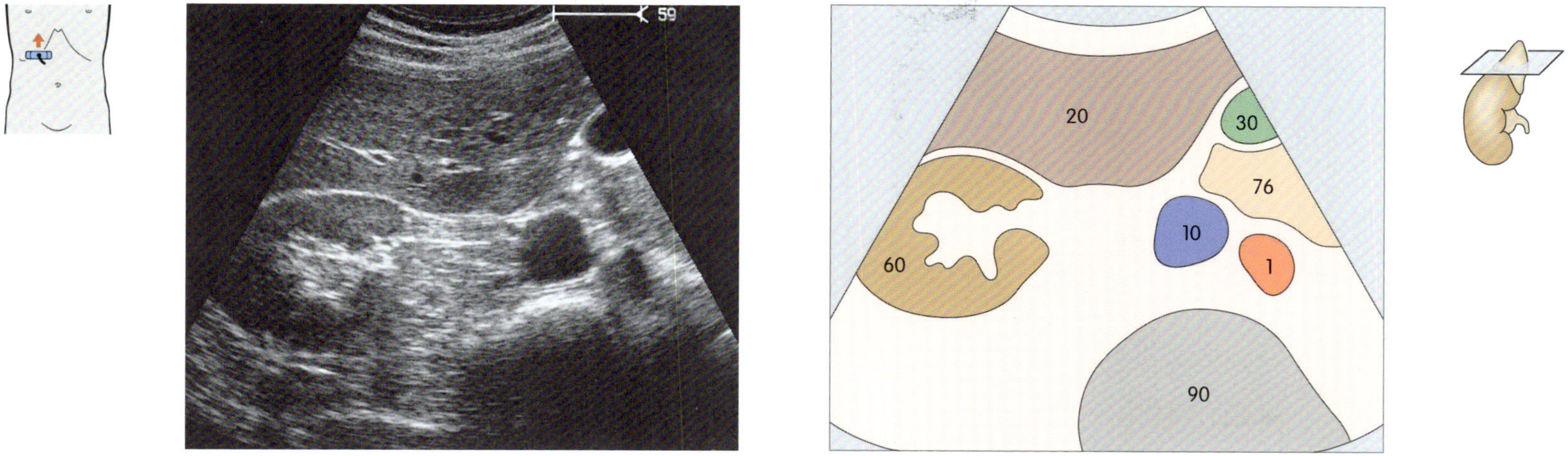

▶ 215　肾脏，下腔静脉

在横切面识别右肾上腺的标志是肾脏、肝下缘及下腔静脉

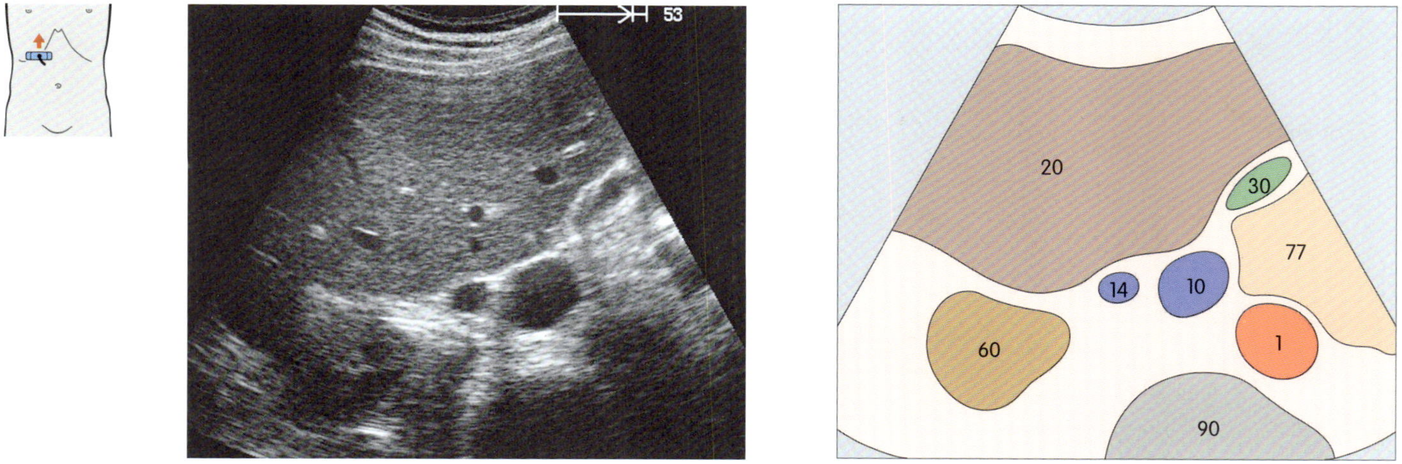

▶ 216　肾脏，肾静脉，下腔静脉

肾上腺位于肾门血管的上方

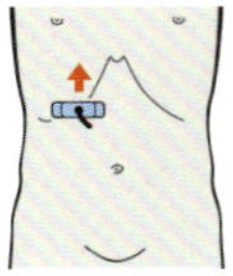

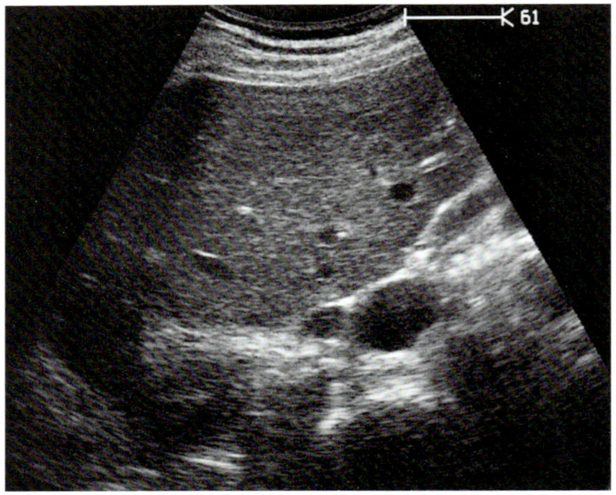

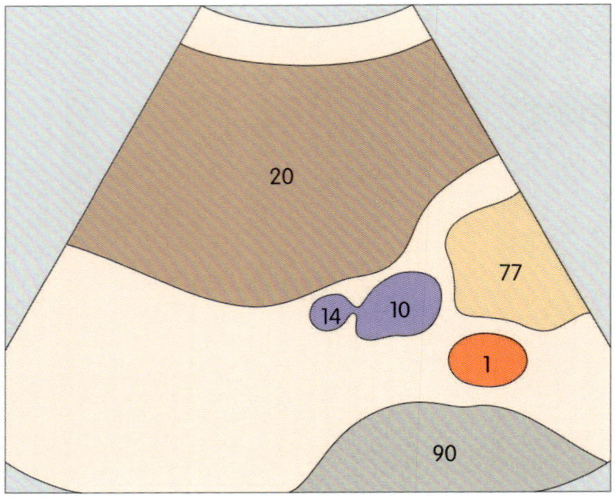

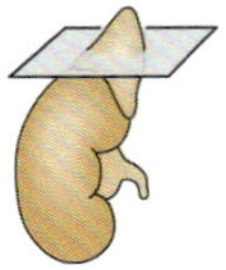

▶ 217　肾静脉，下腔静脉

右肾上腺位于右肾上极的上方、下腔静脉的外后方

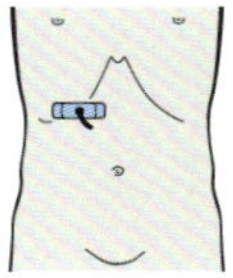

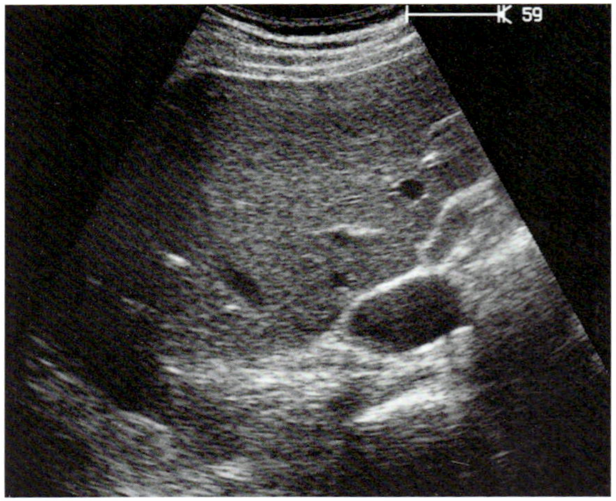

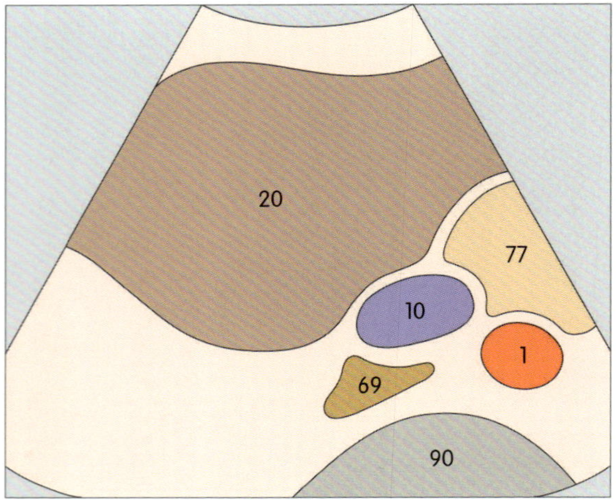

▶ 218　肾上腺，下腔静脉

右肾上腺呈狭长的三角形低回声结构，边缘呈高回声

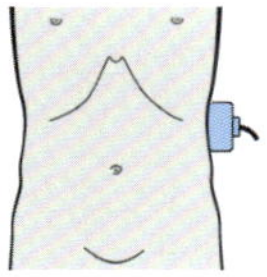

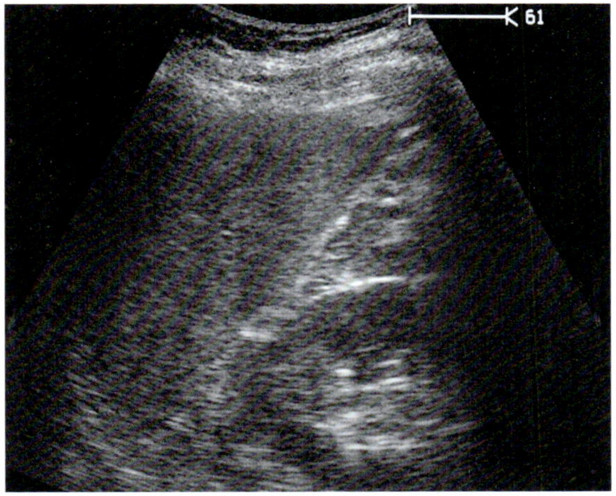

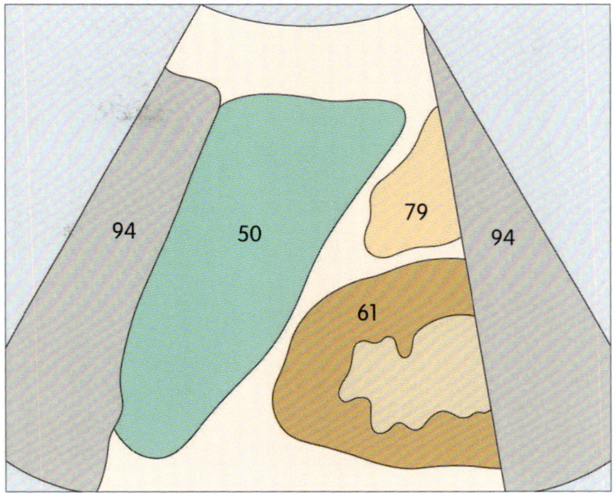

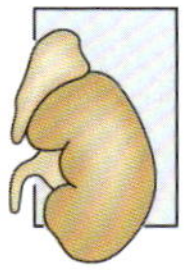

▶219 肾脏，脾脏

左肾上腺比右肾上腺定位更困难

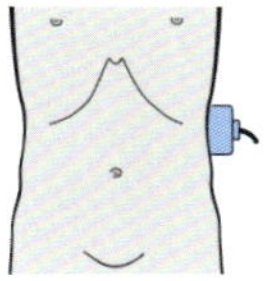

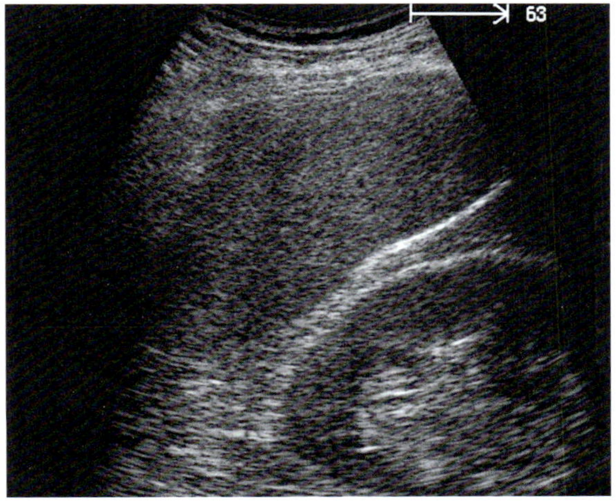

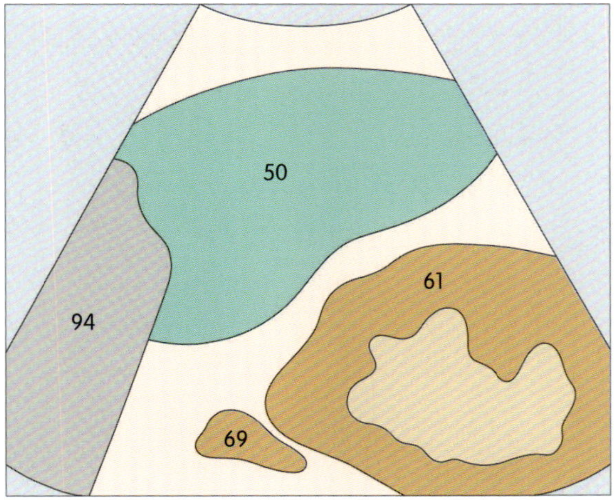

▶220 肾上腺，肾脏，脾脏

左肾上腺位于左肾上极、脾脏和腹主动脉之间

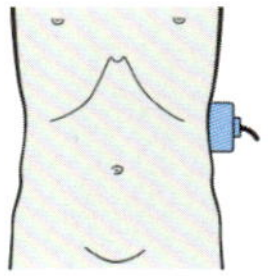

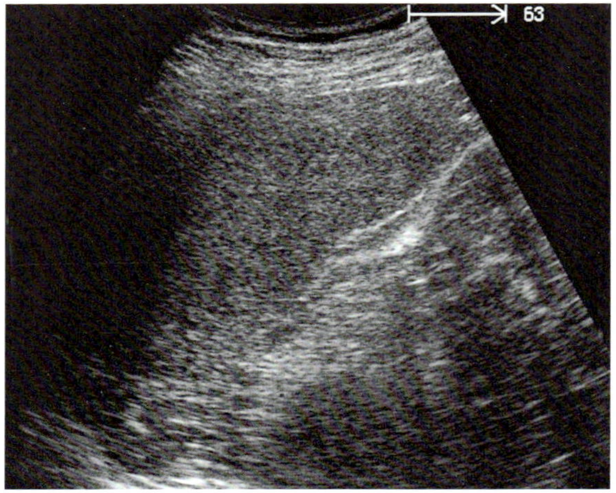

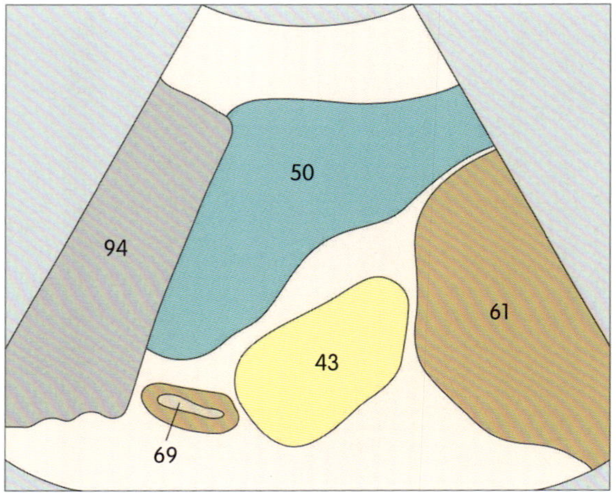

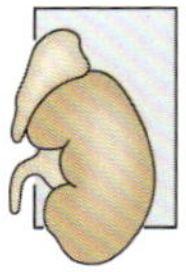

▶ 221　肾上腺，肾脏，脾脏

左肾上腺多呈新月形

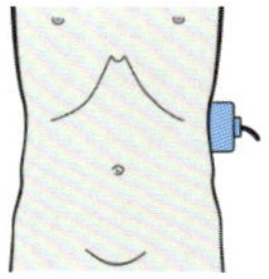

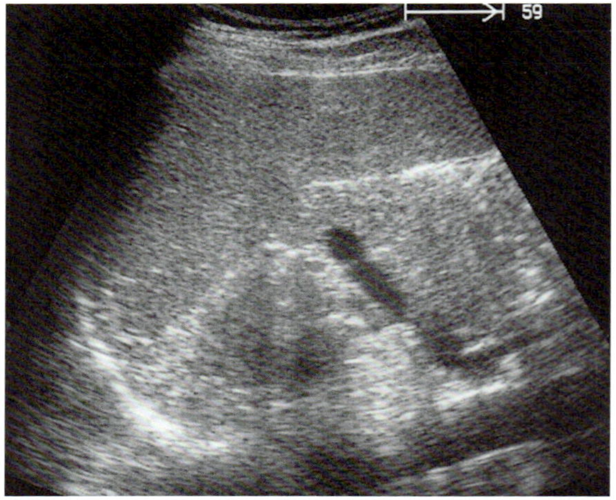

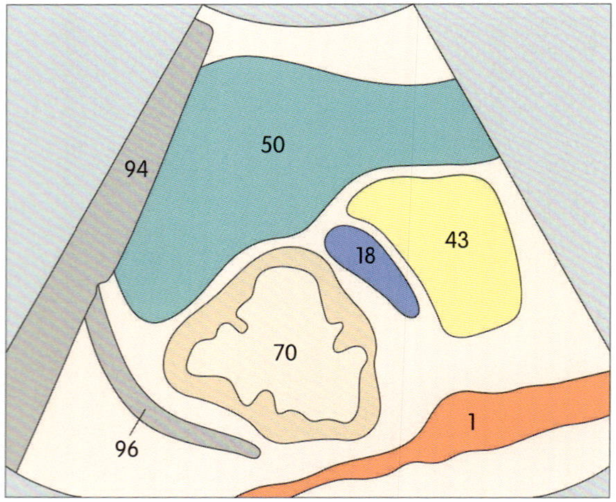

▶ 222　脾脏，胰尾

左肾上腺通常向下延伸到肾门

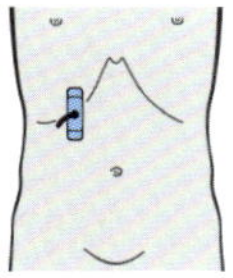

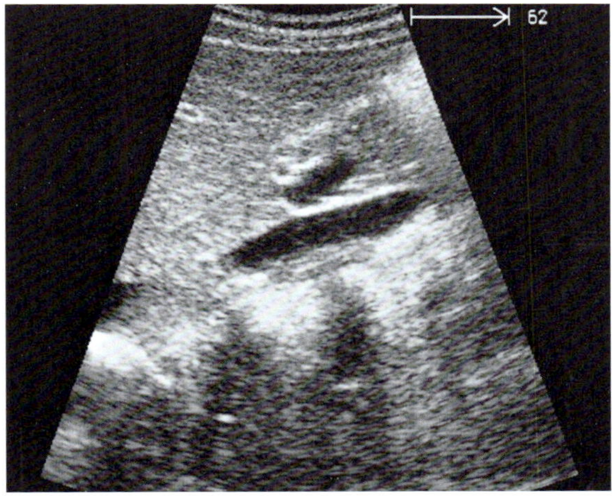

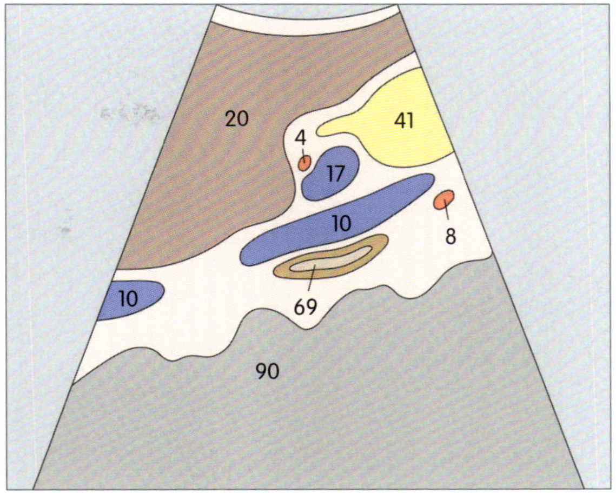

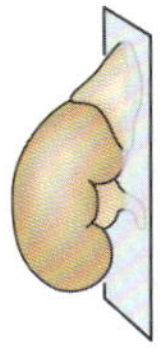

▶ 223 肾上腺层次结构

肾上腺由三层结构组成：外周的两层高回声带及中间的低回声带

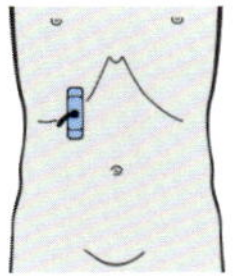

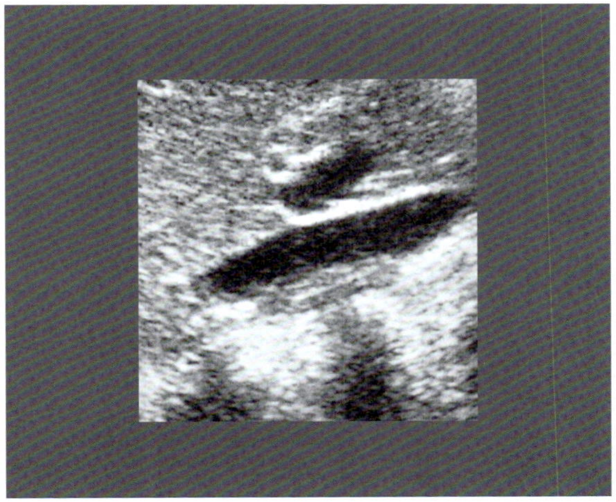

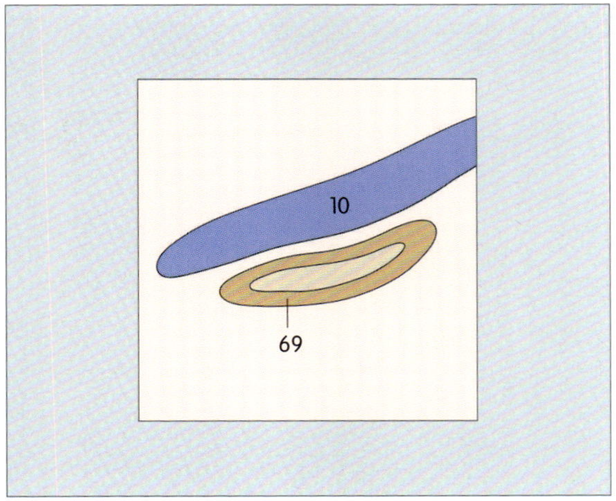

▶ 224 肾上腺层次结构

肾上腺皮质呈低回声，肾上腺髓质呈高回声

胃

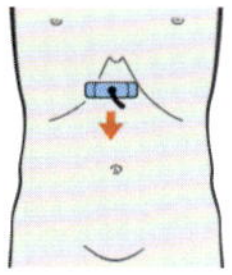

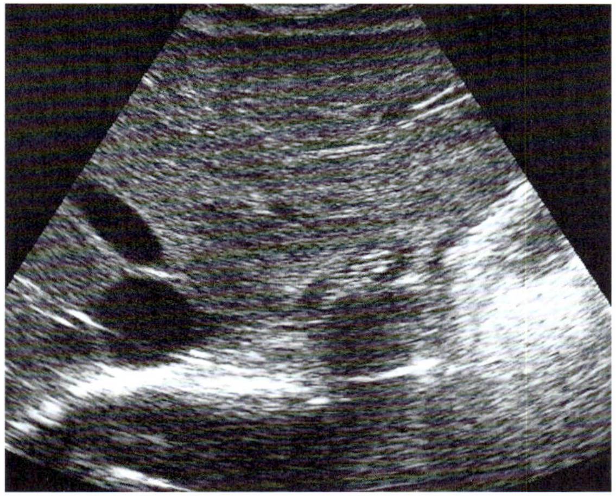

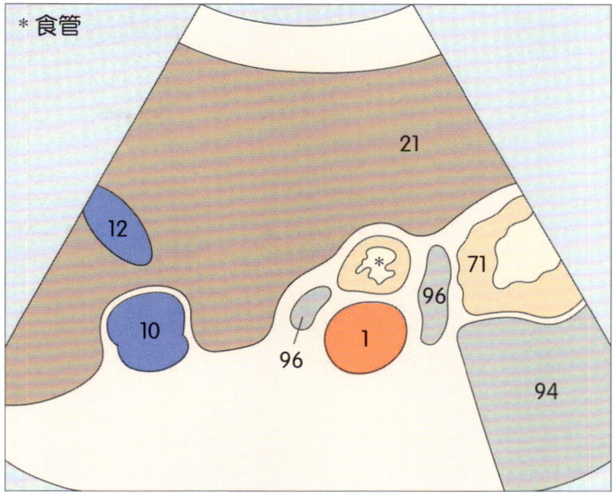

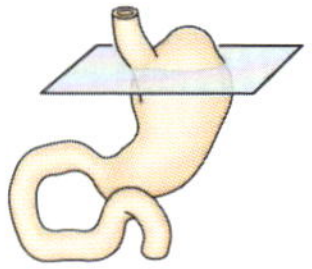

▶ 225　食管，腹主动脉，肝脏

胃食管连接部位于肝脏、腹主动脉和膈肌脚之间

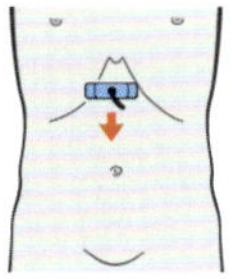

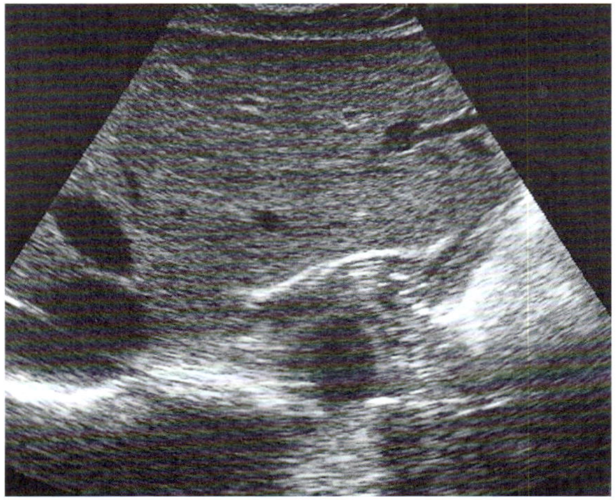

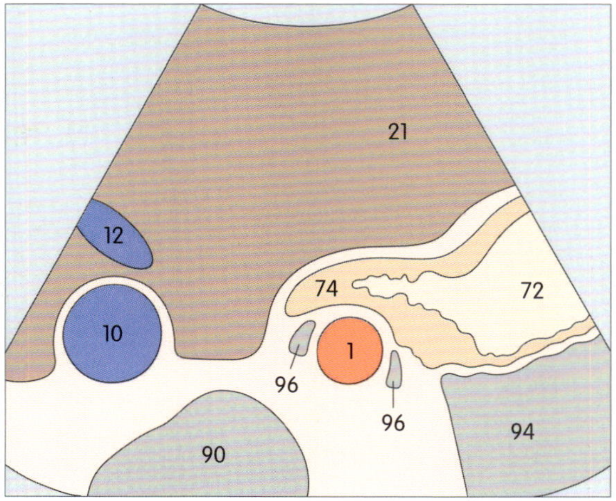

▶ 226　贲门，腹主动脉，肝脏

从横切面上看，贲门开口为锐利的锥形三角形结构

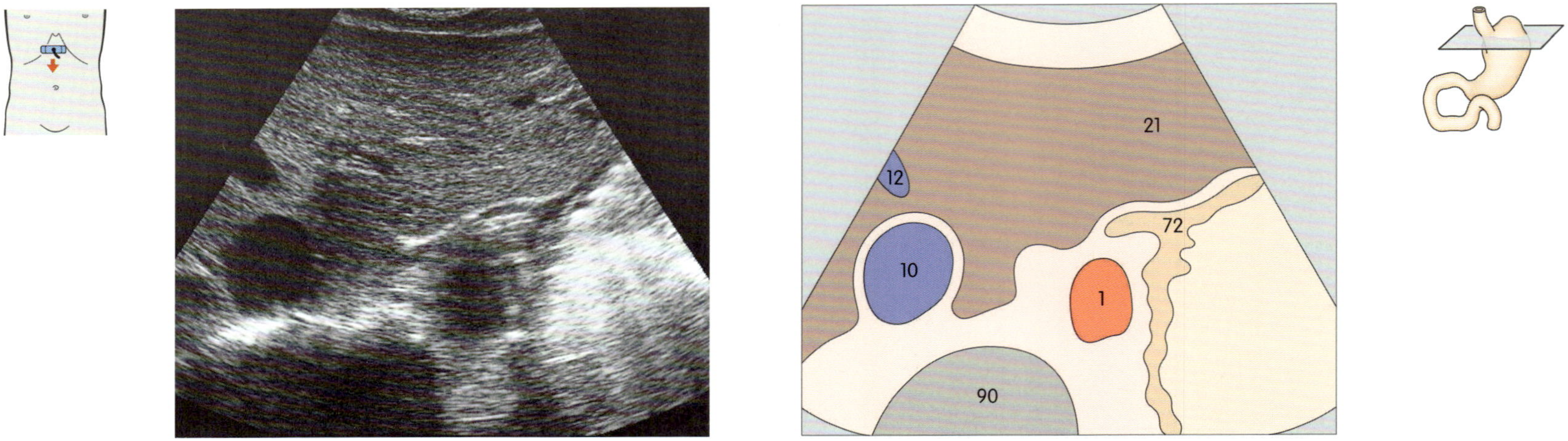

▶ 227　贲门，胃体，腹主动脉，肝脏

靠近贲门，胃体呈现出一包含固体、液体及气体物质的混杂结构

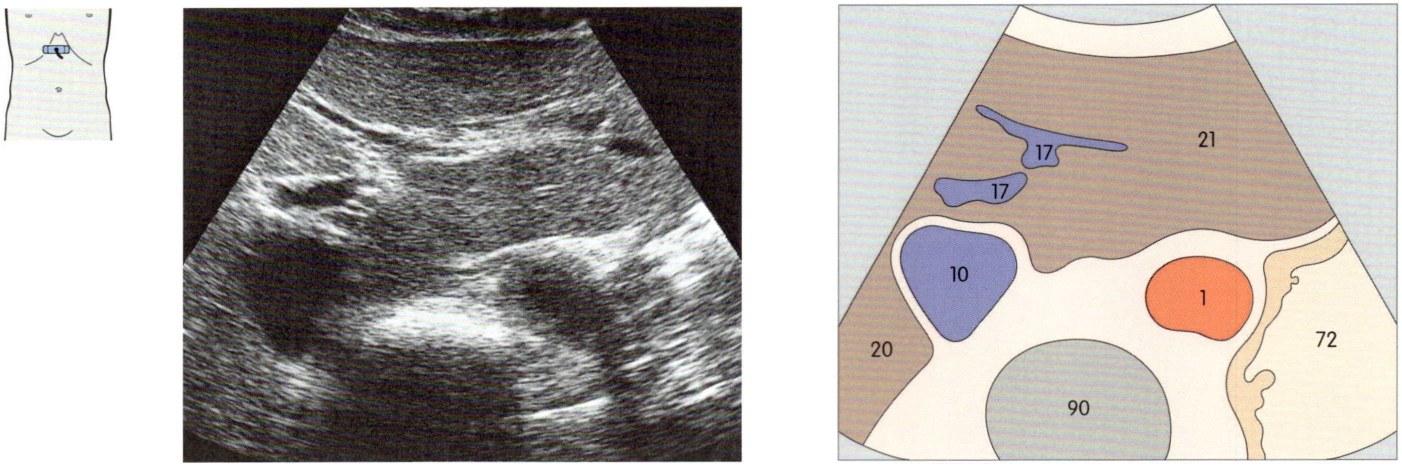

▶ 228　胃体，腹主动脉，肝脏

在贲门下方，胃体紧邻腹主动脉

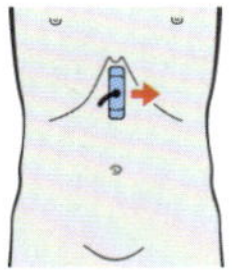

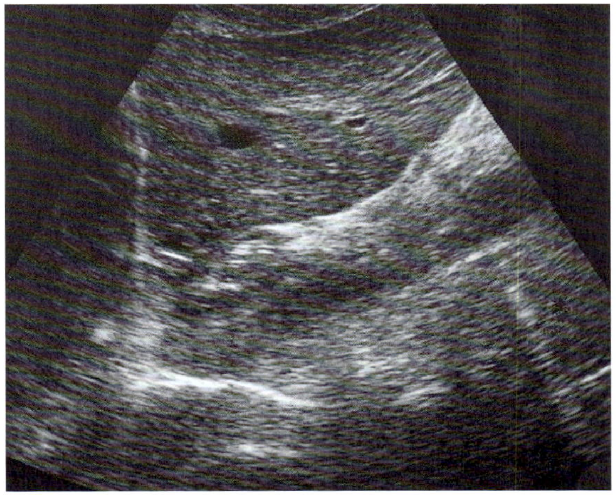

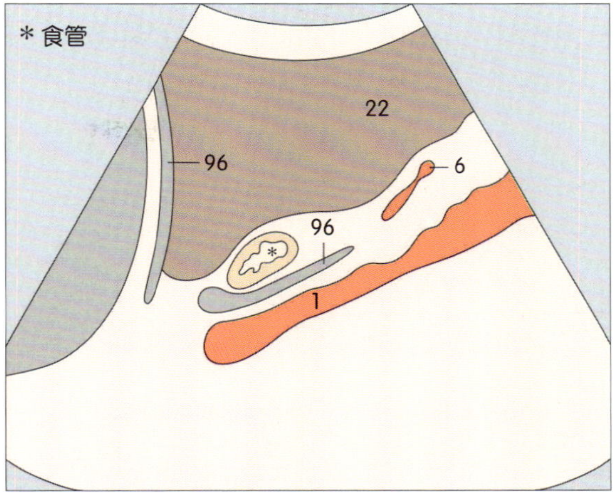

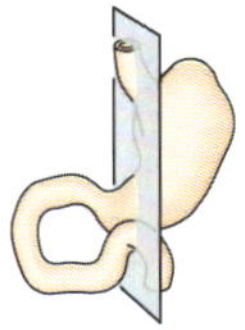

▶229　食管，腹主动脉，肝脏

食管腹段位于腹主动脉的右前方

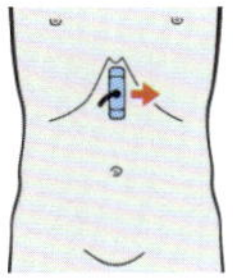

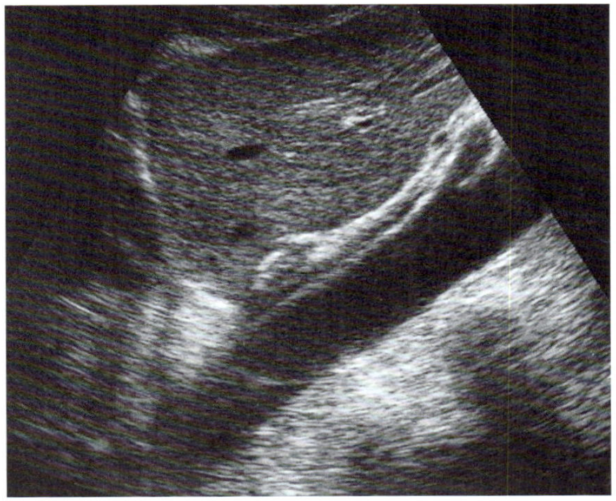

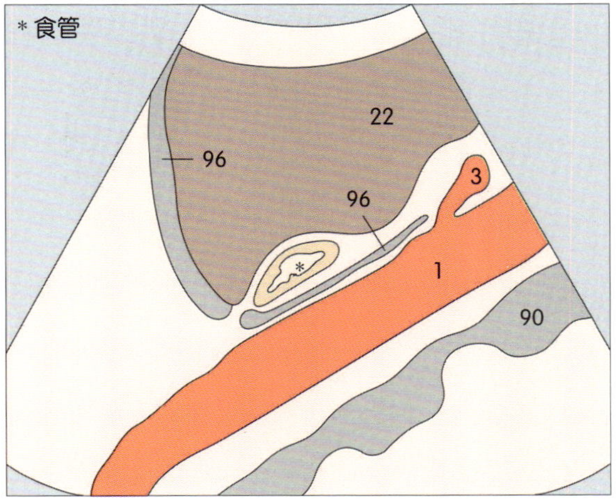

▶230　食管，腹主动脉，肝脏

上腹部纵切面扫描时，食管和贲门位于肝脏和腹主动脉之间

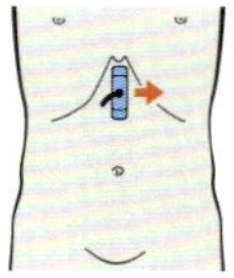
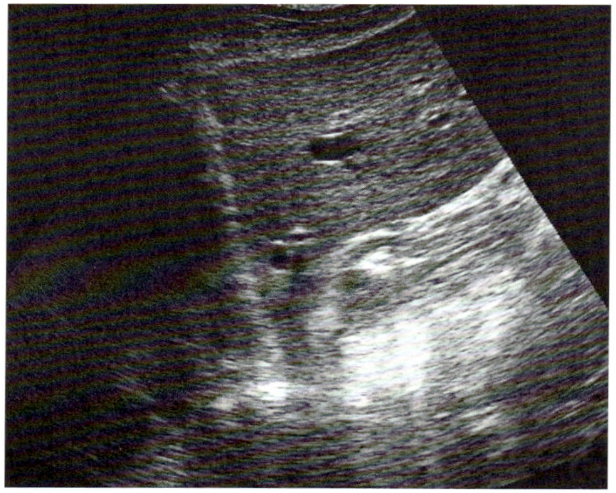
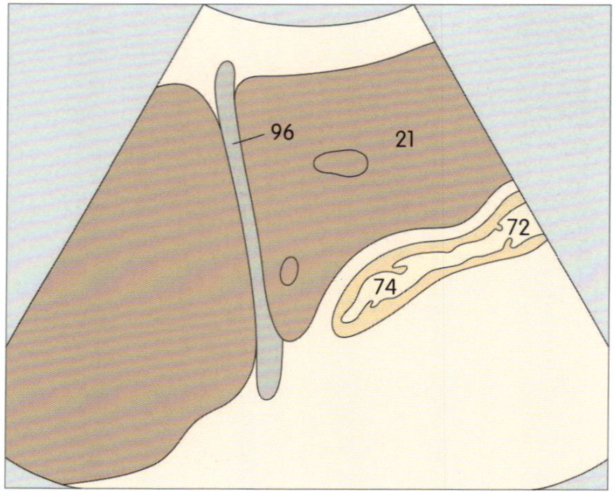

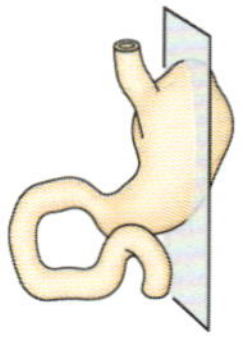

▶ 231　贲门，肝脏

贲门和胃体的识别必须首先确认胃食管连接部

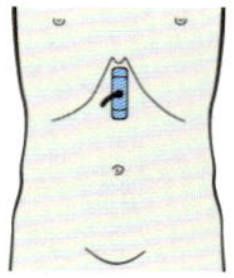
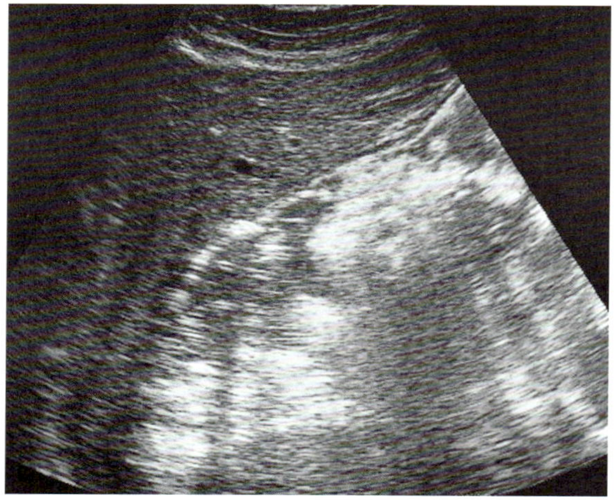
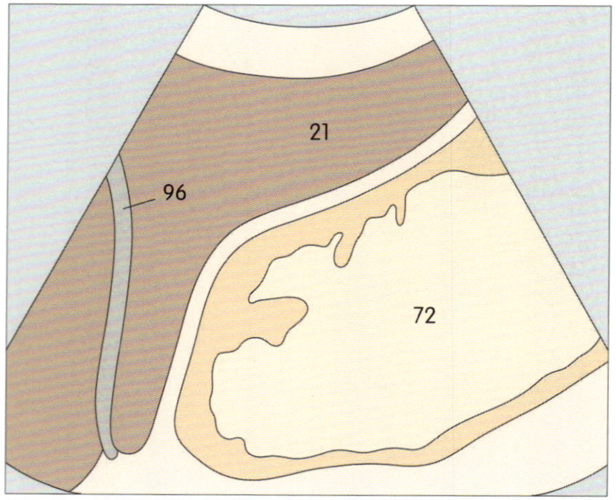

▶ 232　胃体，肝脏

在没有特别准备的受检者中，胃体表现为肝左叶后方不均质回声结构

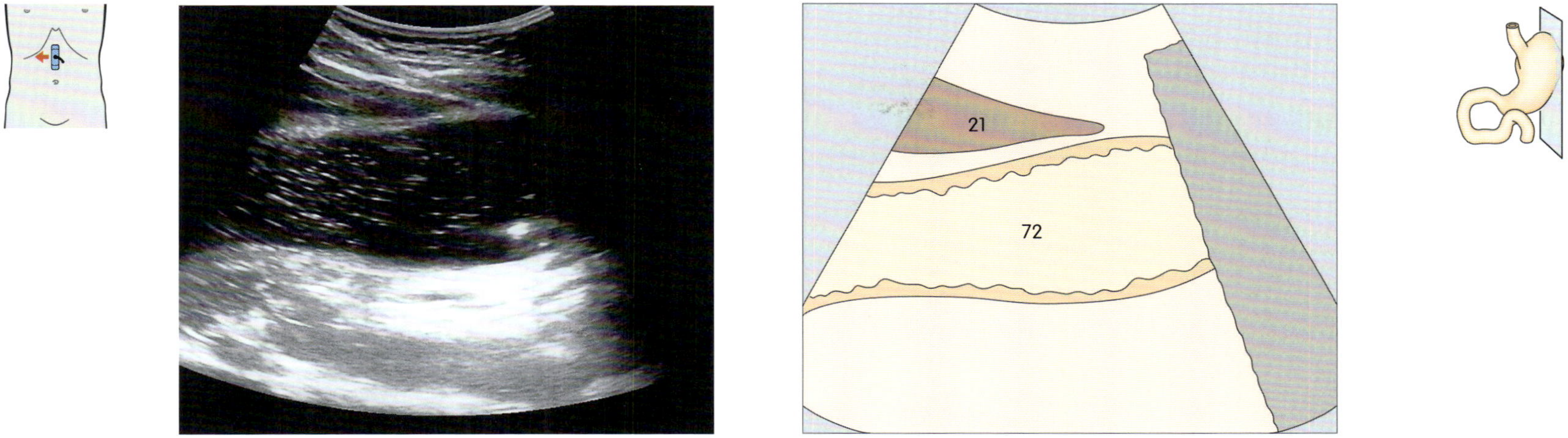

▶ 233　胃体，肝脏

胃体始终位于肝左叶的后方

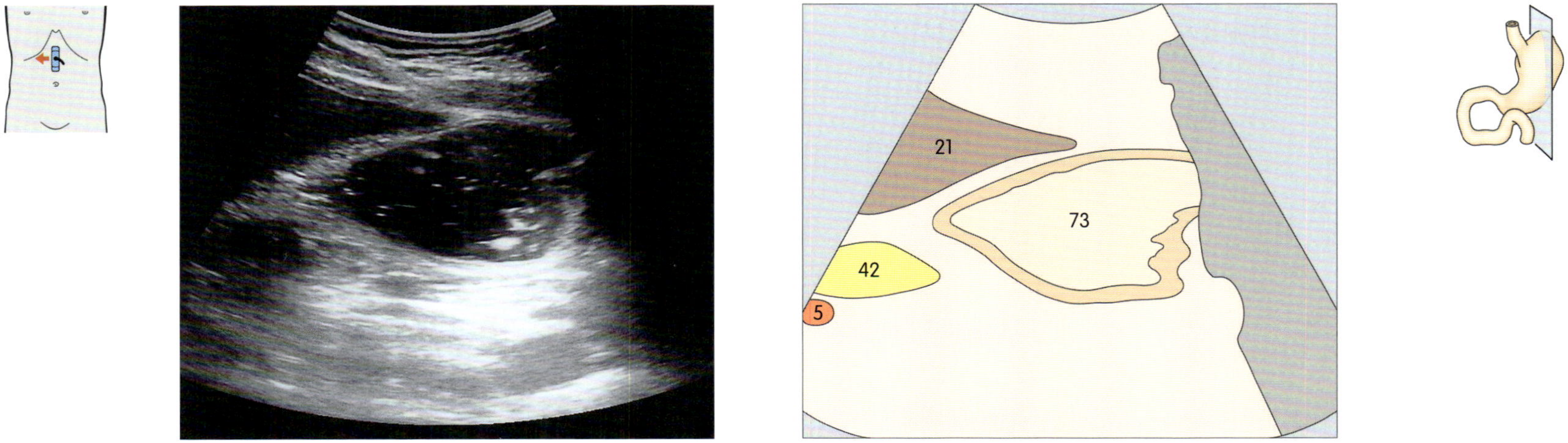

▶ 234　胃窦，肝脏，胰腺

胃的外观取决于其充盈程度

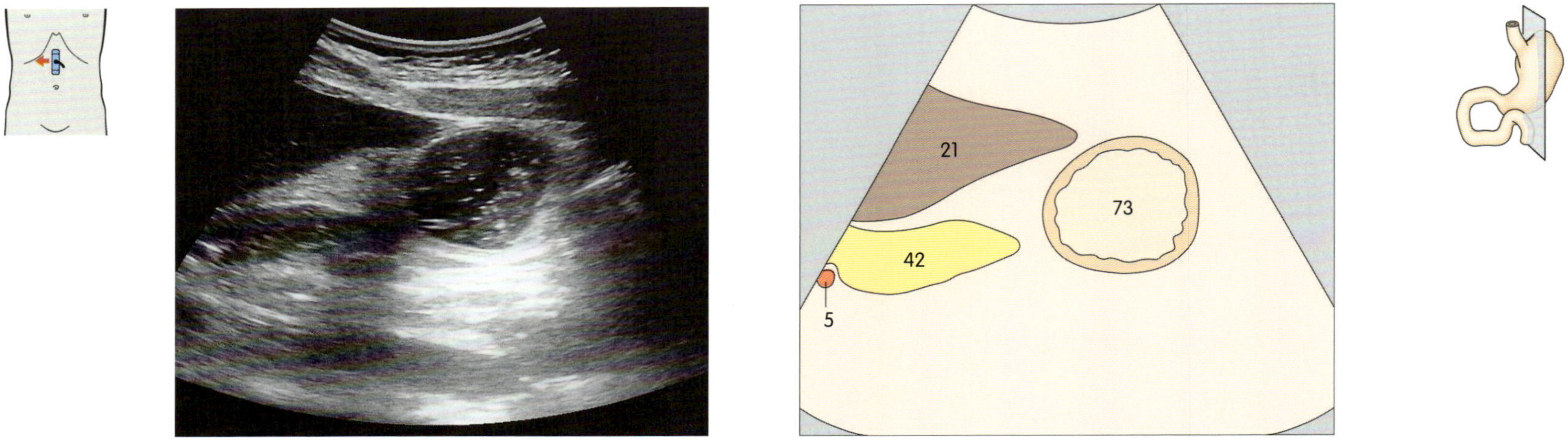

▶235　胃窦，肝脏，胰腺

通常充满液体的胃超声可以清晰显示

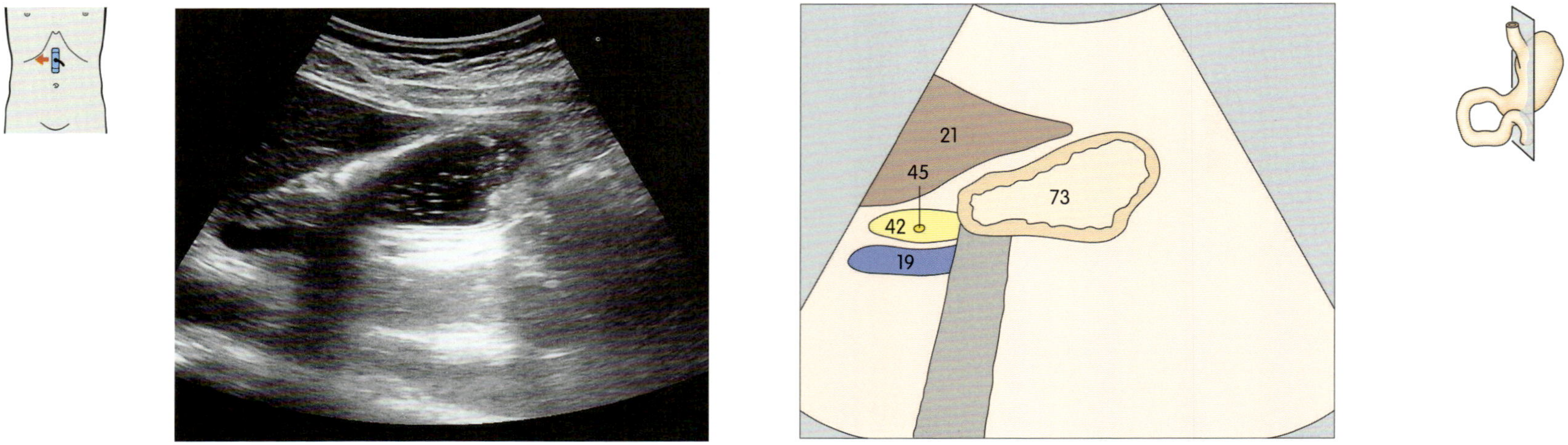

▶236　胃窦，肝脏，胰腺

上腹部正中切面纵向扫描显示了由胃、肝脏和胰腺组成的“三联体”结构

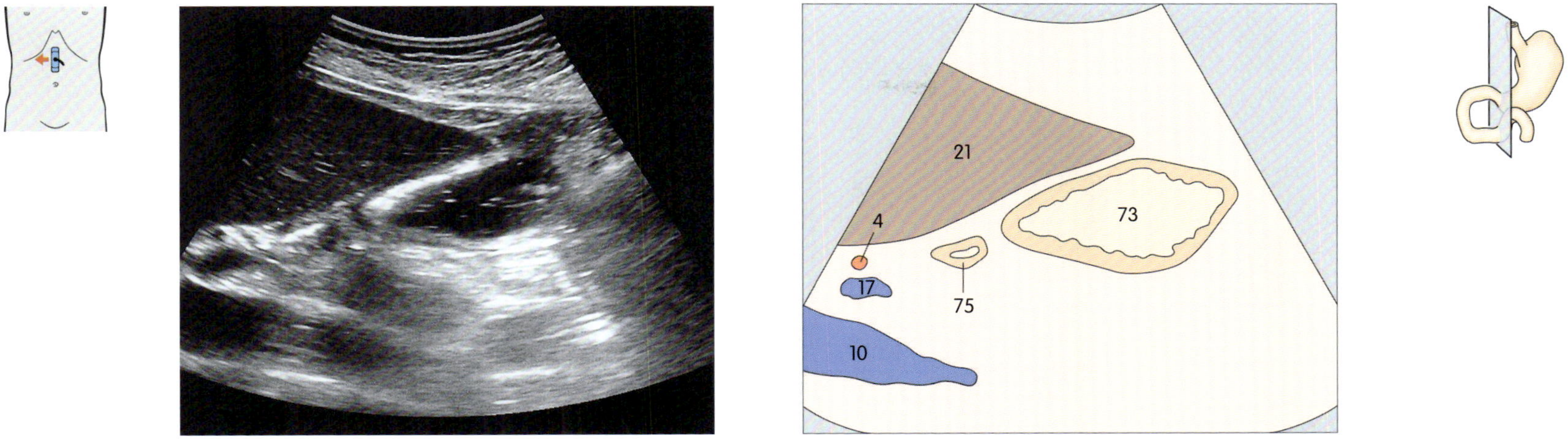

▶237　胃窦，肝脏，十二指肠

胃窦典型的靶环样结构在肝下缘纵切扫描时最为清晰

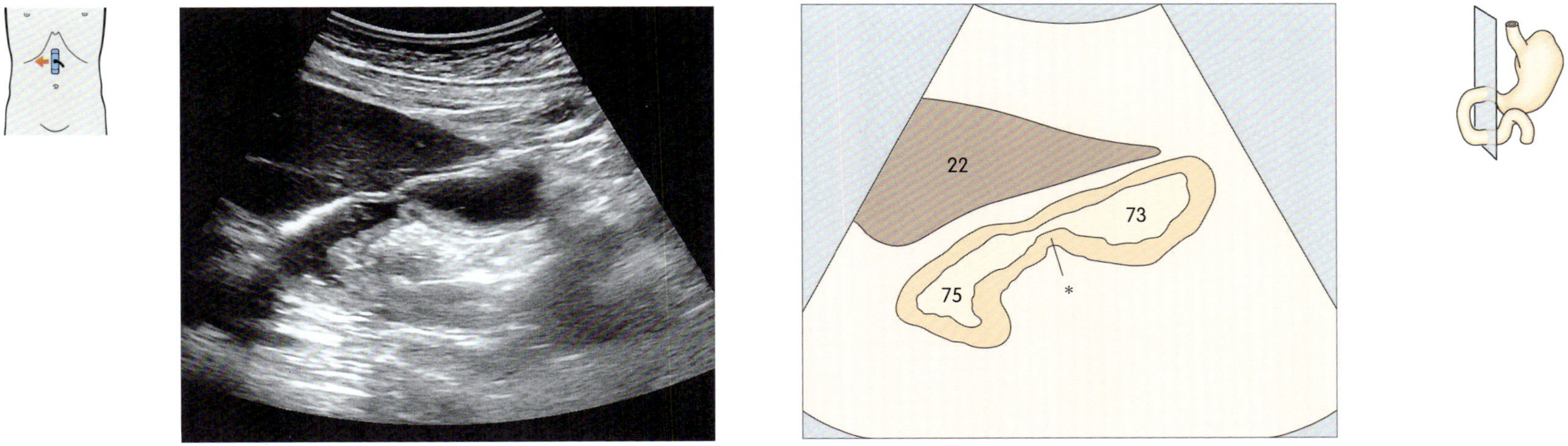

▶238　胃窦，十二指肠球部，* 幽门

幽门处显著增厚的肌层是其标志

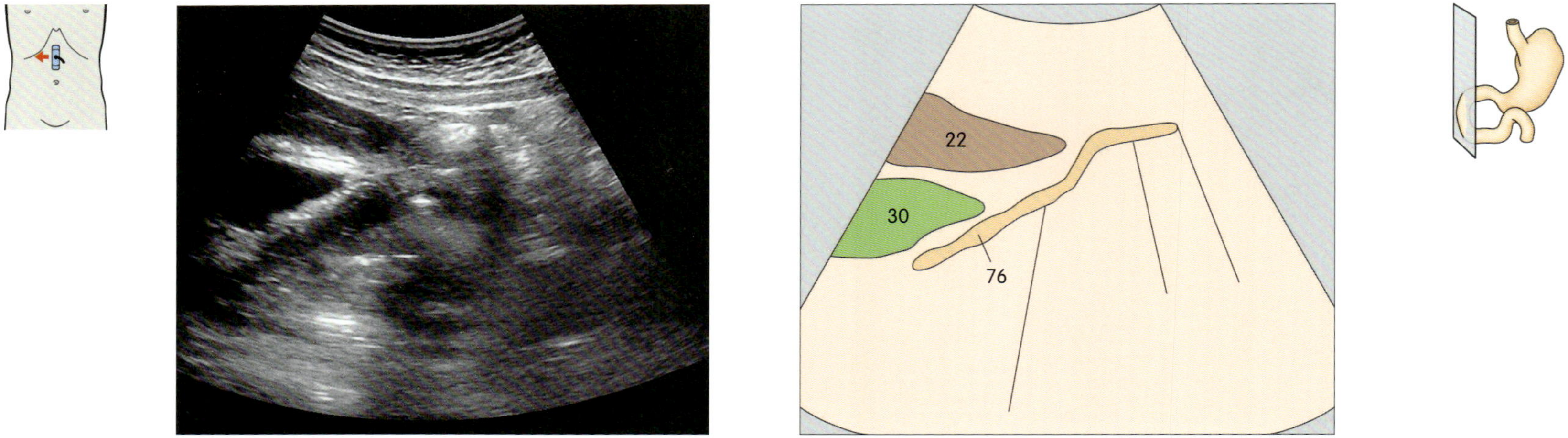

▶ 239　十二指肠，胆囊，肝脏

十二指肠降部位于胆囊后方

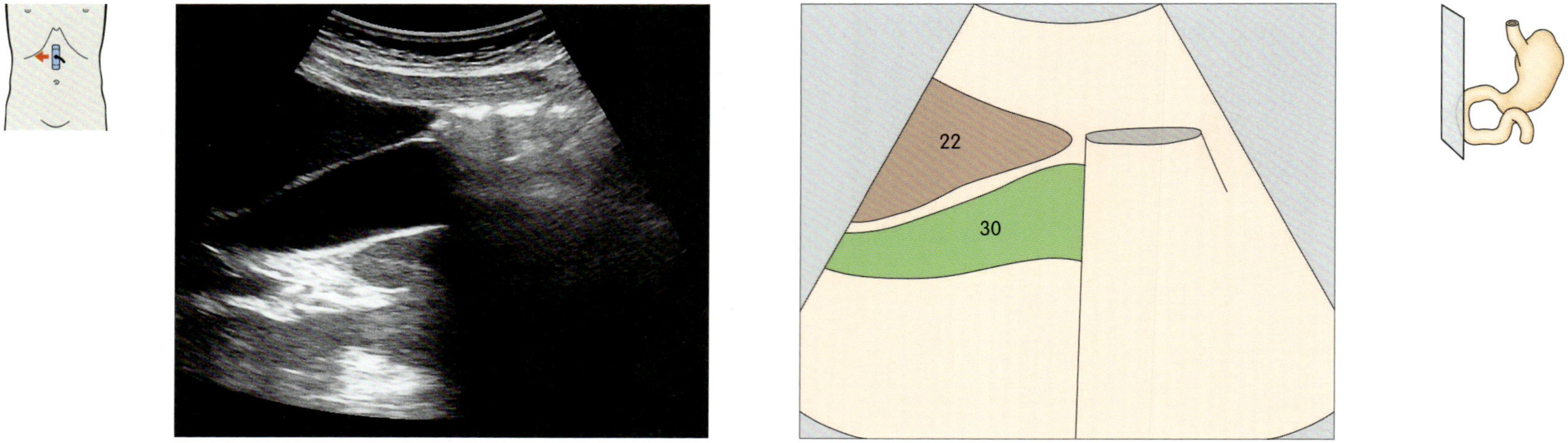

▶ 240　胆囊，肝脏

肠道气体经常在胆囊区产生伪影

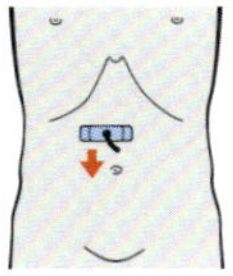

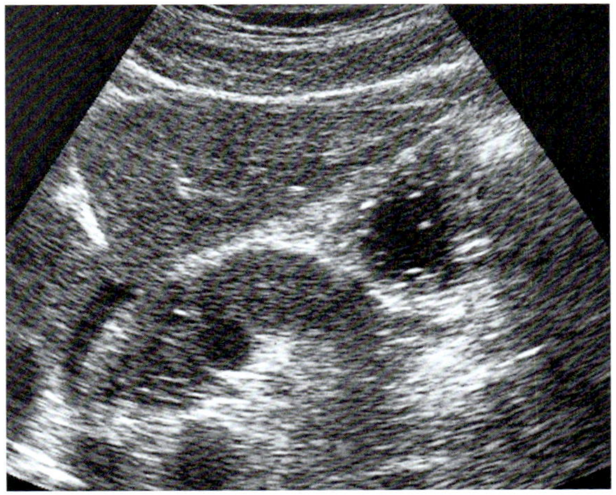

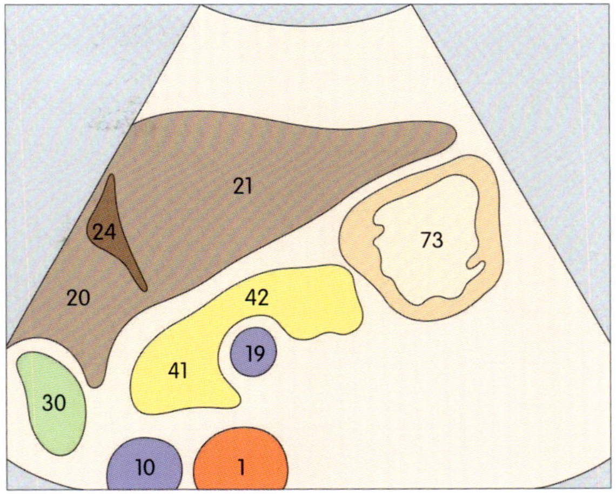

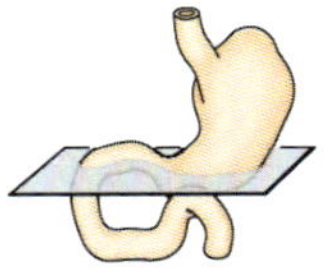

▶ 241　胃窦，肝脏，胰腺

胰腺位于胃的后方

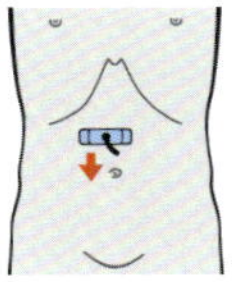

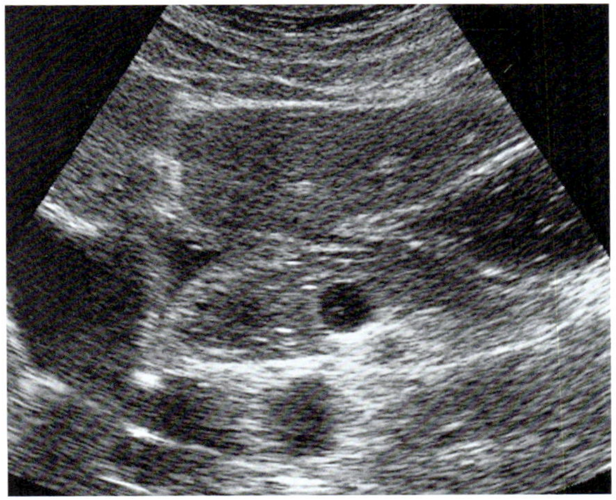

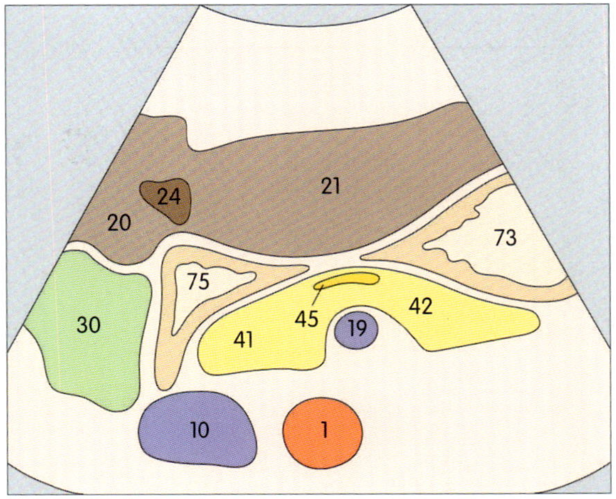

▶ 242　胃窦，十二指肠，肝脏，胰腺，胆囊

胃窦向右延伸至胰腺与肝脏之间，这个区域超声显示困难

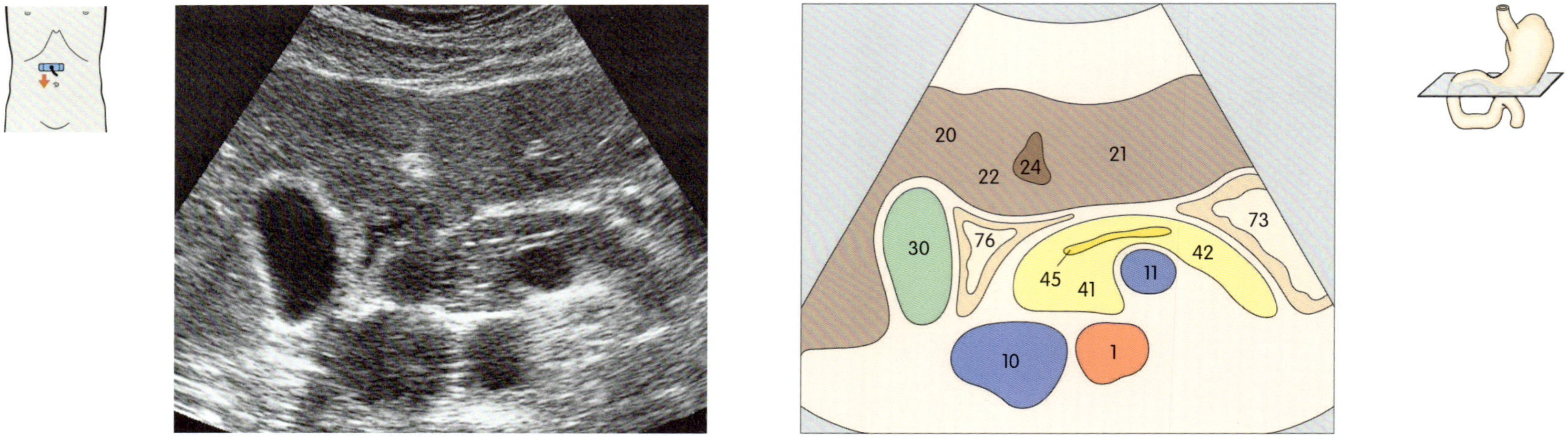

▶ 243　胃窦，十二指肠，肝脏，胰腺，胆囊

十二指肠降部位于肝脏、胆囊、下腔静脉和胰头之间

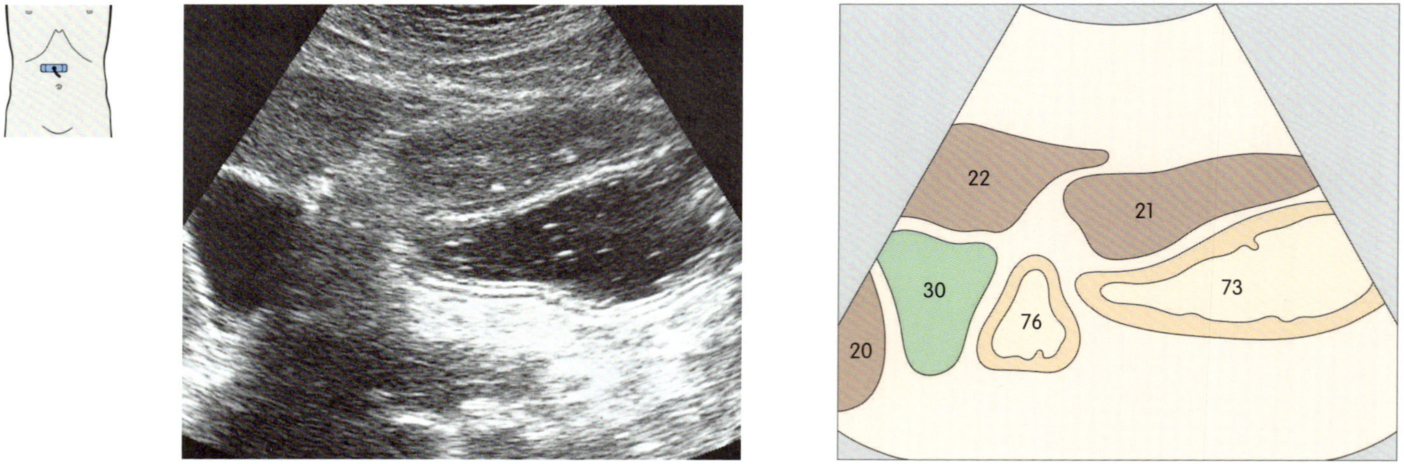

▶ 244　胃窦，胆囊

胃窦通常向下延伸较长距离，特别是胃充盈和受检者直立时

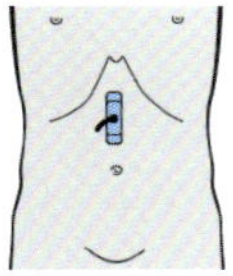

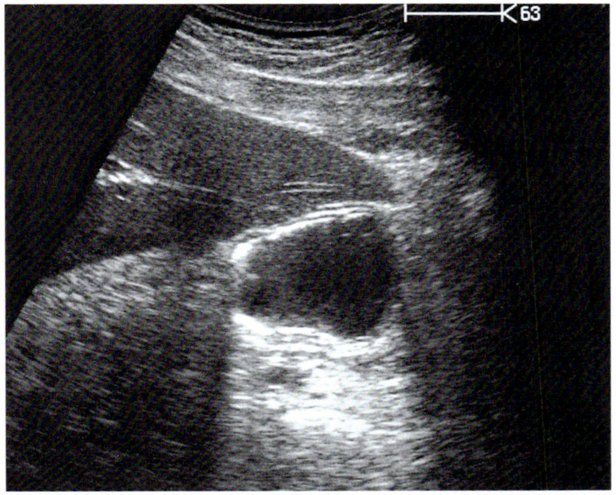

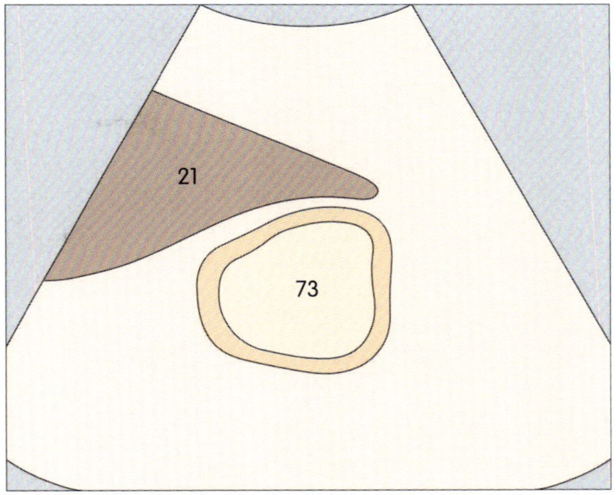

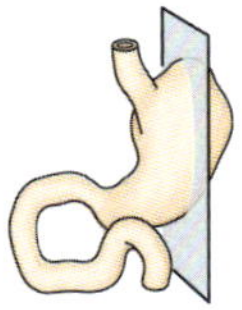

▸ 245　胃壁的层次结构

采用高分辨率超声探头及适宜的扫描条件，可以辨别出胃壁的五层结构

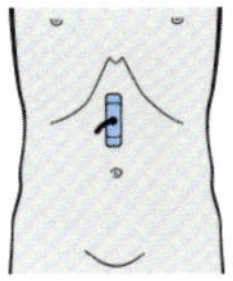

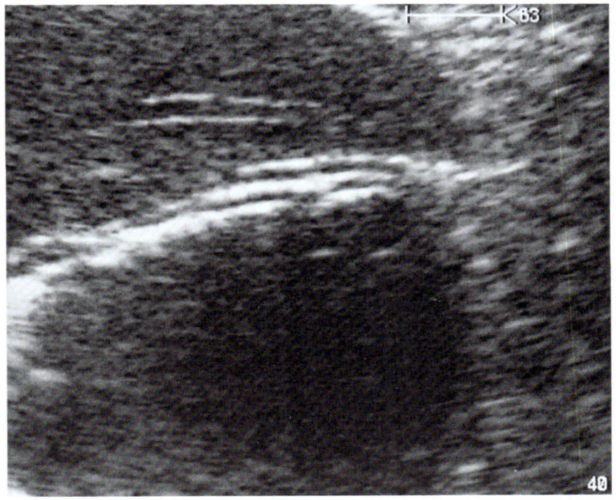

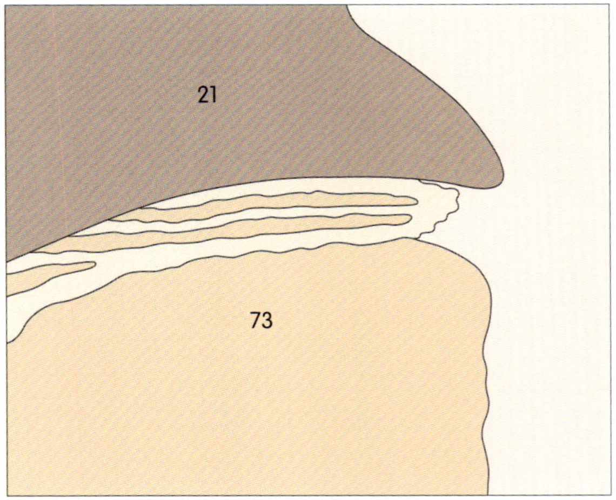

▸ 246　胃壁的层次结构

通过胃窦扫描最有助于区分胃壁的层次

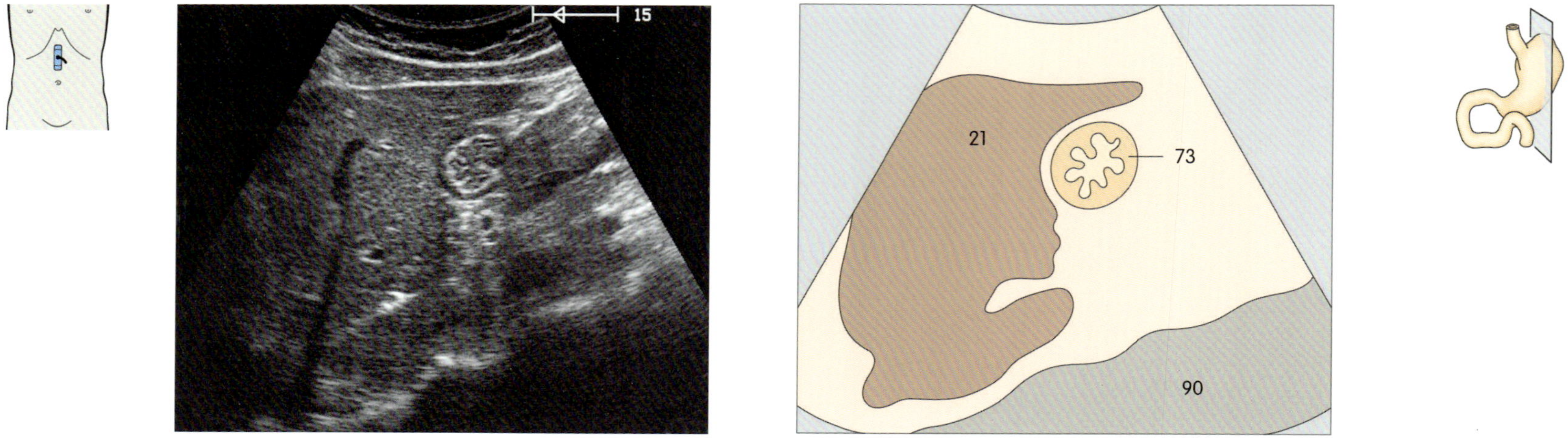

▶ 247　胃皱襞

禁食状态下胃的皱襞显示最清晰

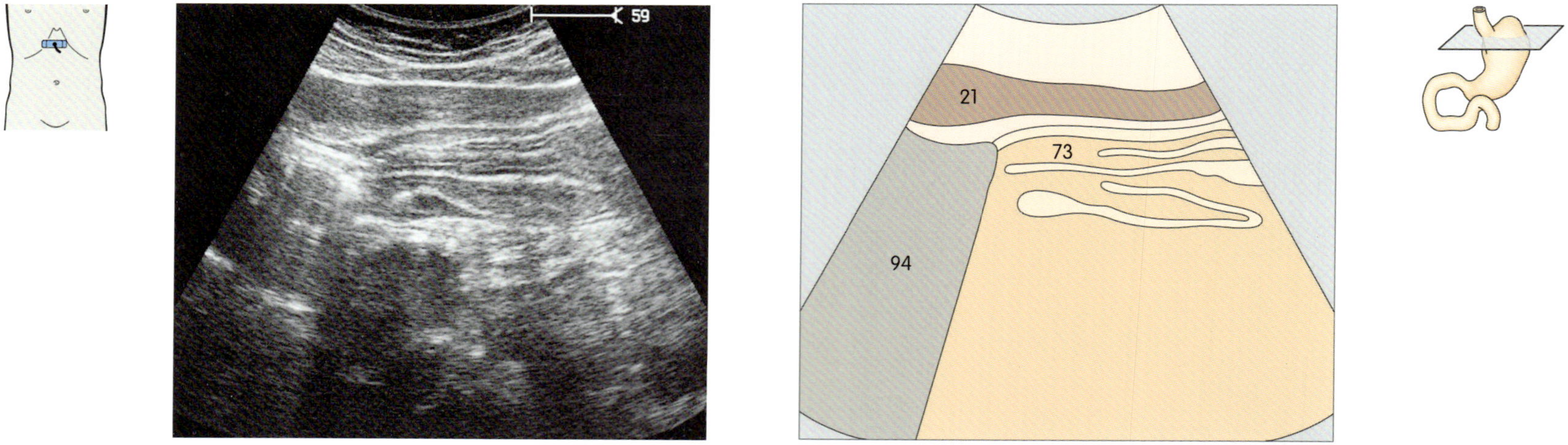

▶ 248　胃皱襞

上腹部横切面扫描，可见由多层胃皱襞产生的混杂结构，内可见胃壁的多层回声

膀胱

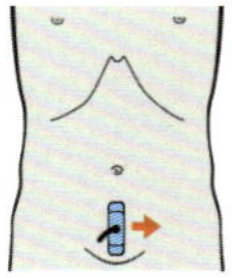

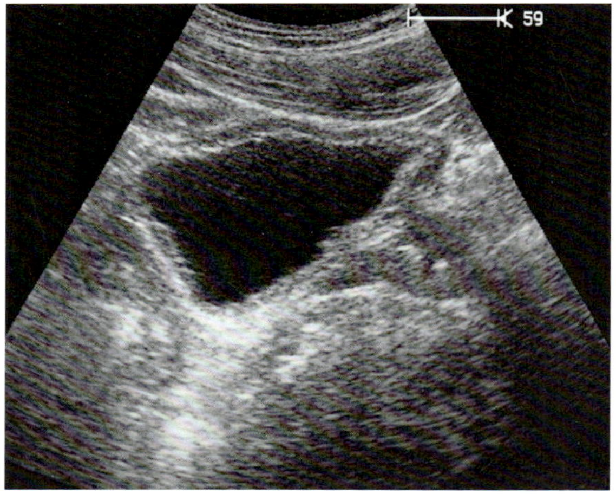

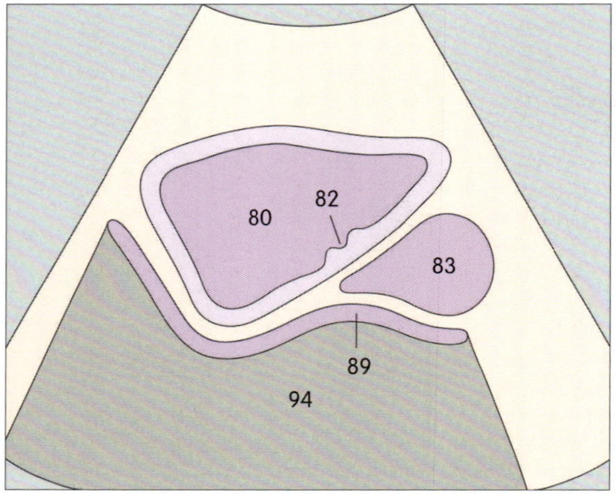

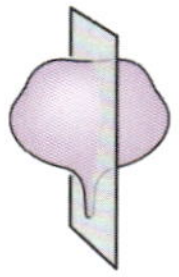

▶ 249 膀胱，前列腺，直肠

充盈的膀胱在纵切面呈三角形结构，腔内呈无回声区

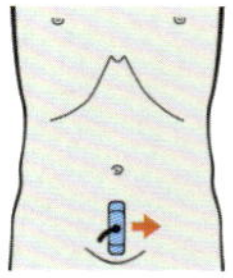

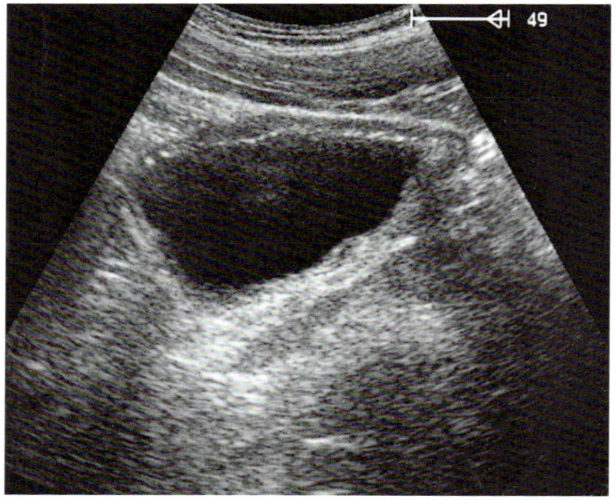

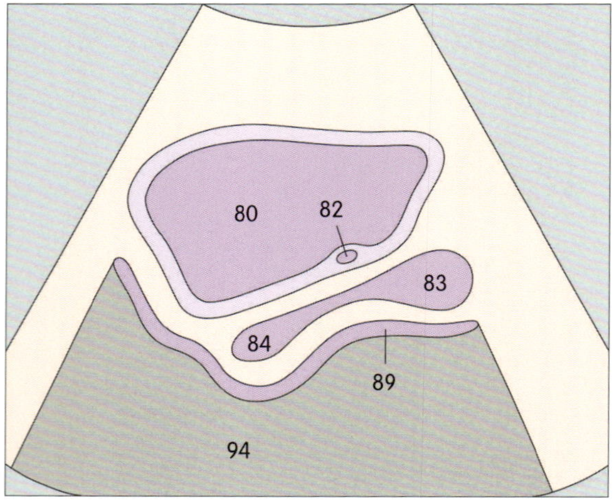

▶ 250 膀胱，输尿管口，前列腺，直肠

正中矢状切面，内生殖器位于膀胱后方

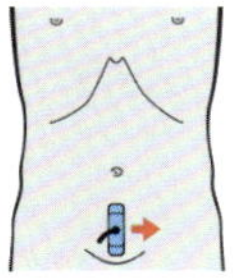

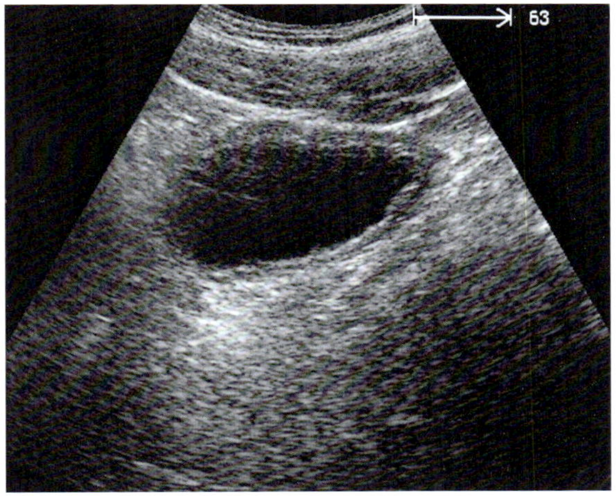

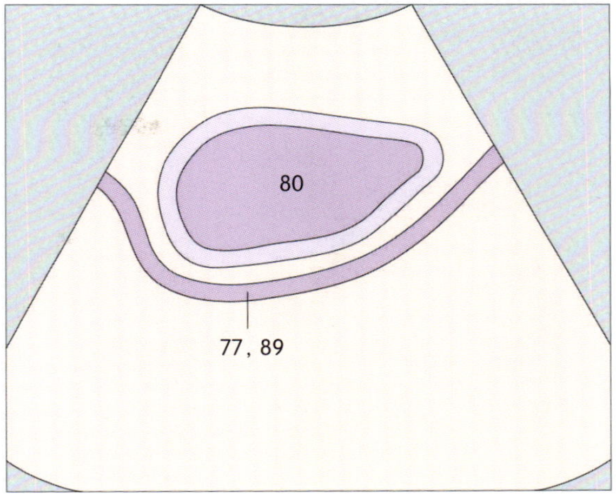

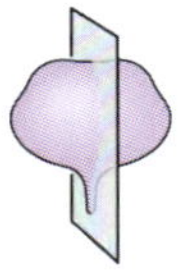

▶ 251　膀胱，直肠

膀胱前壁通过脐膀胱筋膜松散地附着于前腹壁，这也防止含气的肠管进入前腹壁和充盈的膀胱前壁之间 ◀

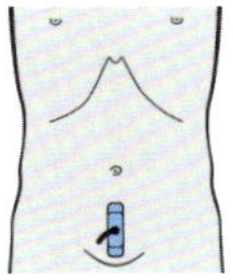

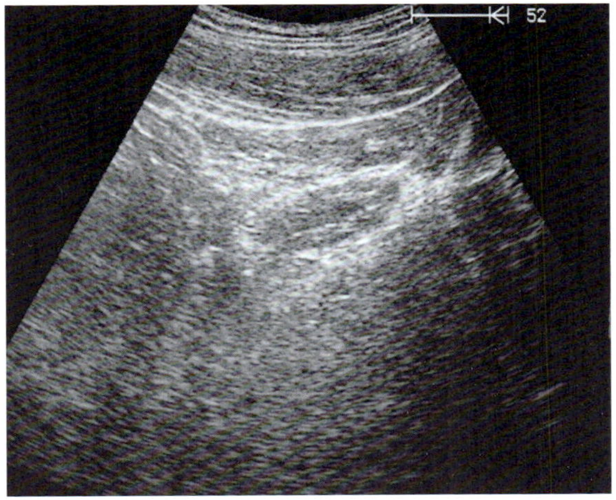

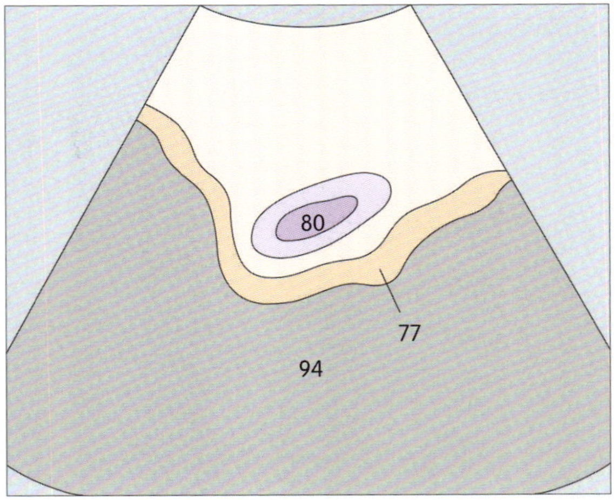

▶ 252　膀胱，小肠

横切面扫描时可以看到位于膀胱后方的含气肠袢 ◀

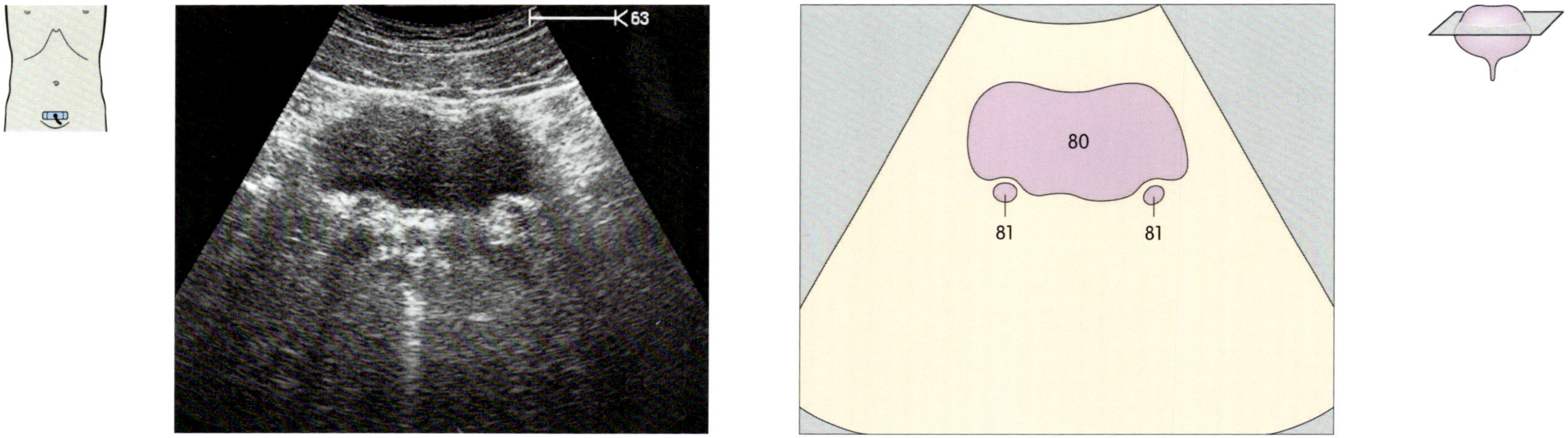

▶ 253　膀胱，输尿管口

输尿管是位于膀胱后面的细管状结构

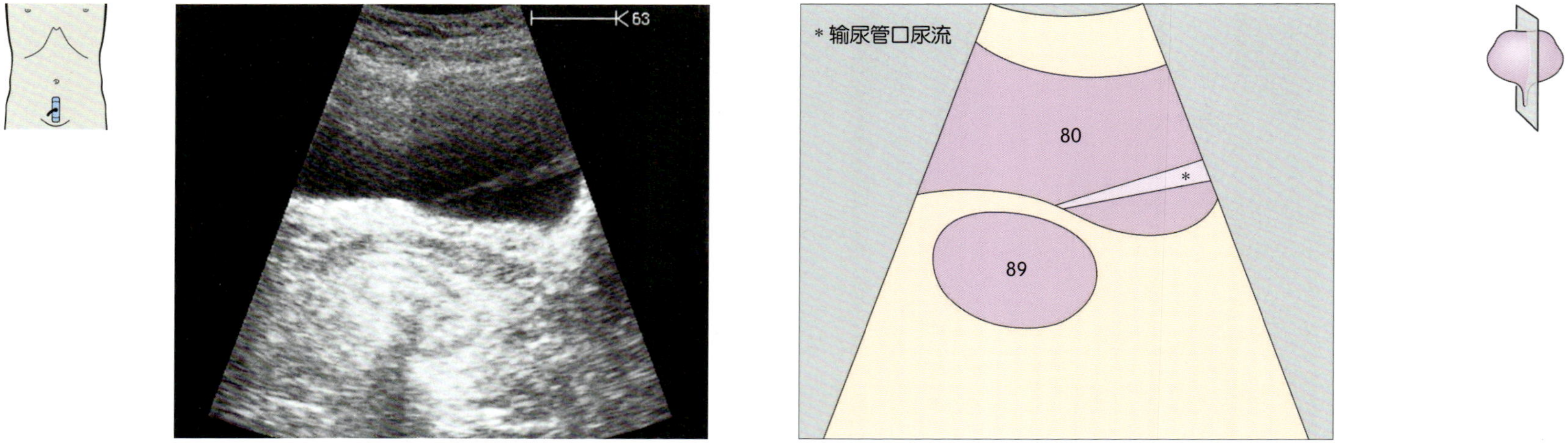

▶ 254　膀胱，输尿管口尿流

超声可以实时显示尿液经输尿管口流入膀胱腔内

前列腺

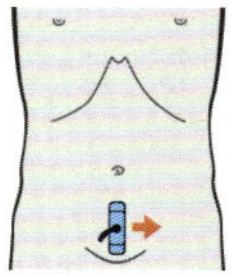

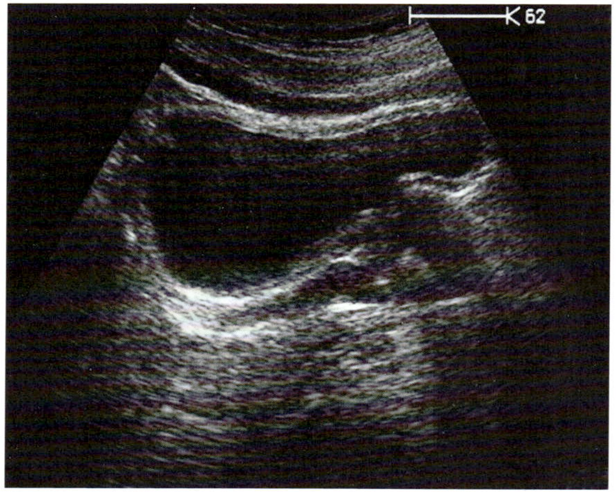

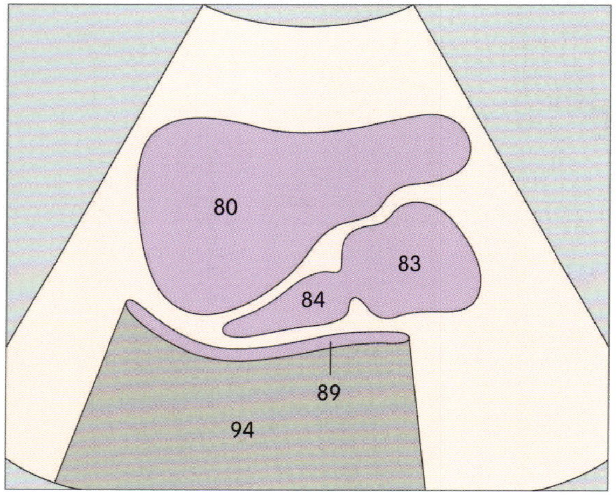

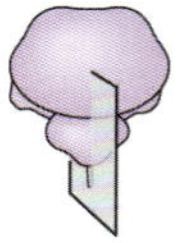

▶ 255　前列腺，直肠，膀胱

纵切面上前列腺呈球形

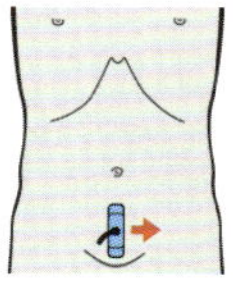

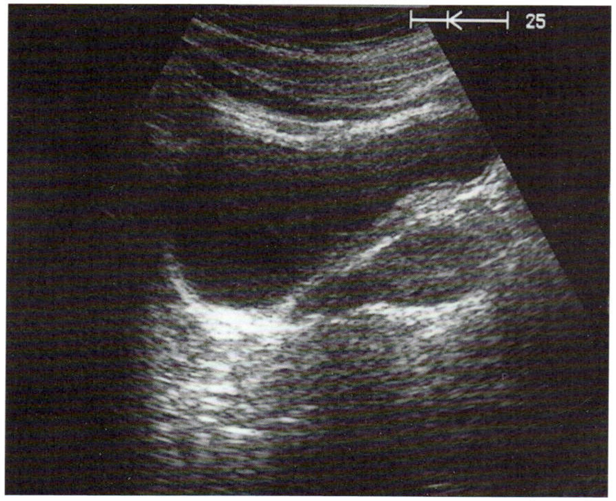

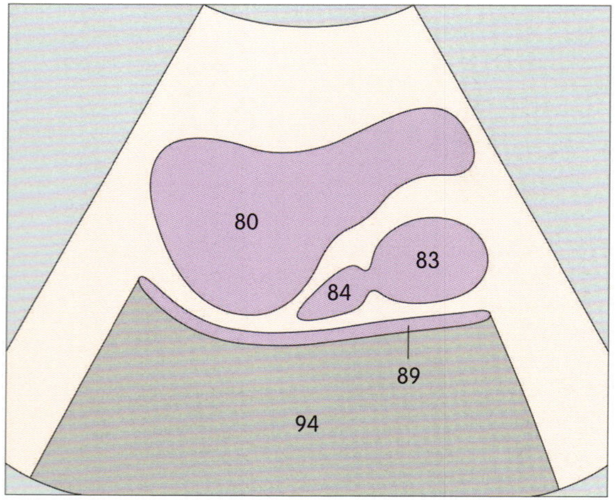

▶ 256　前列腺，直肠，膀胱

直肠通常表现为前列腺后方的含气结构

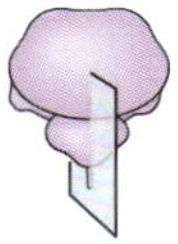

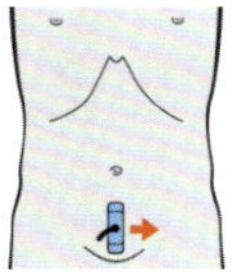

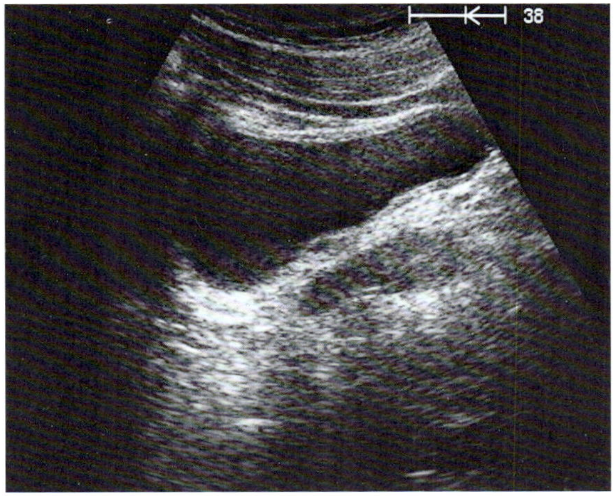

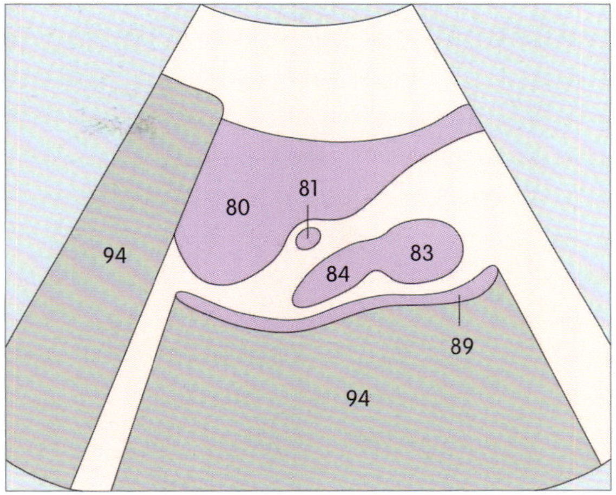

▶ 257 前列腺，精囊

精囊全程与膀胱相邻

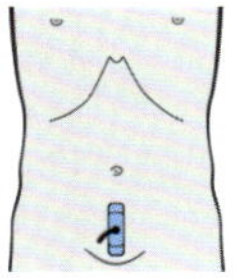

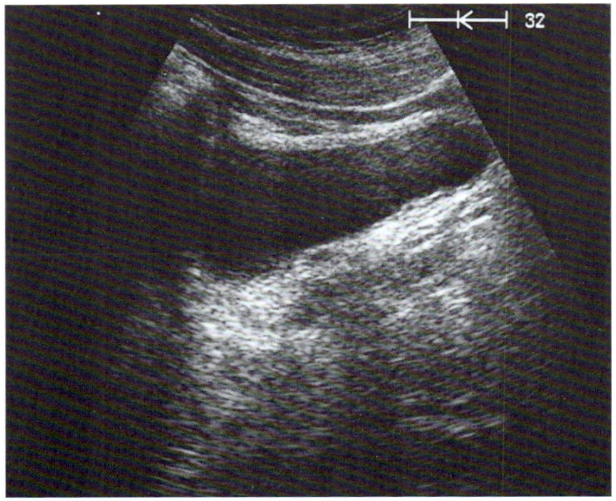

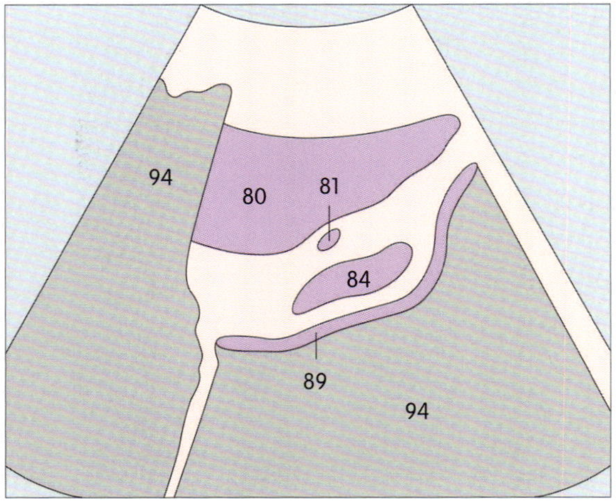

▶ 258 前列腺，精囊

精囊腺位于前列腺的外上方

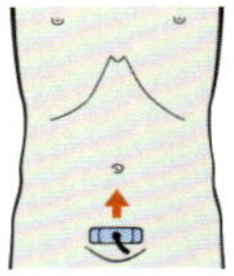

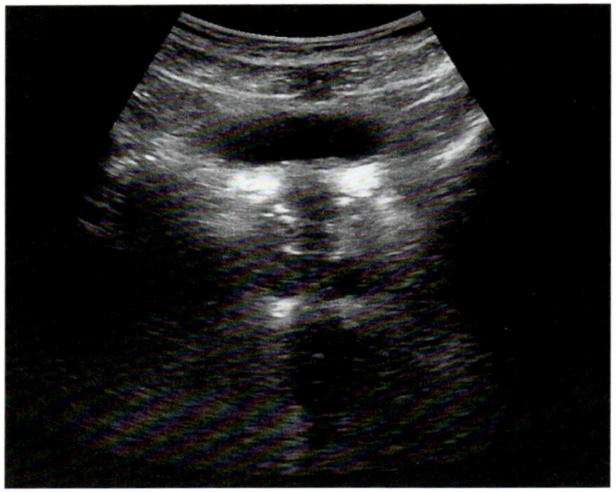

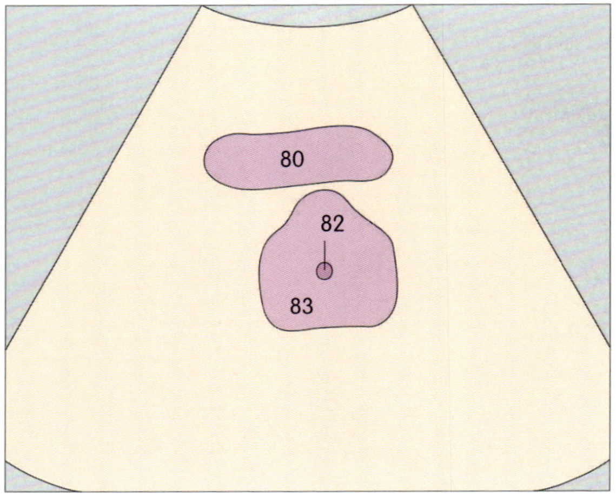

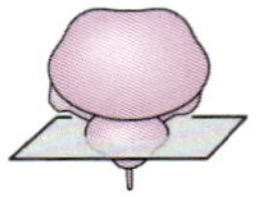

▶259　前列腺，尿道，膀胱

横切面扫描时前列腺呈一椭圆栗子形

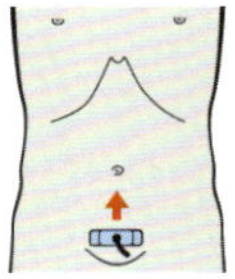

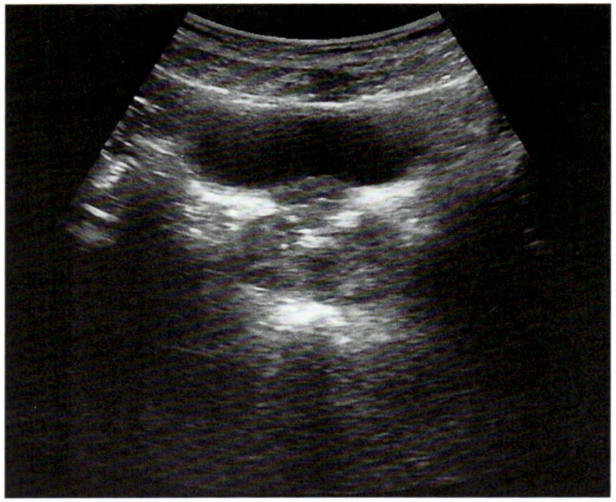

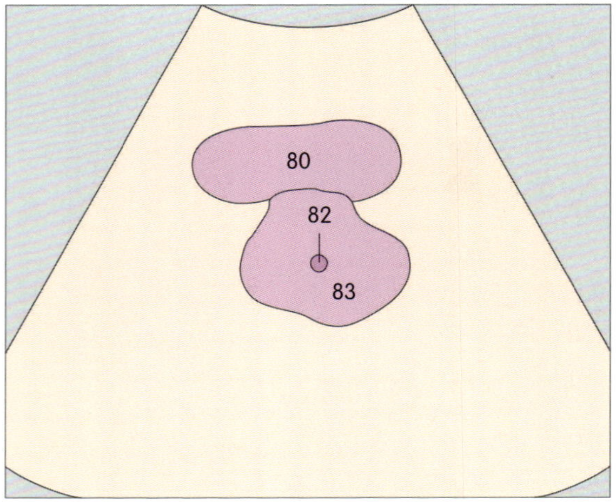

▶260　前列腺，尿道，膀胱

前列腺的中叶有时会凸入膀胱腔内

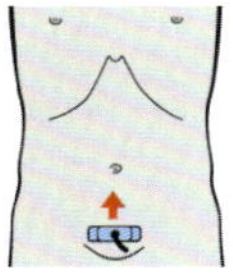

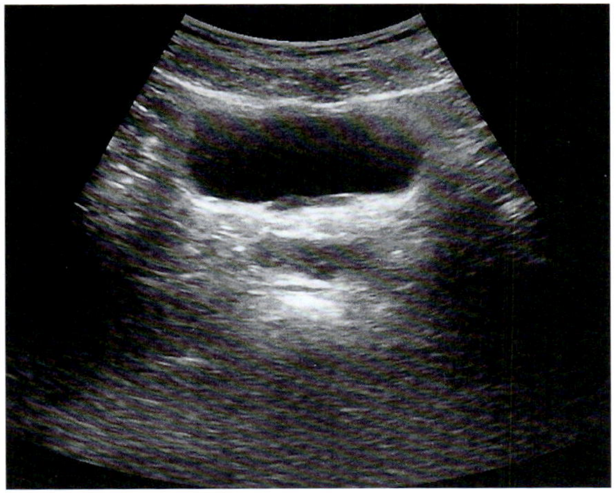

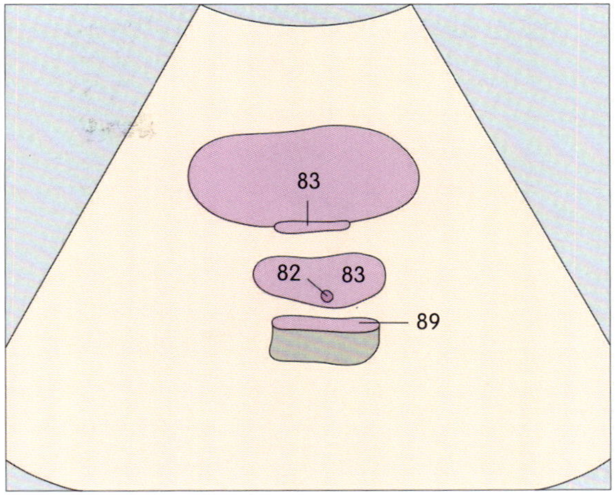

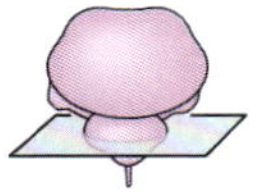

▶ 261 前列腺，尿道，膀胱，直肠

尿道前列腺部呈一圆形的低回声结构

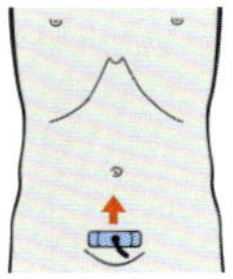

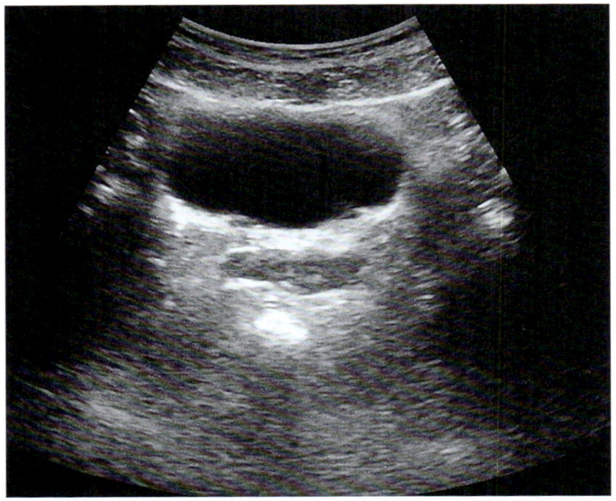

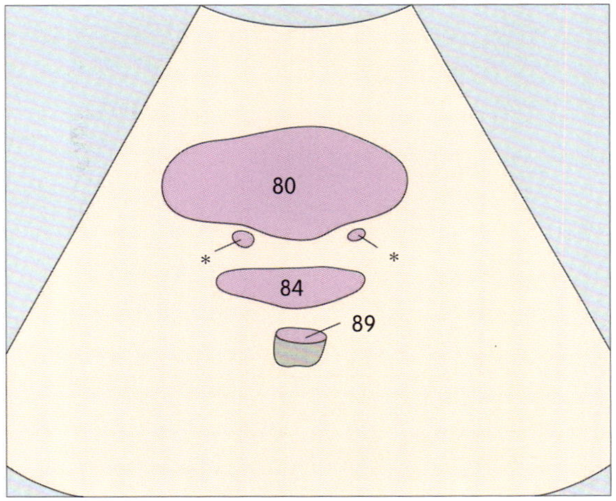

▶ 262 精囊，直肠，膀胱，* 输精管壶腹部

直肠始终位于前列腺后方

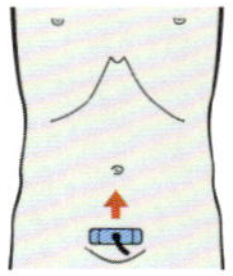

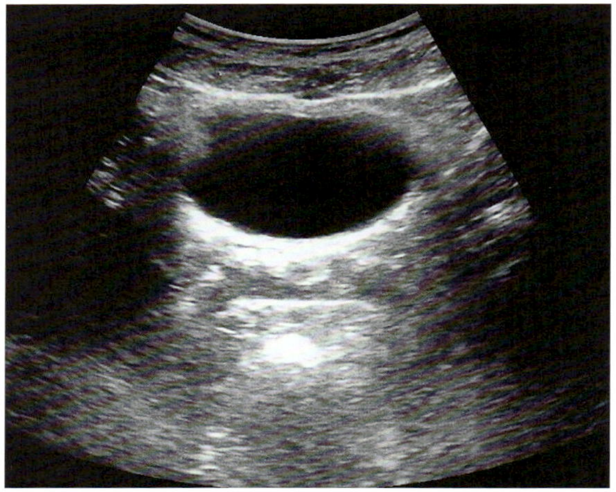

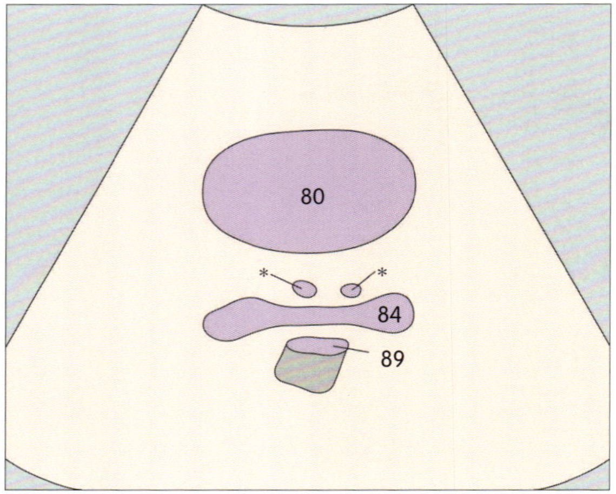

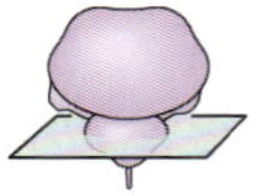

▶263　精囊，直肠，膀胱，* 输精管壶腹部

精囊位于膀胱后壁，长约 5 cm，直径约 1 cm

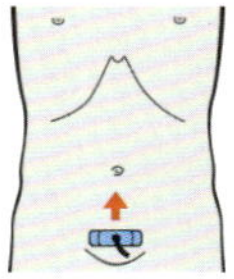

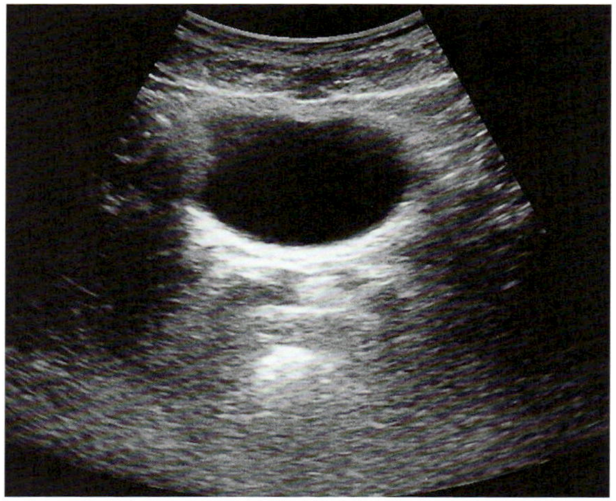

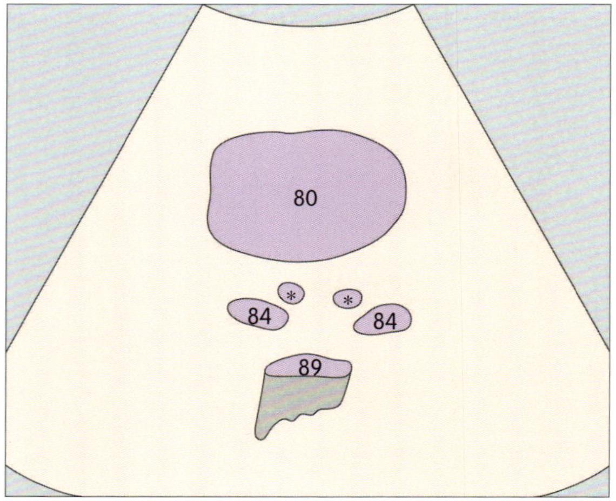

▶264　精囊，直肠，膀胱，* 输精管壶腹部

输精管位于精囊和膀胱之间

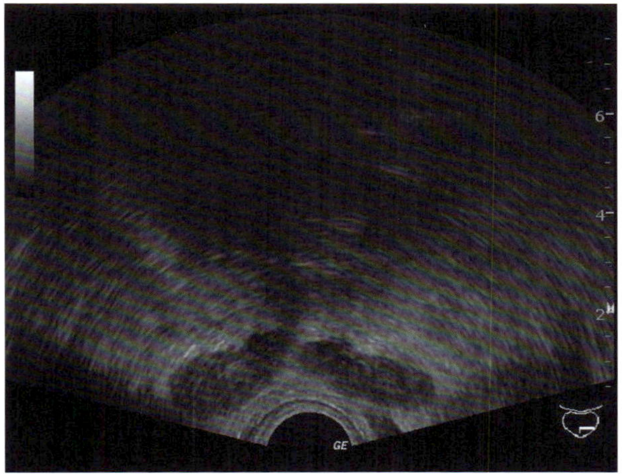

▶265　精囊

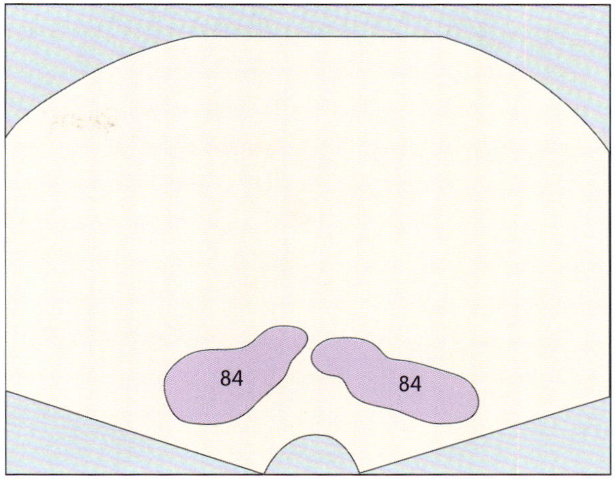

精囊

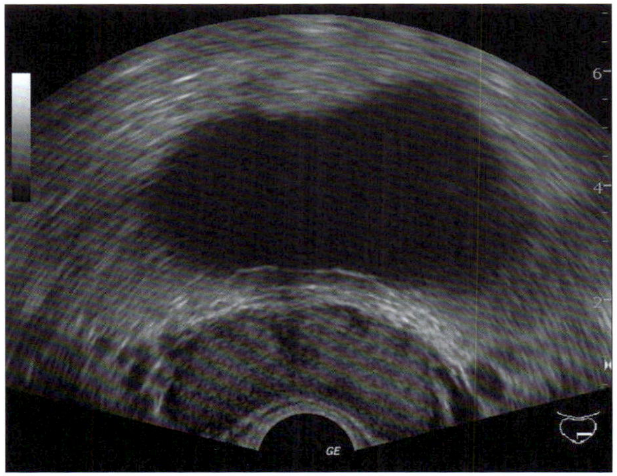

▶266　前列腺，膀胱

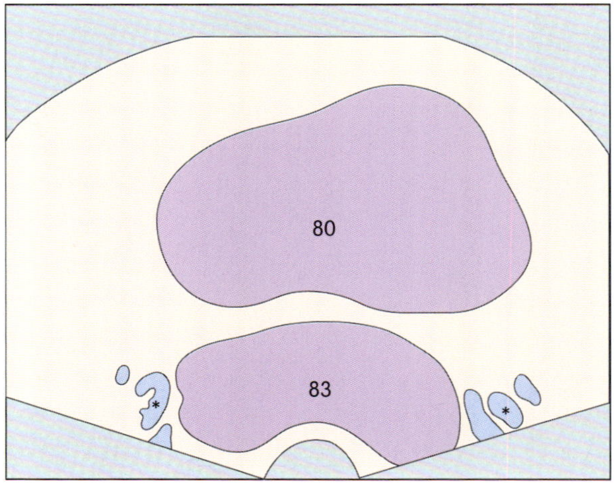

前列腺，膀胱，＊血管

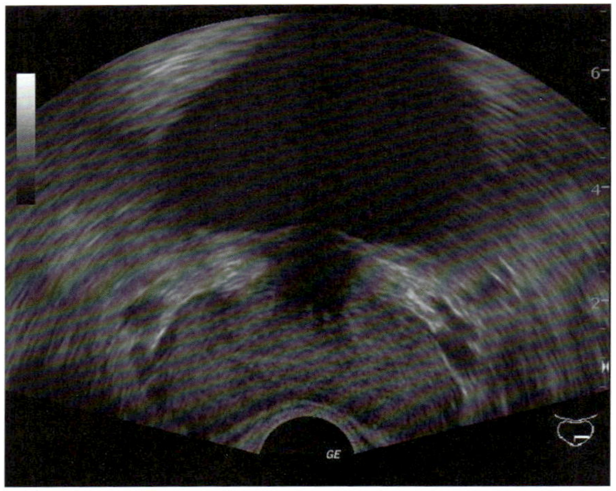

▶ 267　前列腺，膀胱

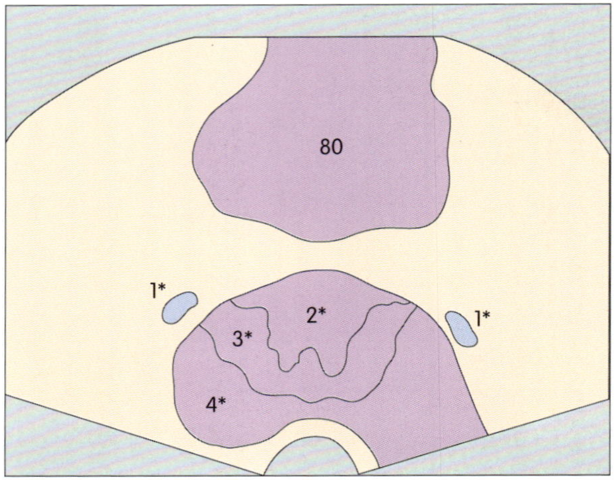

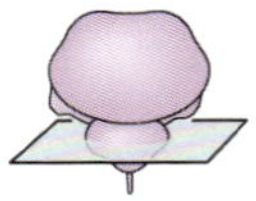

前列腺，膀胱。1*：血管，2*：前纤维肌肉基质，3*：中央带，4*：外周带 ◀

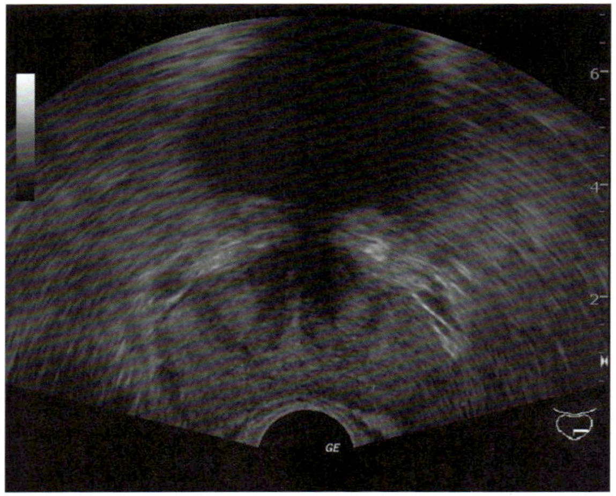

▶ 268　前列腺，膀胱

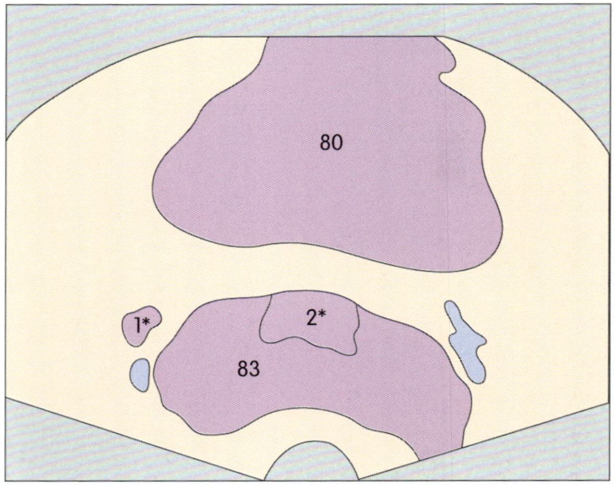

1*：血管，2*：前纤维肌肉基质 ◀

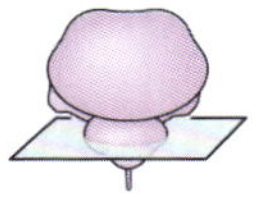

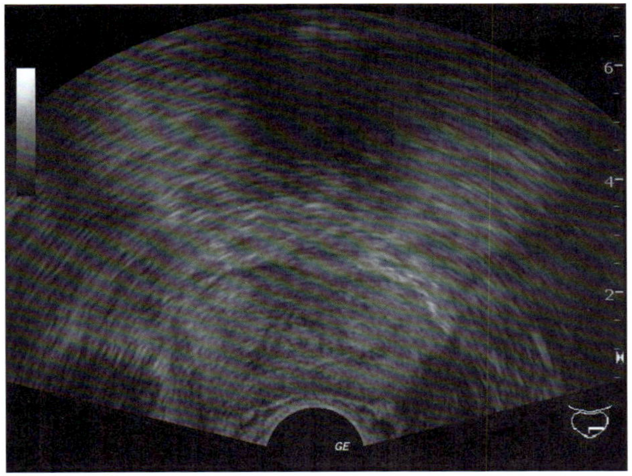

▶ 269　前列腺，膀胱

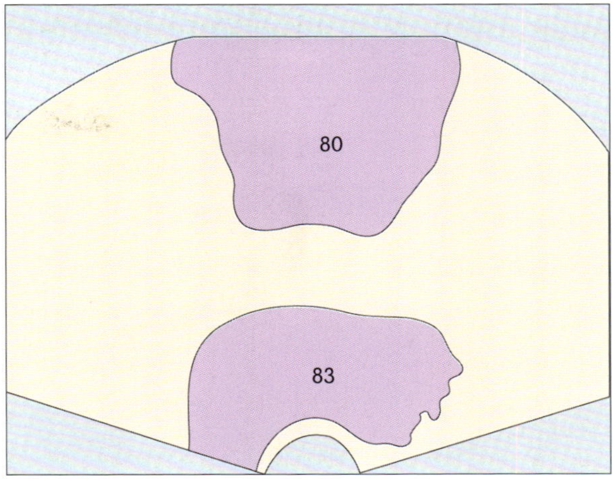

前列腺，膀胱

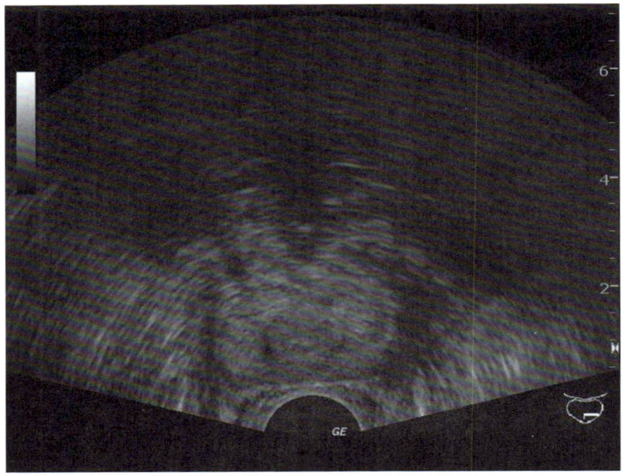

▶ 270　前列腺

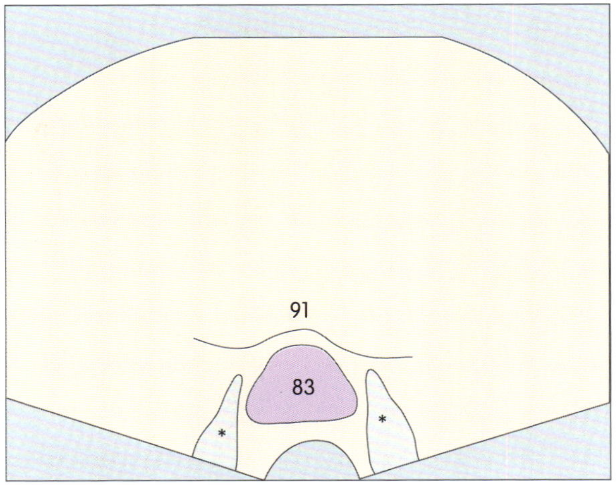

前列腺，耻骨联合。*：盆腔肌肉

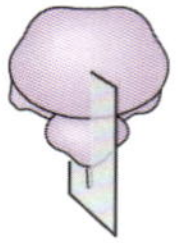

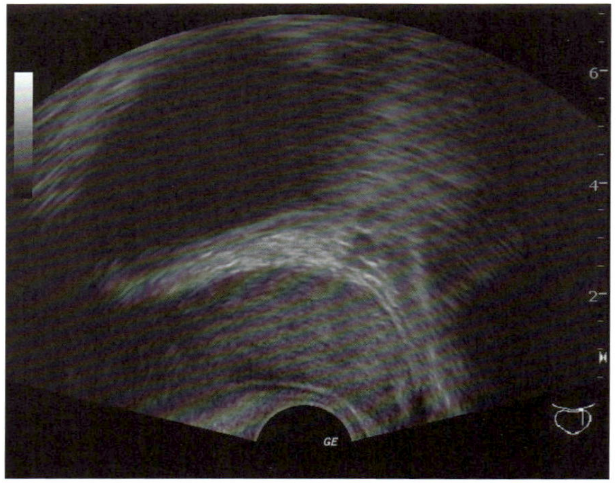

▶ 271　前列腺，膀胱

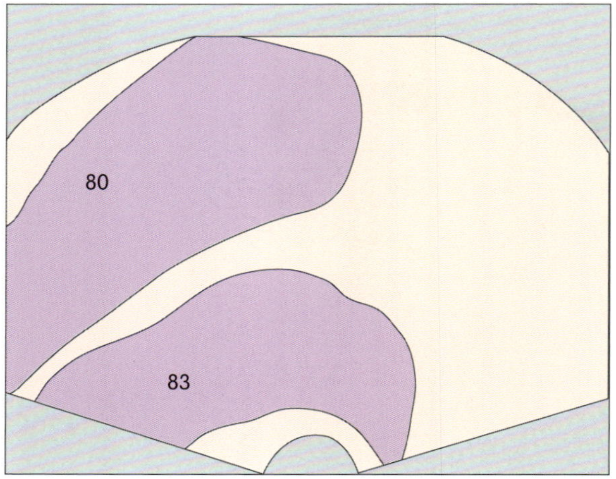

前列腺，膀胱

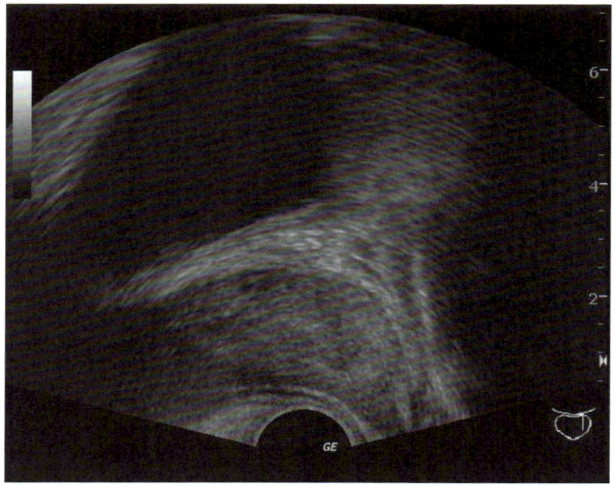

▶ 272　前列腺，膀胱

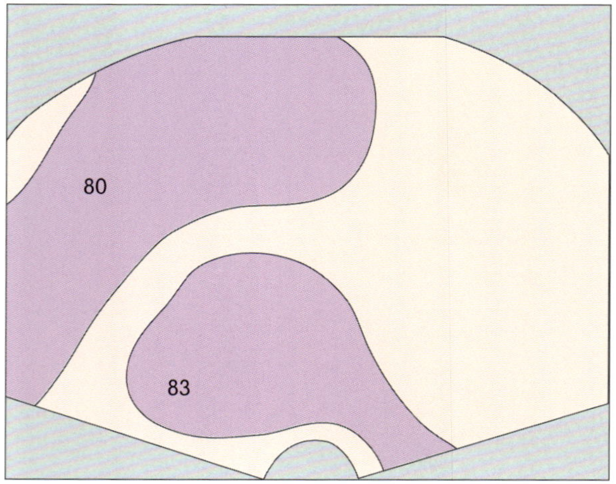

前列腺，膀胱

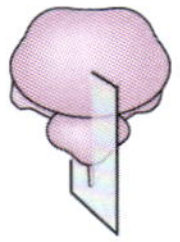

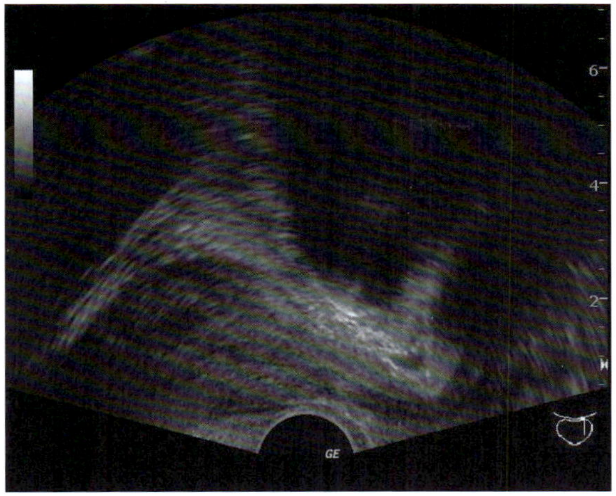

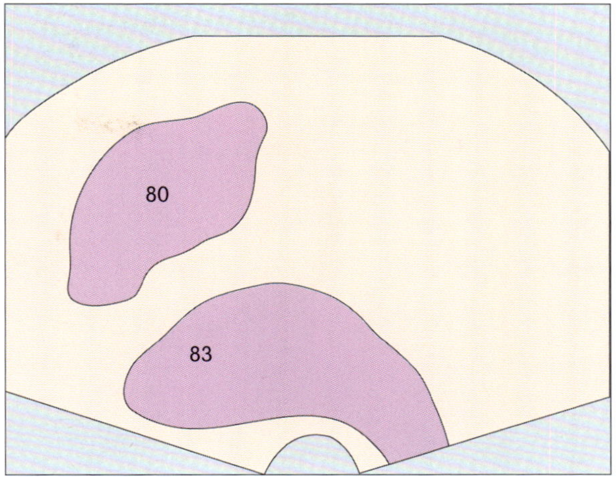

▶ 273　前列腺，膀胱

前列腺，膀胱

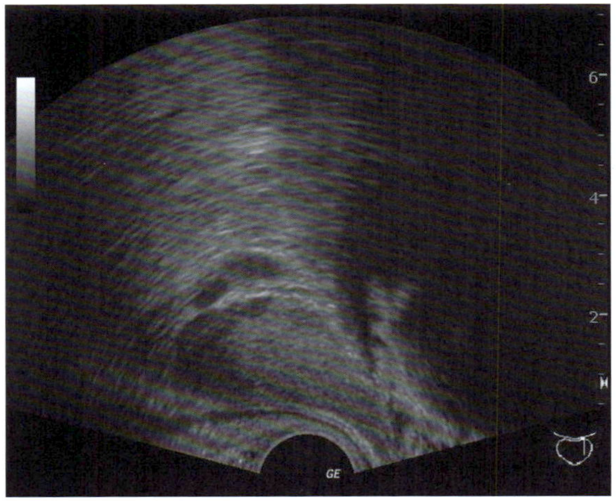

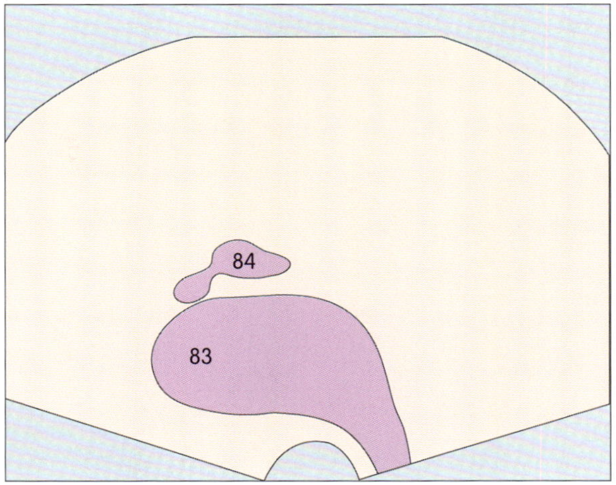

▶ 274　前列腺，精囊

前列腺，精囊

子宫

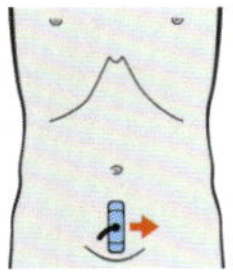

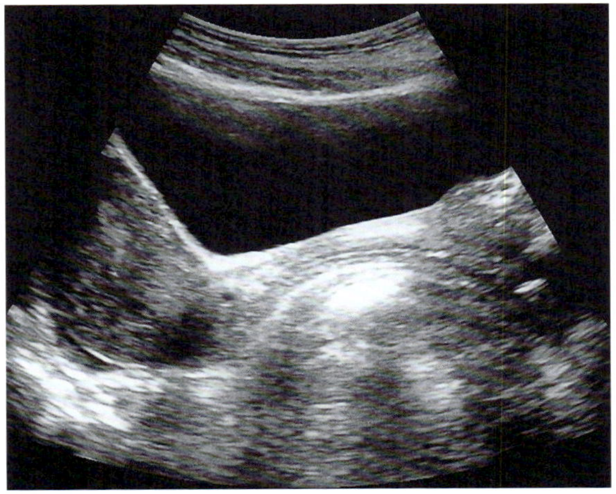

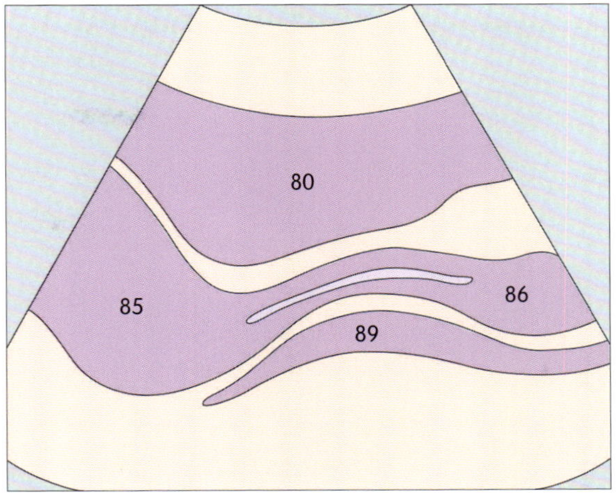

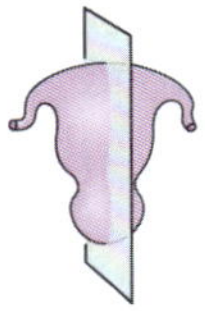

▶ 275　子宫，阴道，膀胱，直肠

阴道位于膀胱的后方，声像图表现为细长的低回声结构，中央可见高回声带

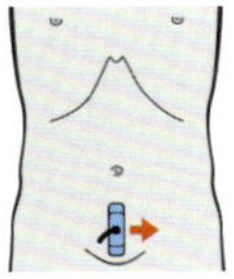

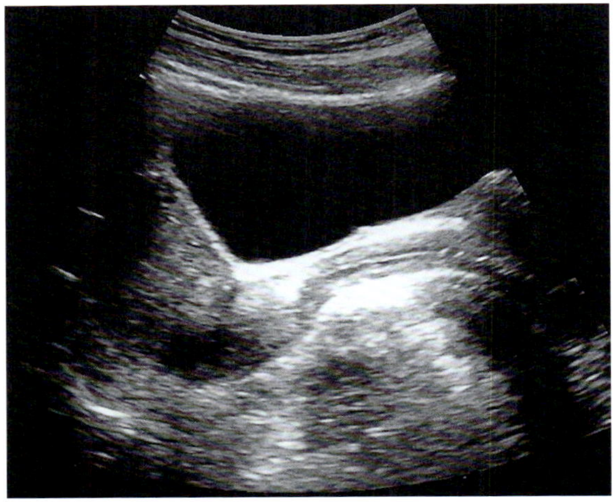

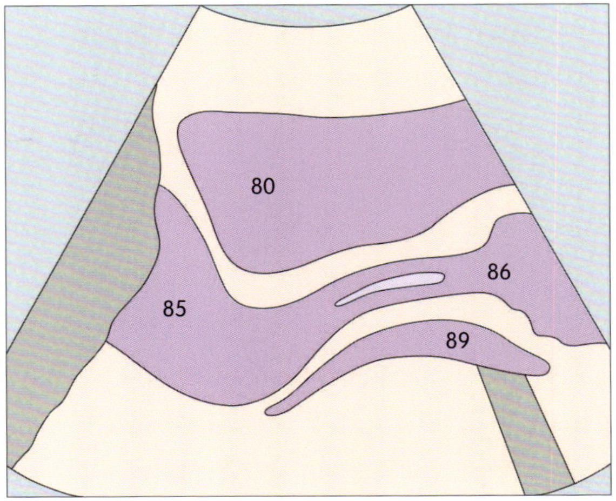

▶ 276　子宫，阴道，膀胱，直肠

子宫由子宫底、子宫体及子宫颈组成

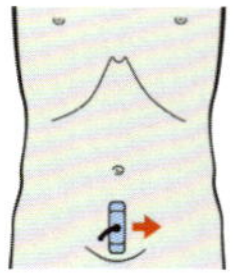

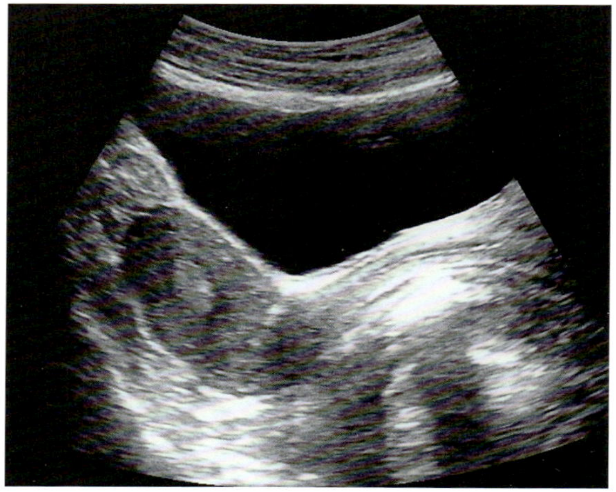

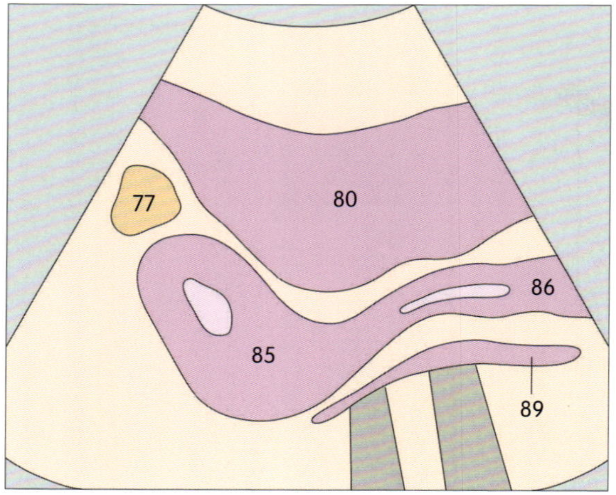

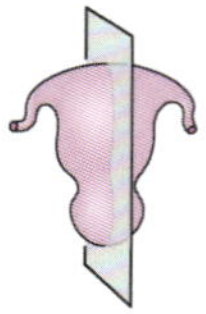

▶ 277　子宫，阴道，膀胱，直肠

子宫腔仅在月经期与妊娠期超声可清晰显示

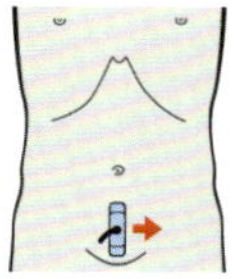

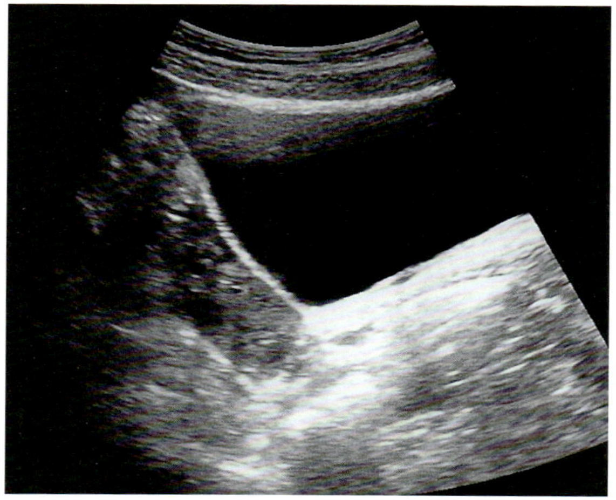

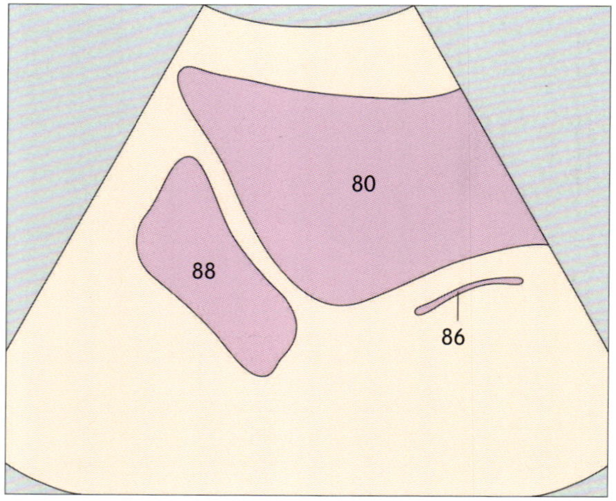

▶ 278　卵巢

卵巢位于充盈膀胱上缘的两侧

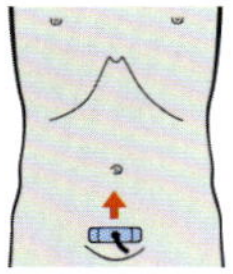
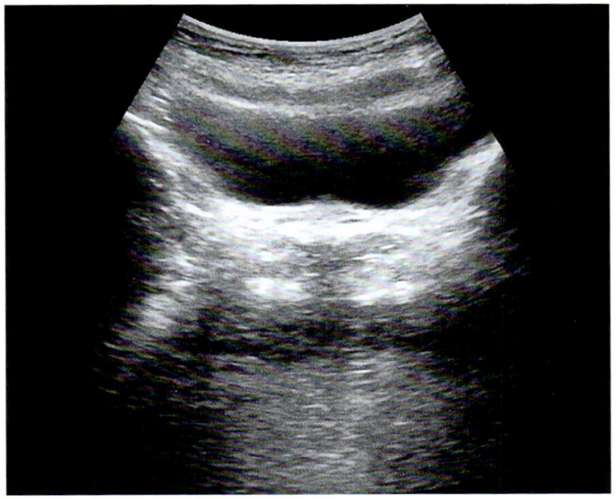
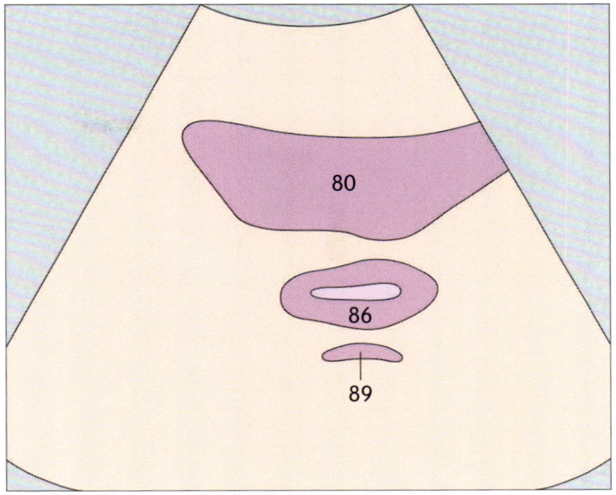

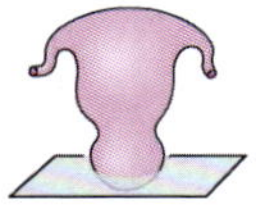

▶ 279　阴道，膀胱，子宫

在横切面上阴道腔呈线条状

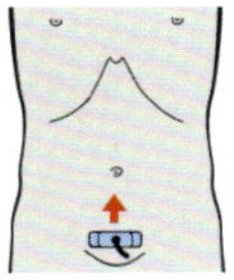
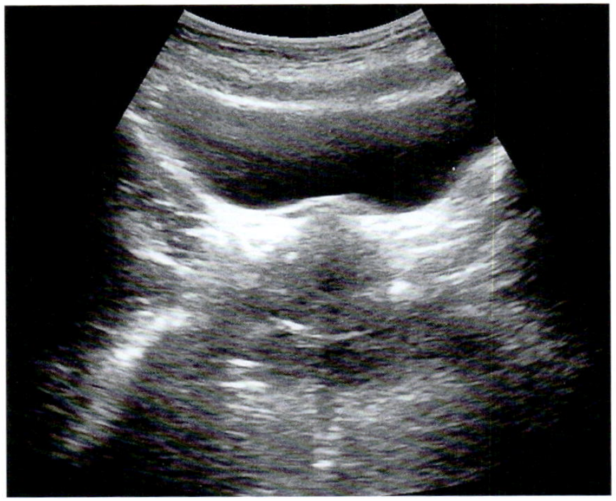
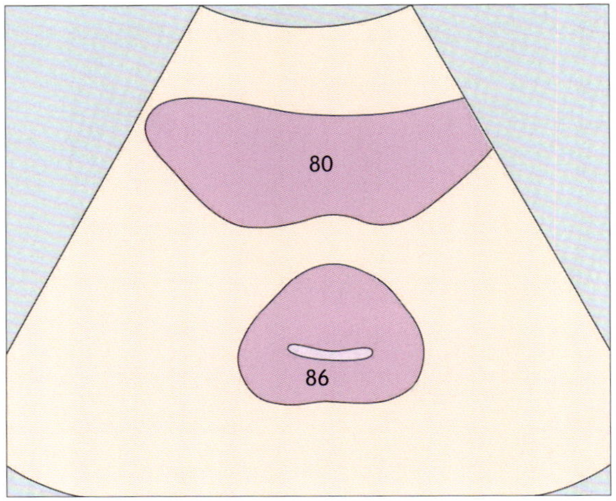

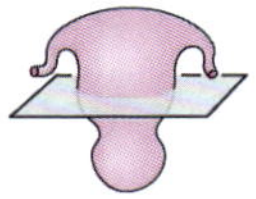

▶ 280　阴道，膀胱

子宫压迫膀胱后壁

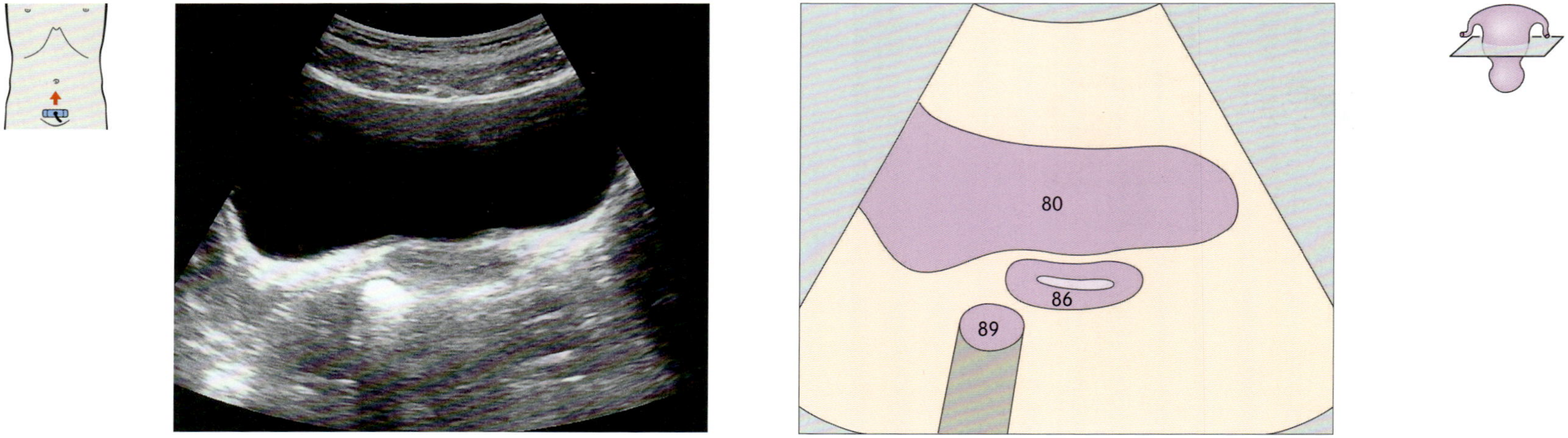

▶ 281　阴道，膀胱，直肠

横切面扫描女性盆腔，自前向后的结构分别为膀胱、膀胱子宫陷凹、子宫和直肠

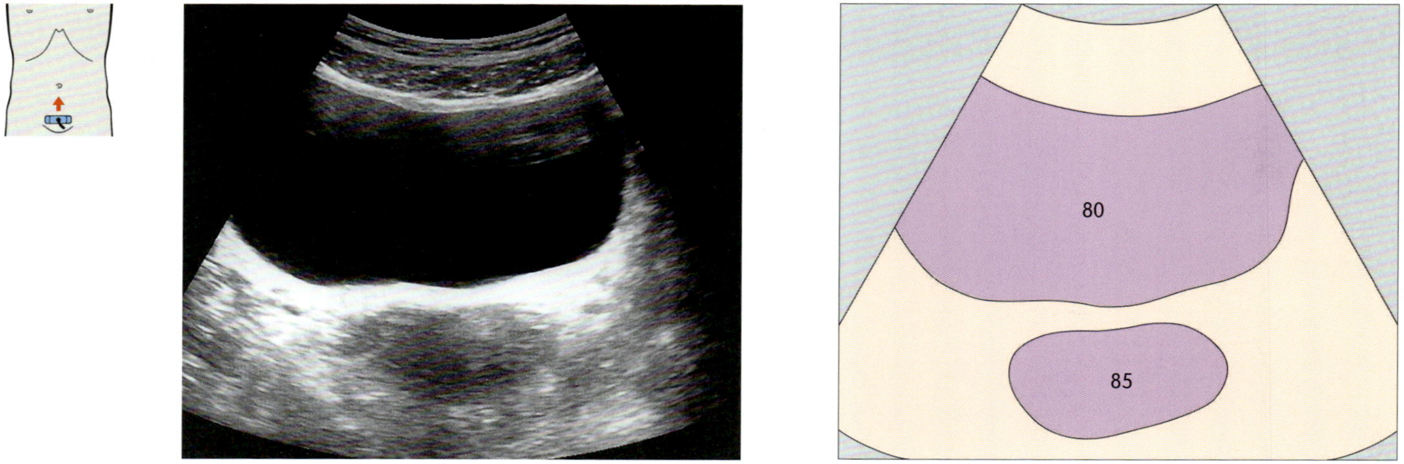

▶ 282　子宫，膀胱

在膀胱充盈的情况下，可以从前方清晰显示子宫

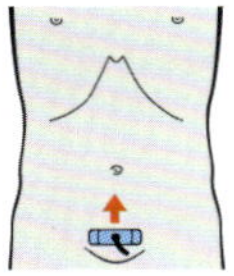

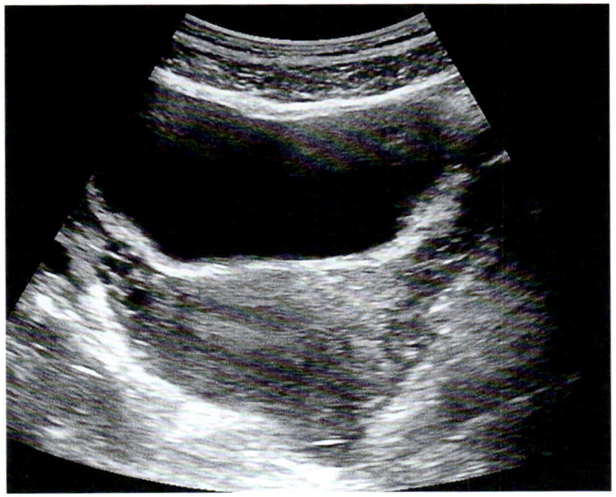

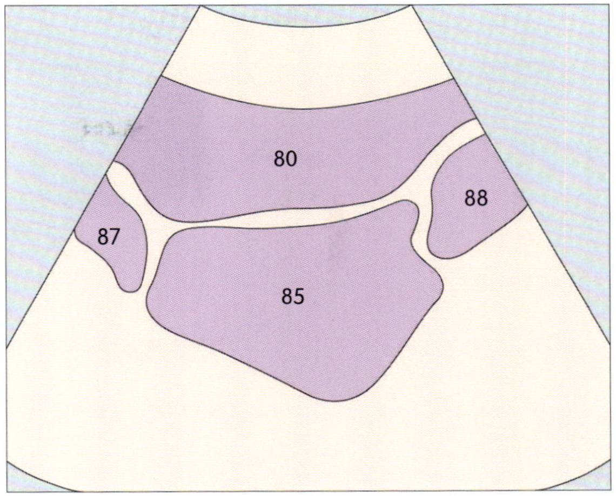

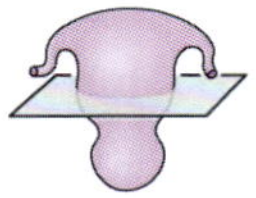

▶ 283 子宫，膀胱，卵巢

卵巢通常位于子宫体水平的两侧

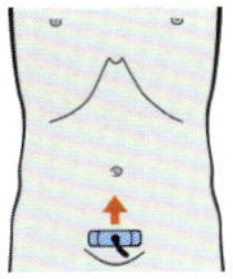

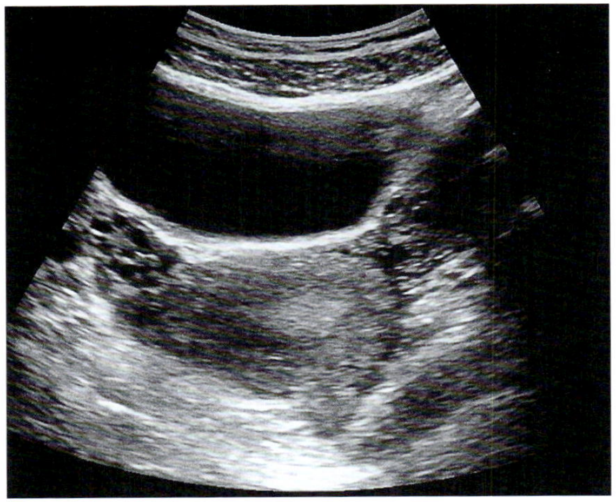

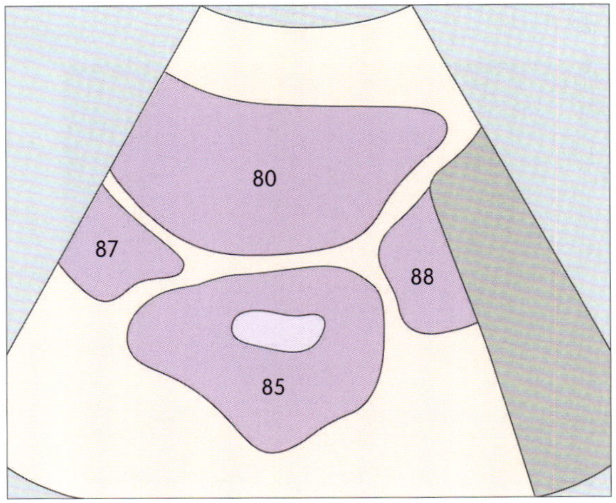

▶ 284 子宫，膀胱，卵巢

卵巢为大约 3 cm 长的椭圆形器官，位置极其多变

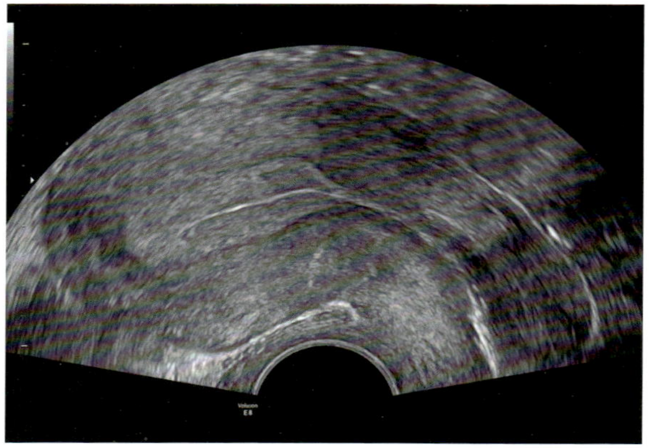

▶ 285　子宫

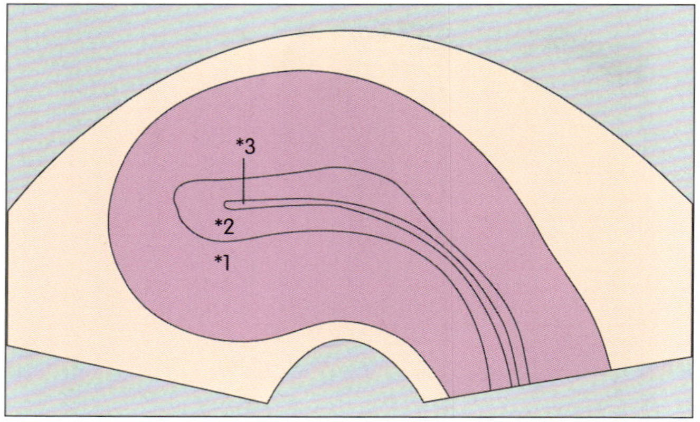

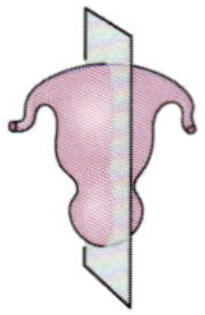

1*: 子宫肌层，2*: 子宫内膜，3*: 宫腔

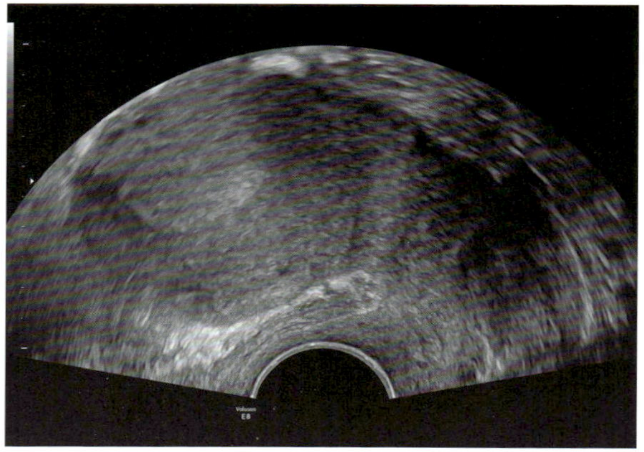

▶ 286　子宫

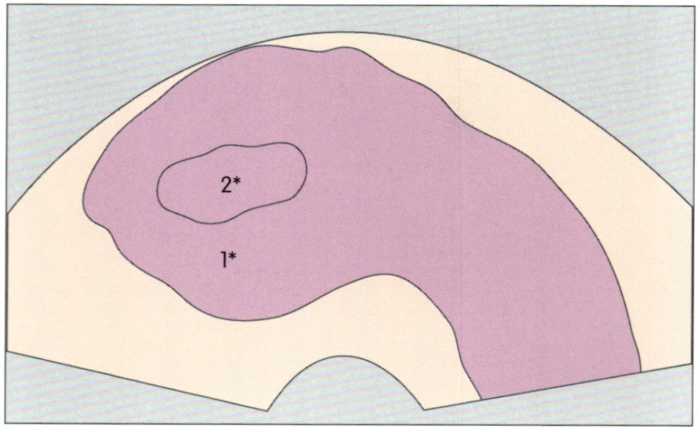

1*: 子宫肌层，2*: 子宫内膜

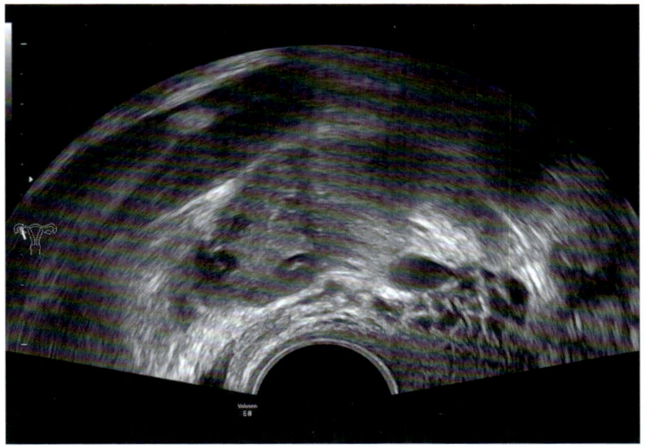

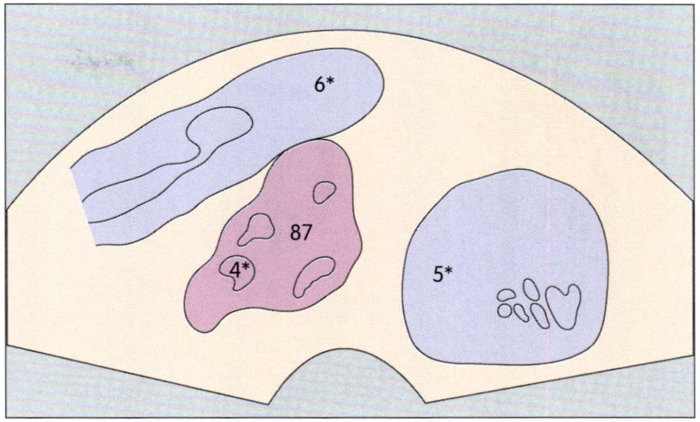

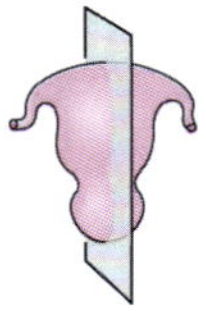

▶287 卵巢

右侧卵巢。4*：卵泡，5*：血管，6*：髂血管

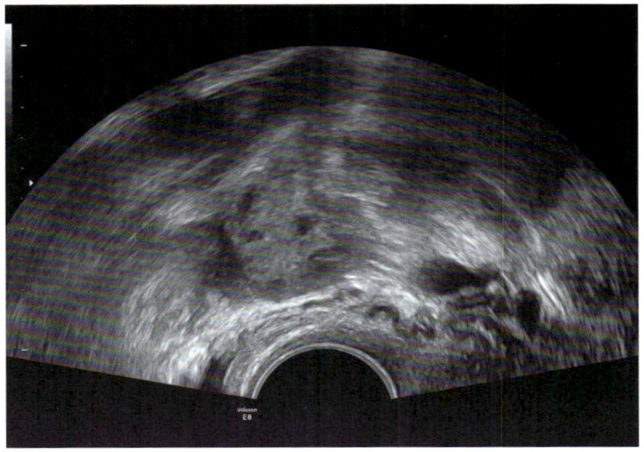

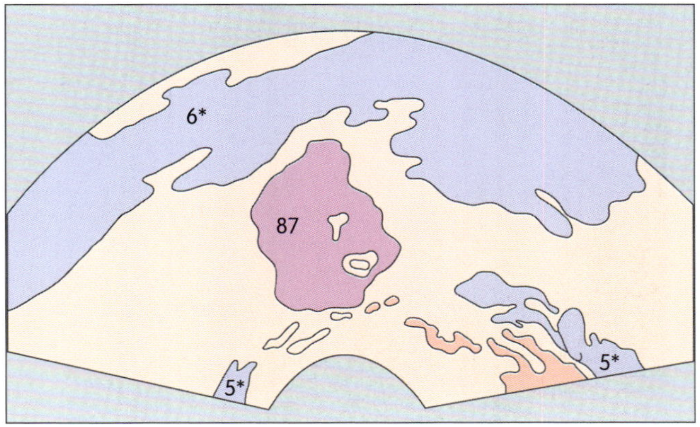

▶288 卵巢

右侧卵巢。5*：血管，6*：髂血管

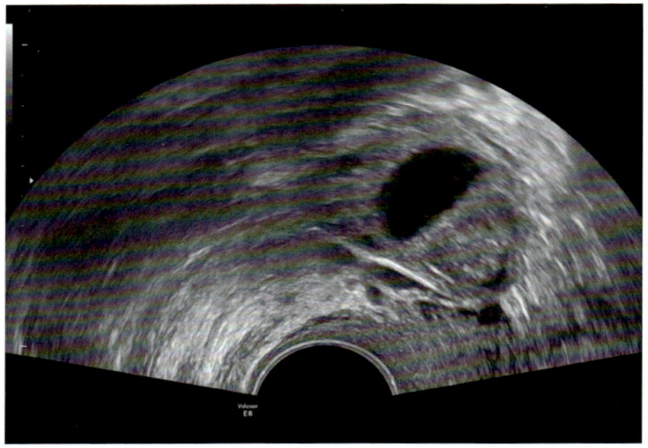

▶ 289　卵巢

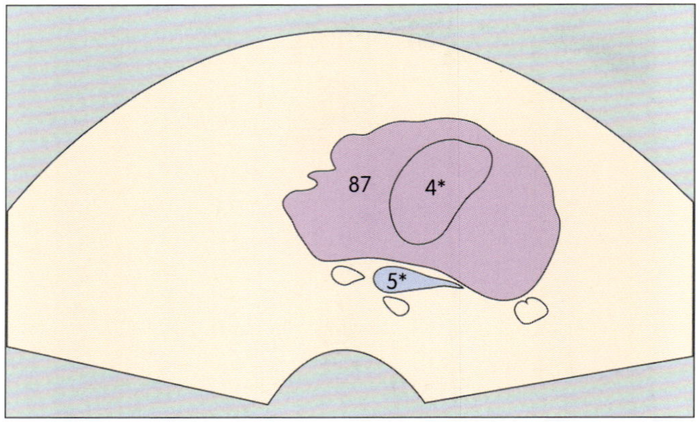

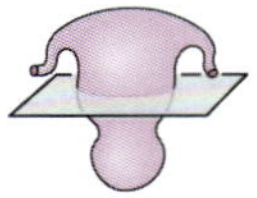

卵巢。4*：卵泡，5*：血管

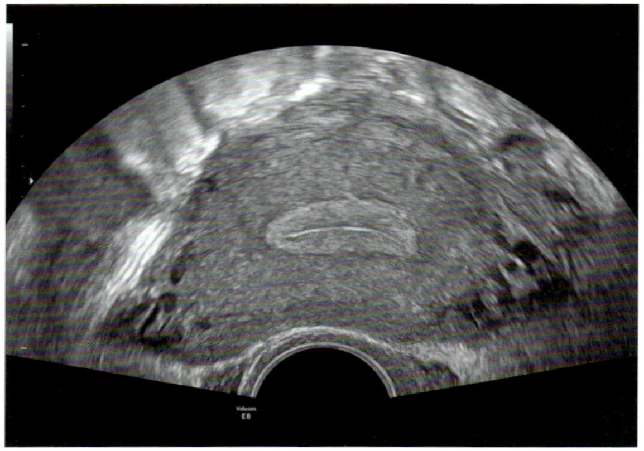

▶ 290　子宫

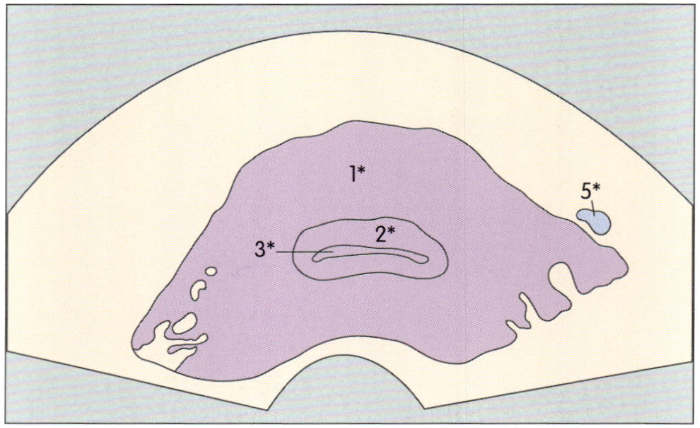

子宫。1*：子宫肌层，2*：子宫内膜，3*：宫腔，5*：血管

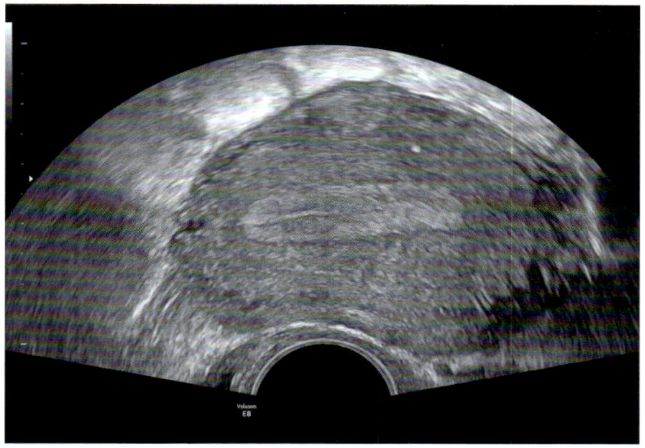

▶ 291 子宫，膀胱，卵巢

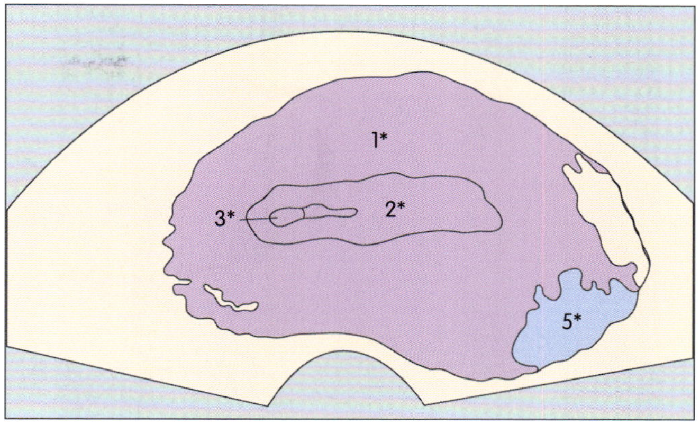

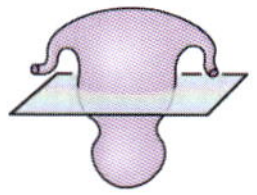

1*：子宫肌层， 2*：子宫内膜， 3*：宫腔，5*：血管

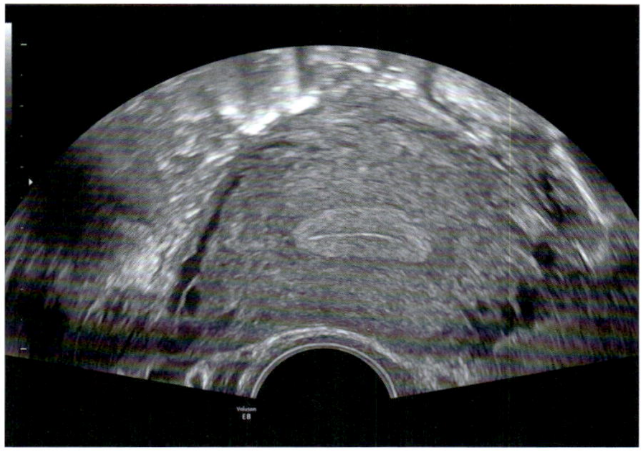

▶ 292 子宫

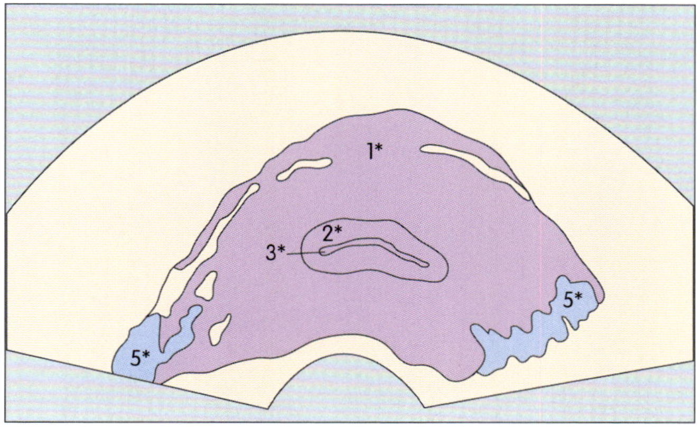

1*：子宫肌层，2*：子宫内膜，3*：宫腔，5*：血管

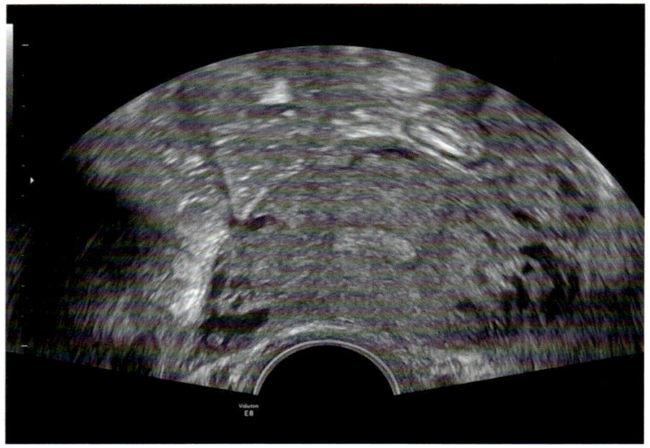

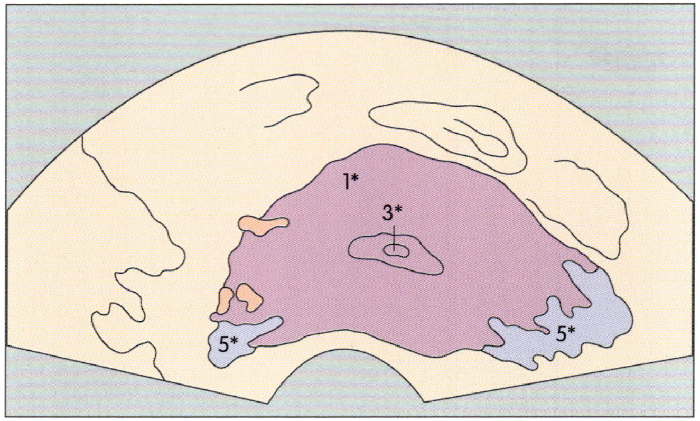

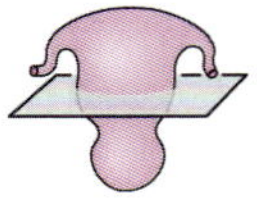

▶ 293　子宫

1*：子宫肌层，2*：子宫内膜，3*：宫腔，5*：血管

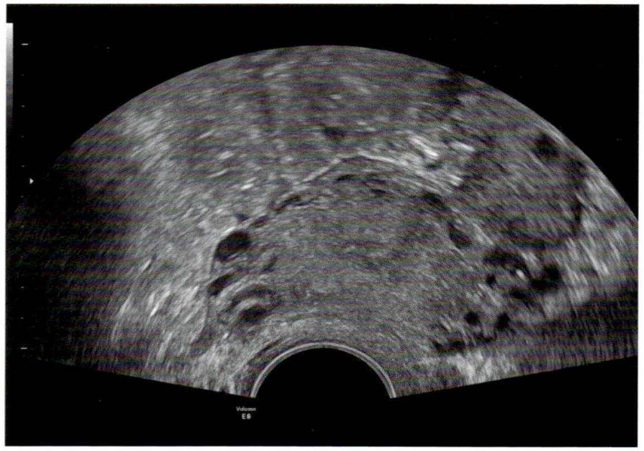

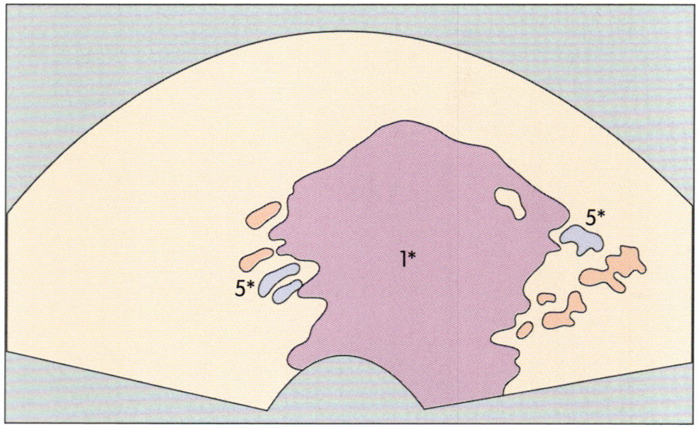

▶ 294　子宫

1*：子宫肌层，5*：血管

甲状腺

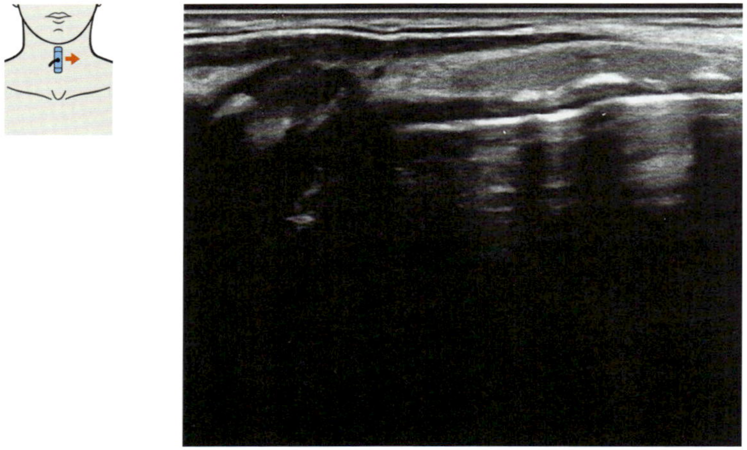

▶ 295　甲状腺峡部

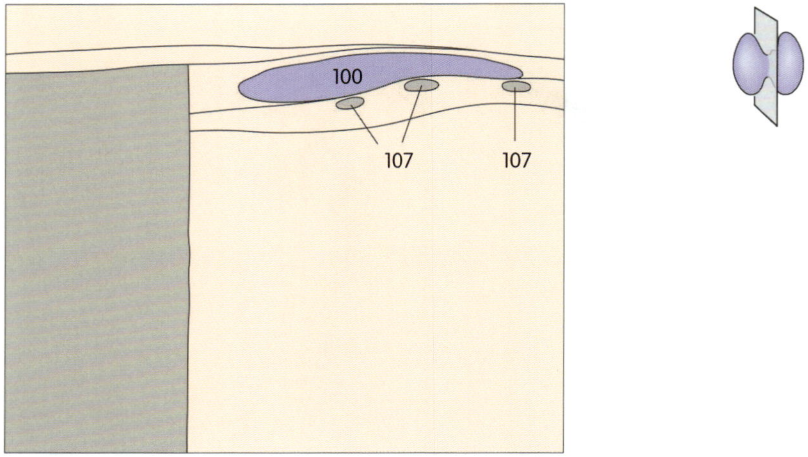

气管位于甲状腺峡部正后方

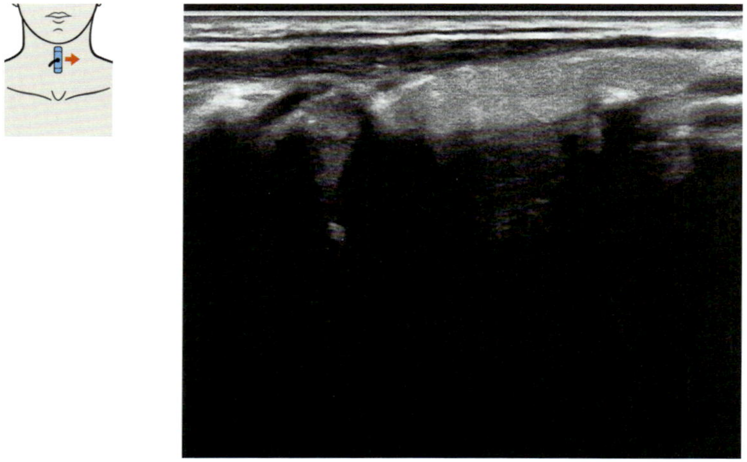

▶ 296　甲状腺峡部

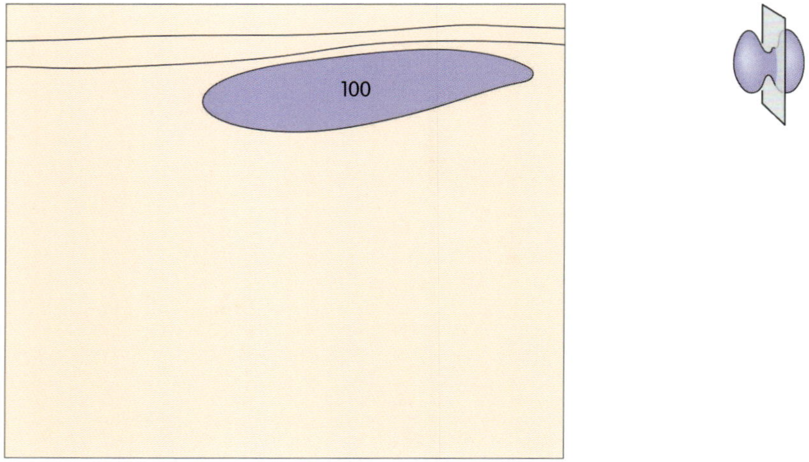

甲状腺超声检查需要高分辨率探头

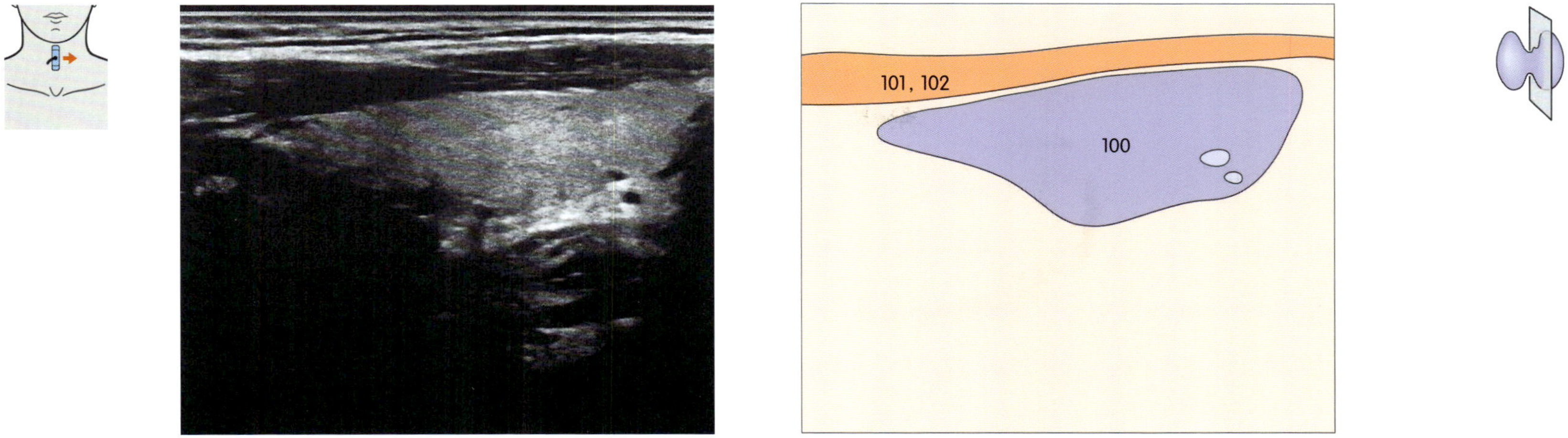

▶ 297　甲状腺左侧叶，胸骨舌骨肌，胸骨甲状肌

正常甲状腺实质内可见少量血管

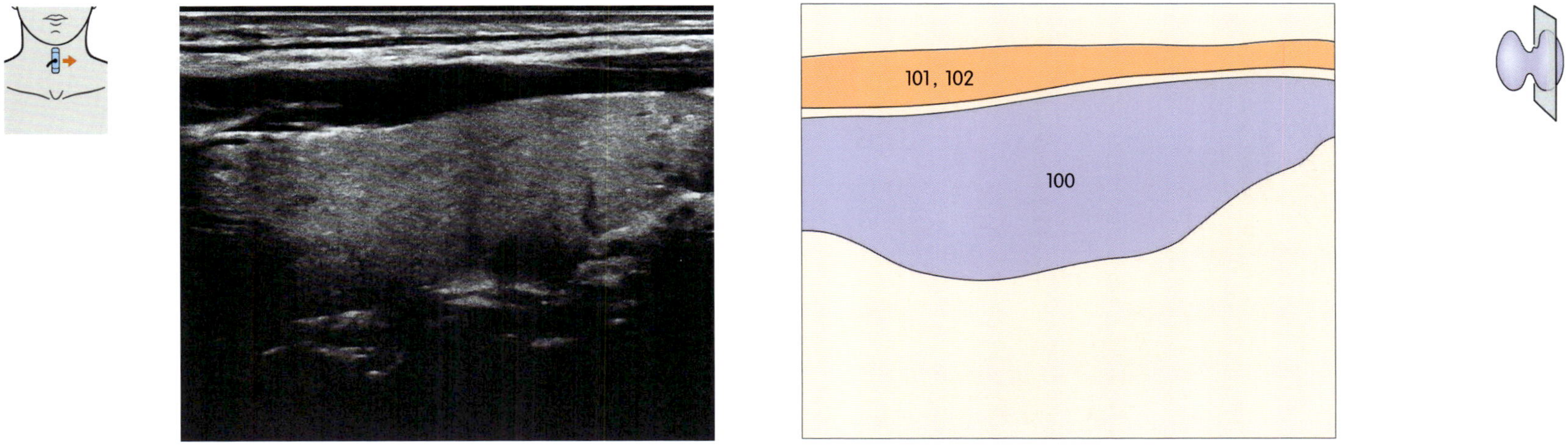

▶ 298　甲状腺左侧叶，胸骨舌骨肌，胸骨甲状肌

胸骨舌骨肌和胸骨甲状肌位于甲状腺前方

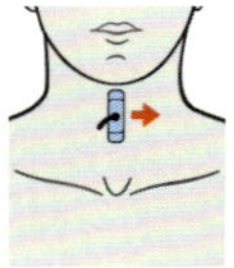

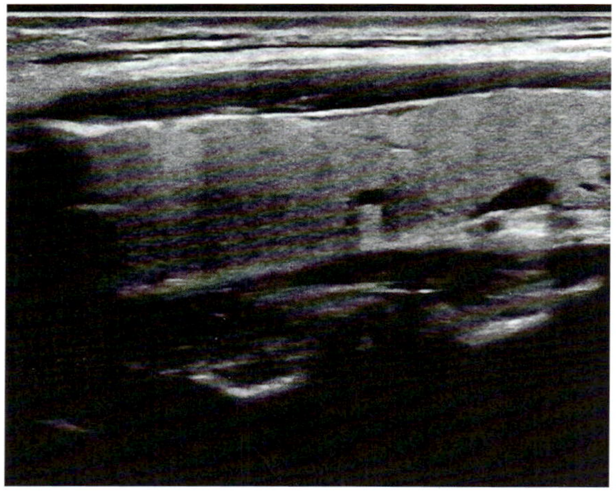

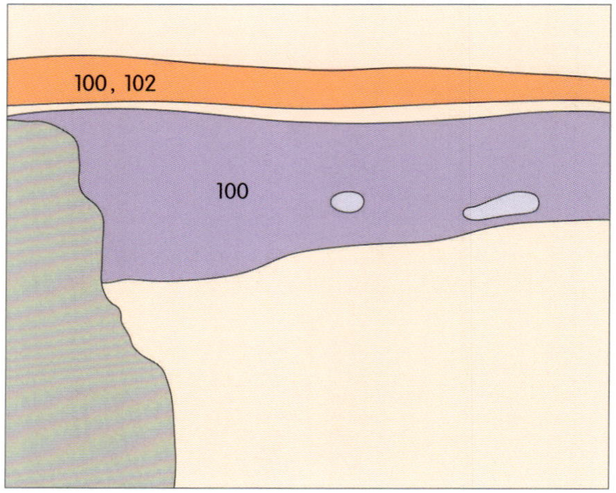

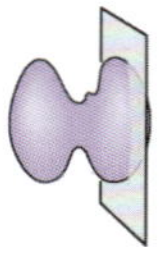

▶ 299 甲状腺左侧叶，胸骨舌骨肌，胸骨甲状肌

正常甲状腺实质回声均匀

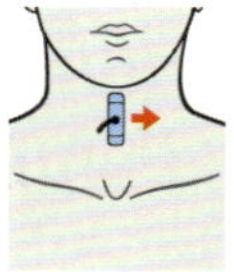

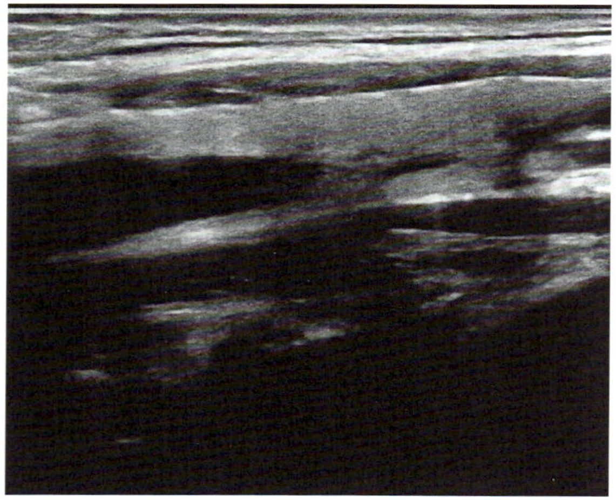

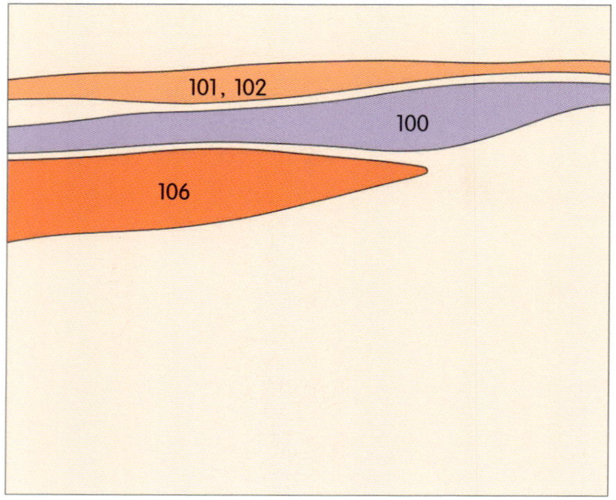

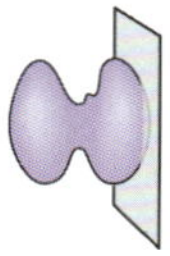

▶ 300 甲状腺左侧叶，颈总动脉

甲状腺纵切面形态狭长

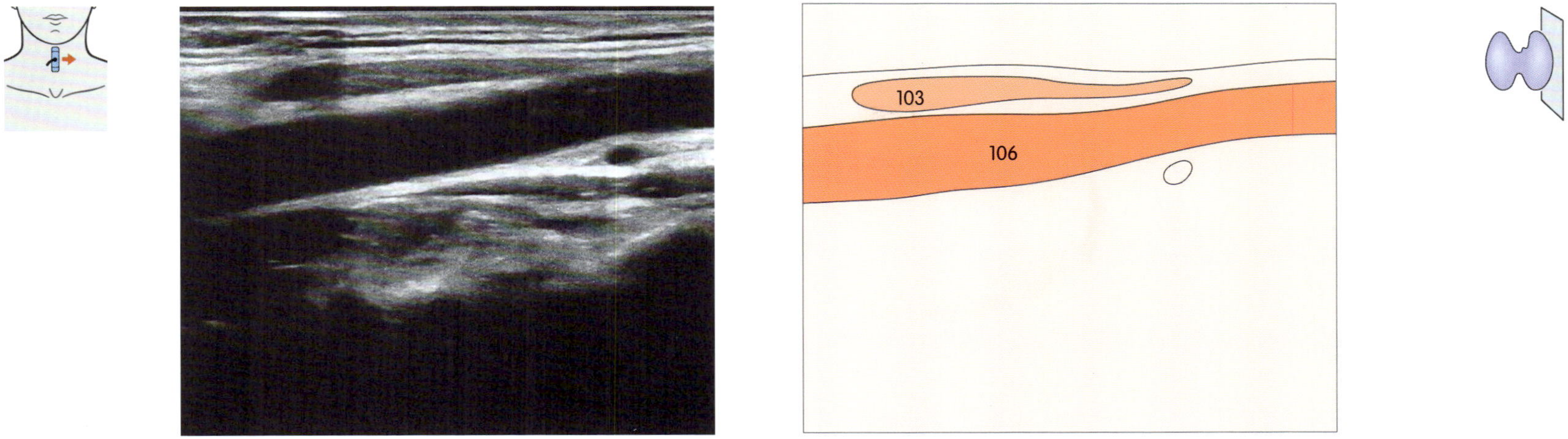

▶ 301　颈内静脉，胸锁乳突肌

颈总动脉紧邻甲状腺侧面

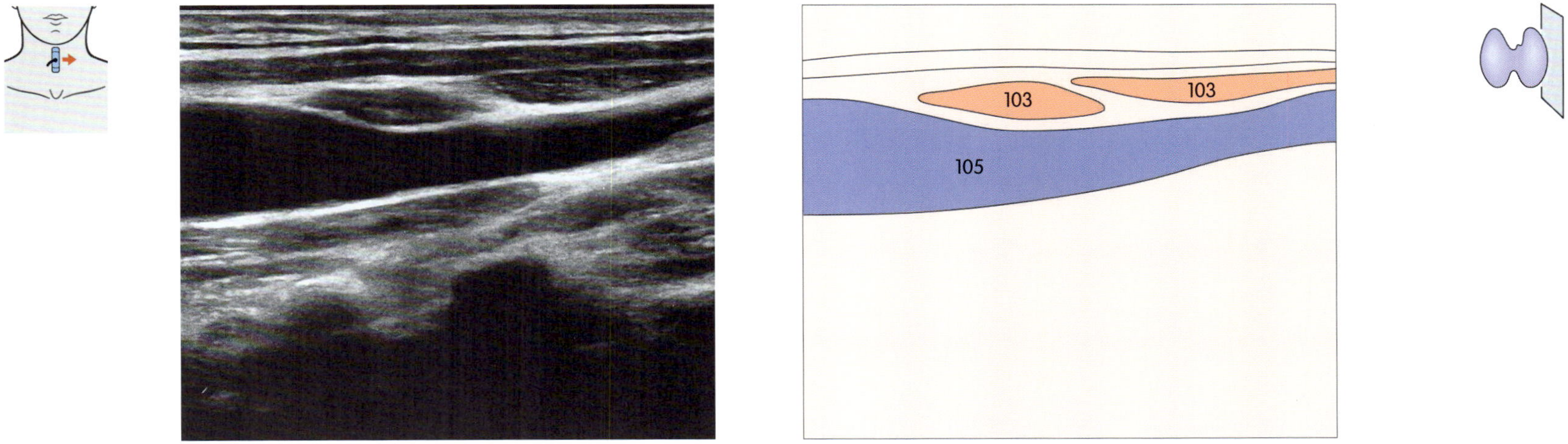

▶ 302　颈内静脉，胸锁乳突肌

管径较粗的颈内静脉位于颈总动脉外侧

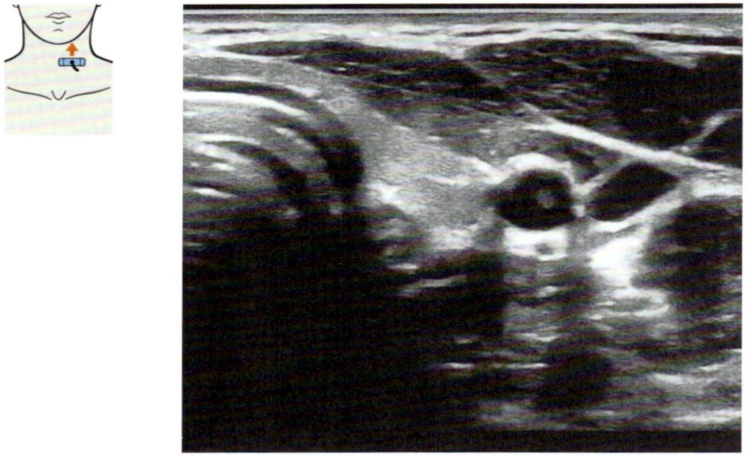

▶ 303　甲状腺左侧叶，颈总动脉，颈内静脉

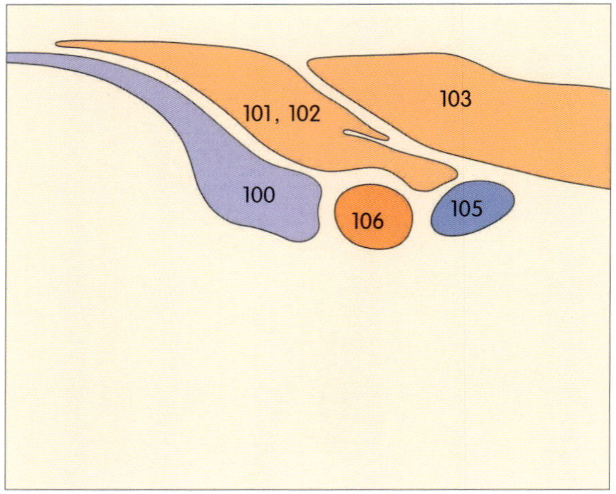

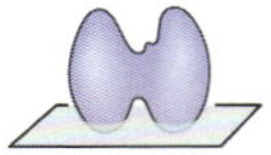

颈部大血管位于甲状腺的外侧

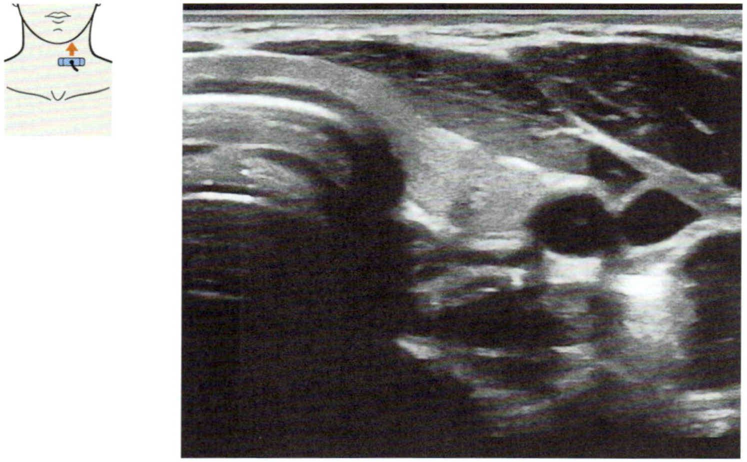

▶ 304　甲状腺左侧叶，颈总动脉，颈内静脉

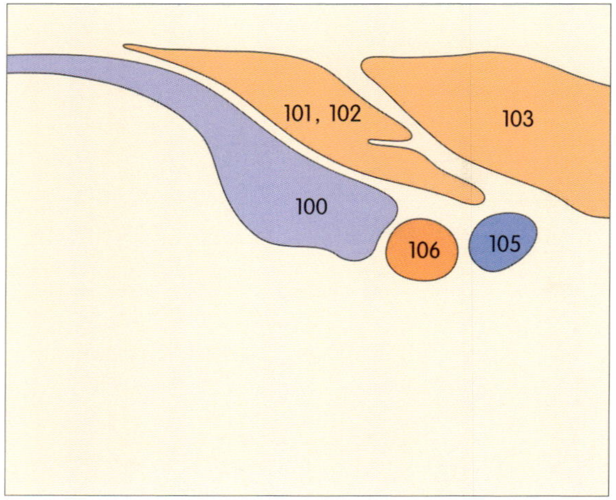

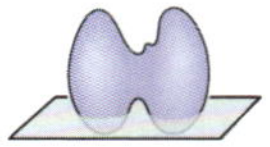

横切面扫描，颈总动脉位于甲状腺外侧

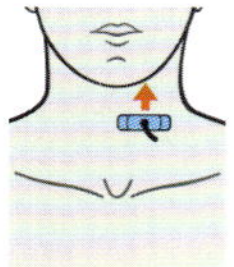

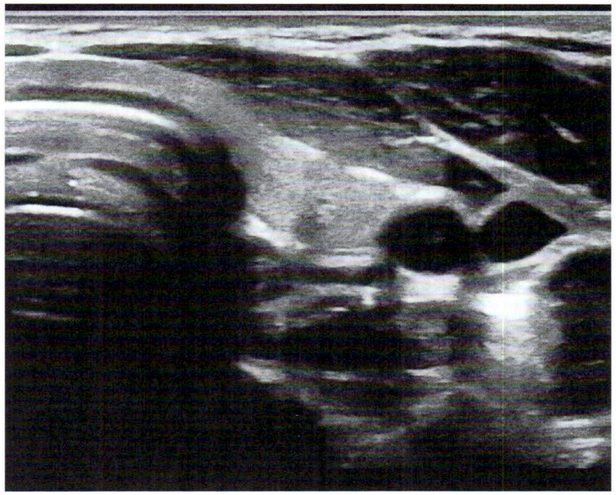

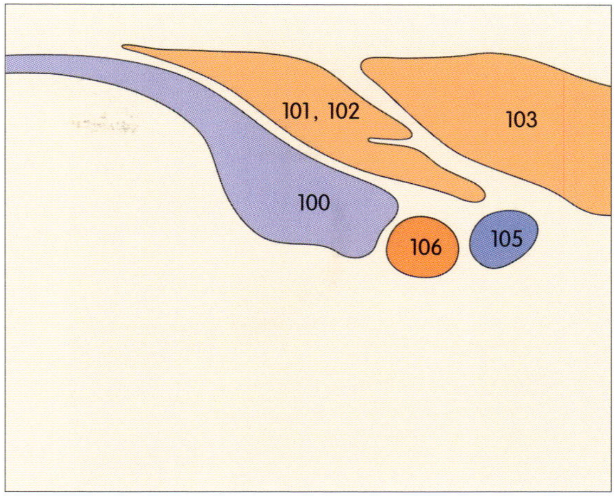

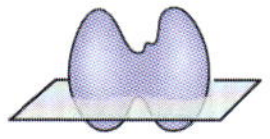

▶ 305 甲状腺左侧叶，颈总动脉，颈内静脉

颈内静脉为一类圆形低回声管腔结构，与颈总动脉相毗邻

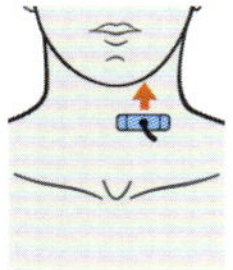

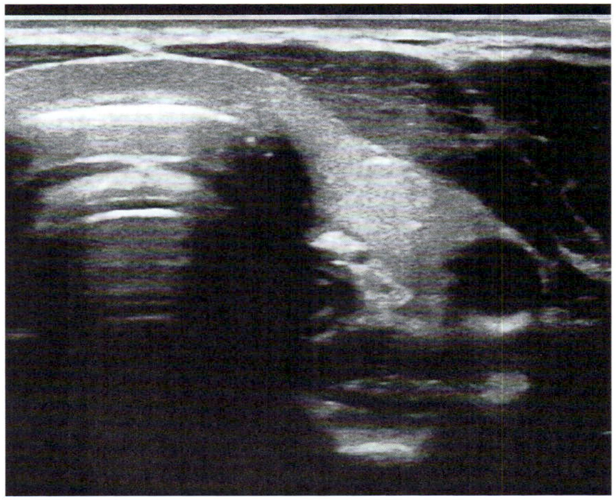

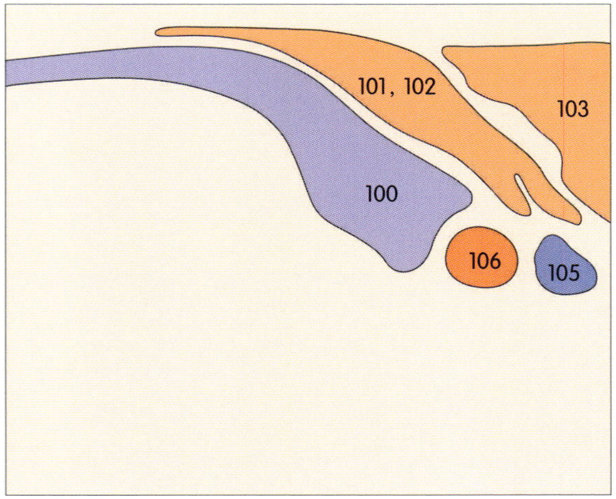

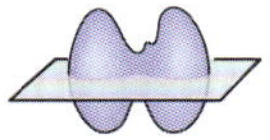

▶ 306 甲状腺左侧叶，颈总动脉，颈内静脉

胸锁乳突肌是位于甲状腺前外侧的一块强有力的肌肉

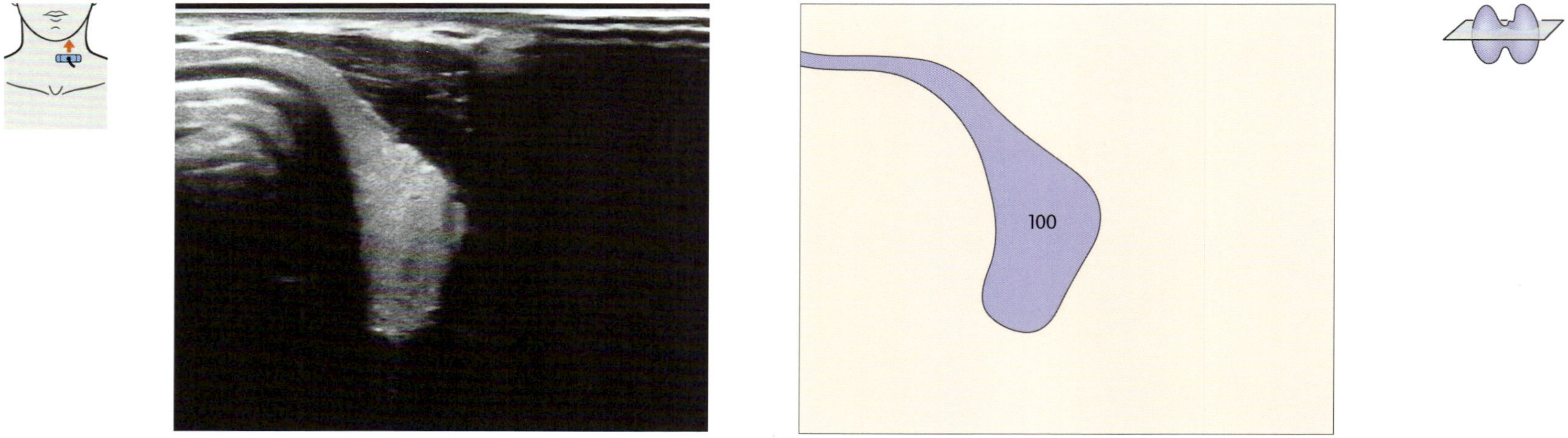

▶ 307　甲状腺左侧叶

甲状腺呈蝶形，边缘光滑，内部呈高回声

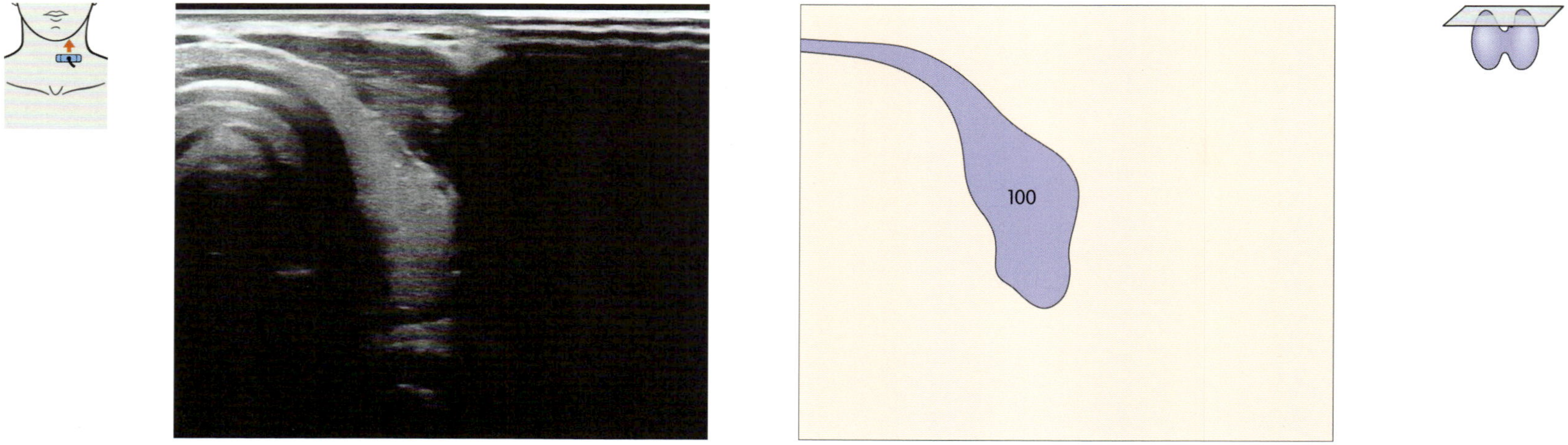

▶ 308　甲状腺左侧叶

甲状旁腺位于甲状腺侧叶和上极的后方。除非甲状旁腺体积增大，否则超声很难显示

肝脏、胆囊和胆总管正常超声测量值

▶ 肝脏

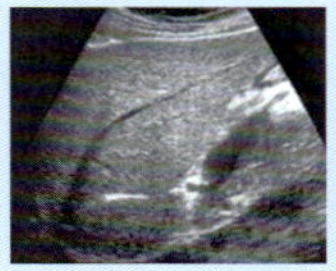

纵切面

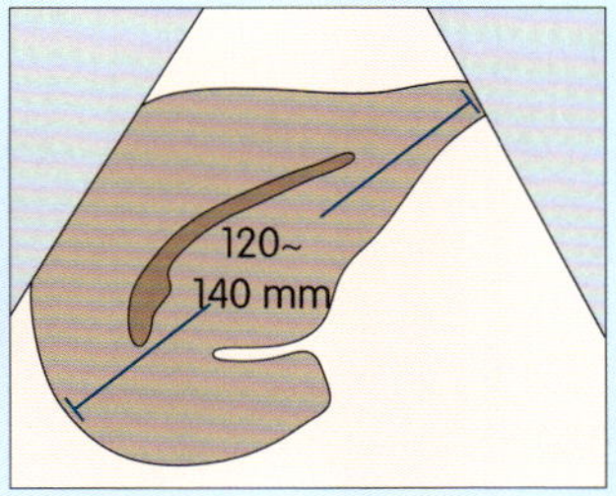

最大斜径
<140 mm
前后径
<120 mm

肝下缘角：
左侧 <30°，
右侧 <45°

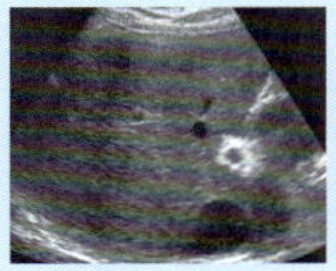

横切面

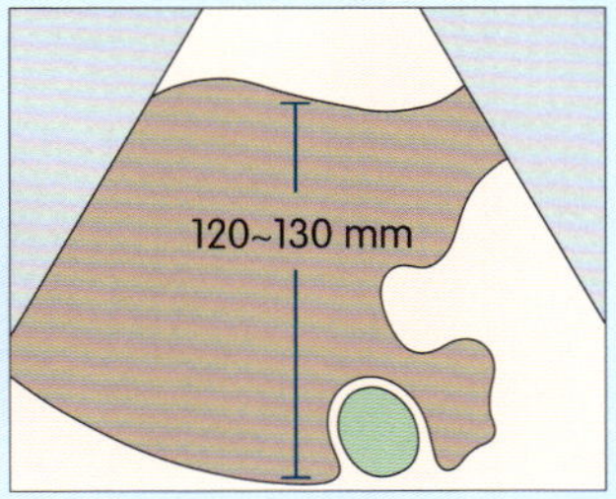

▶ 胆囊

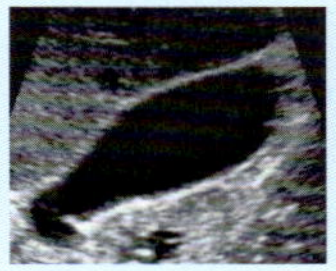

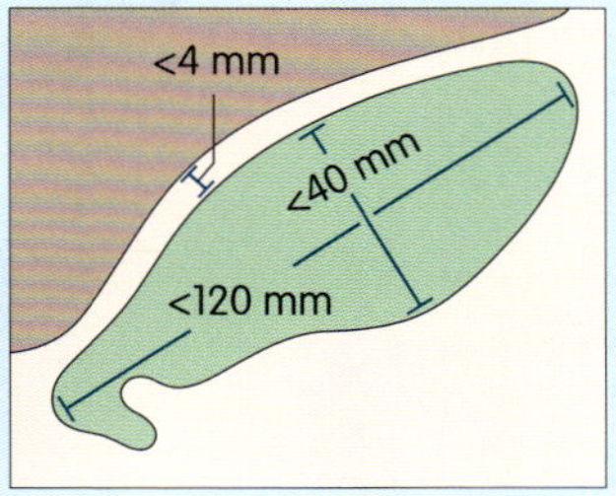

长度
<120 mm
宽度
<40mm
胆囊壁厚度
<4mm

▶ 胆总管

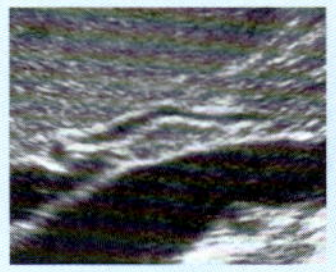

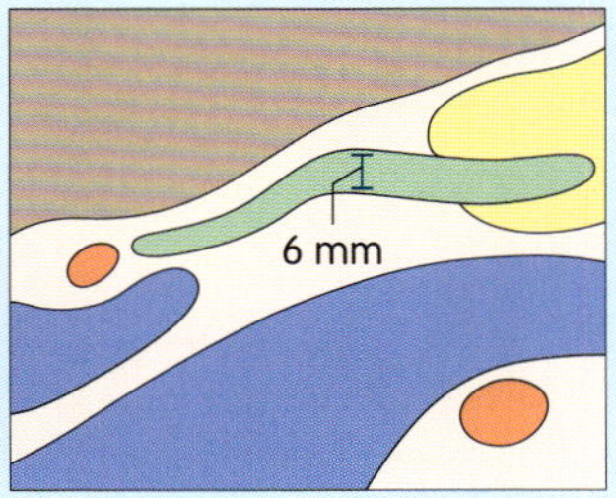

正常宽度
<6 mm

胆囊切除
术后宽度
<9 mm

大血管正常超声测量值

▶ 腹主动脉

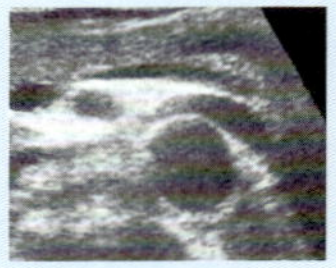

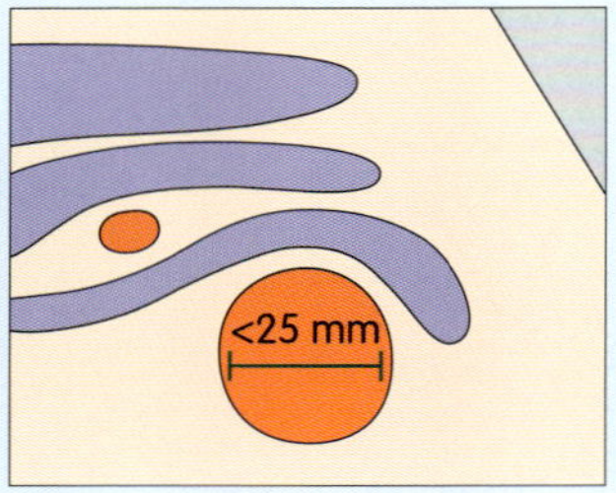

头侧（近心端）

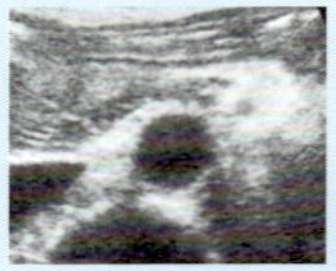

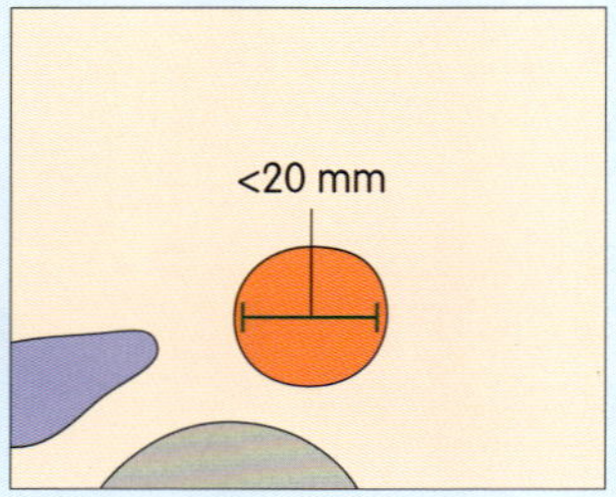

尾侧（远心端）

▶ 下腔静脉

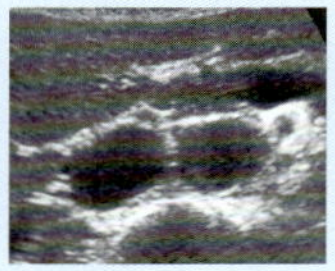

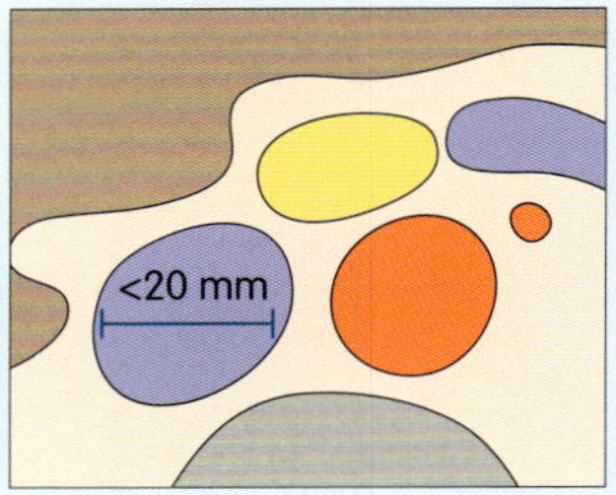

▶ 门静脉

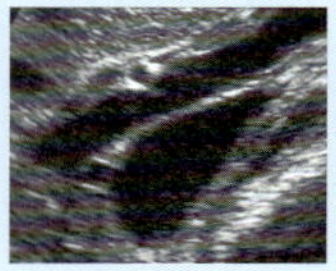

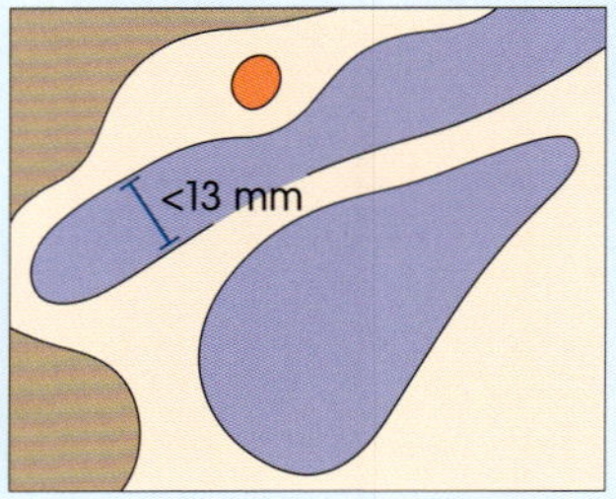

前列腺和甲状腺正常超声测量值

▶ 前列腺癌

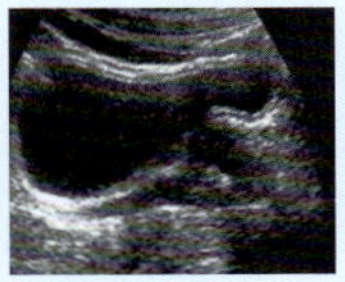

纵切面

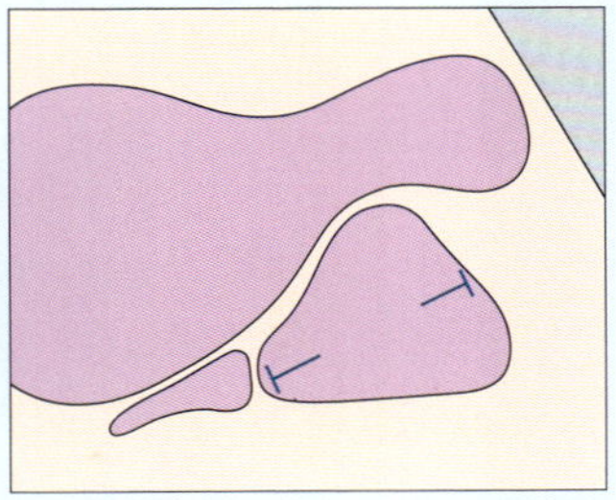

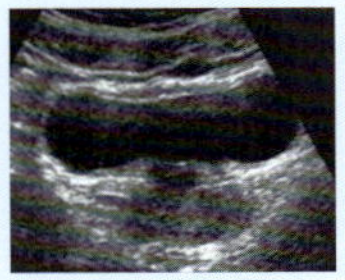

横切面

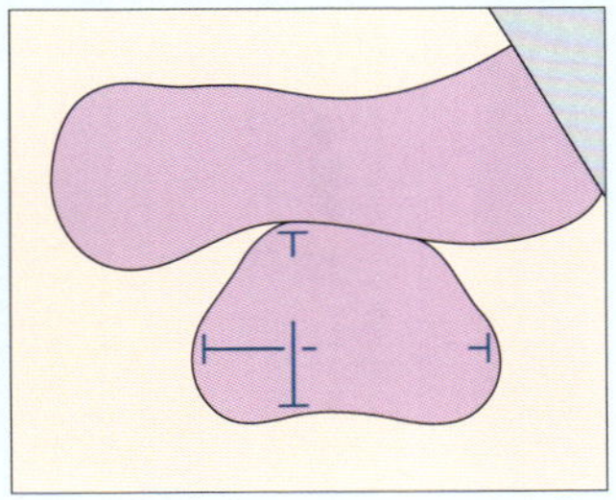

左右径 <45 mm
前后径 <35 mm
上下径 <35 mm
体积 <25 mL

▶ 甲状腺

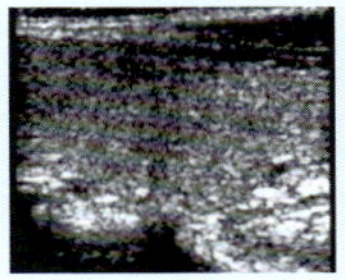

纵切面

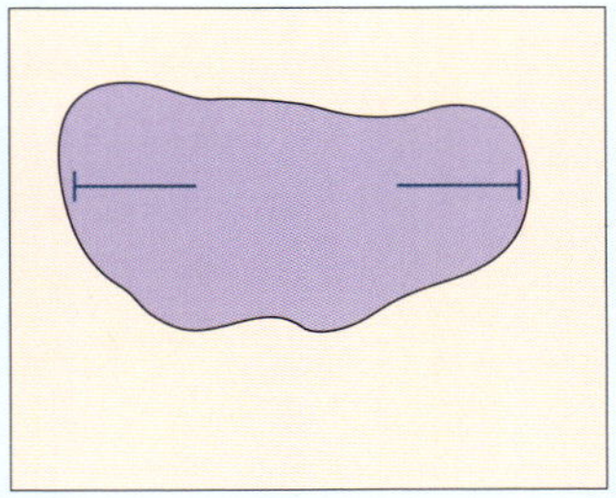

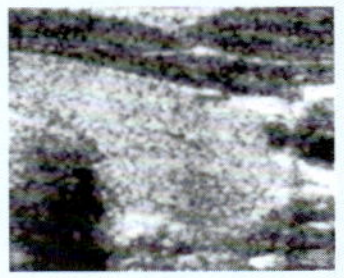

横切面

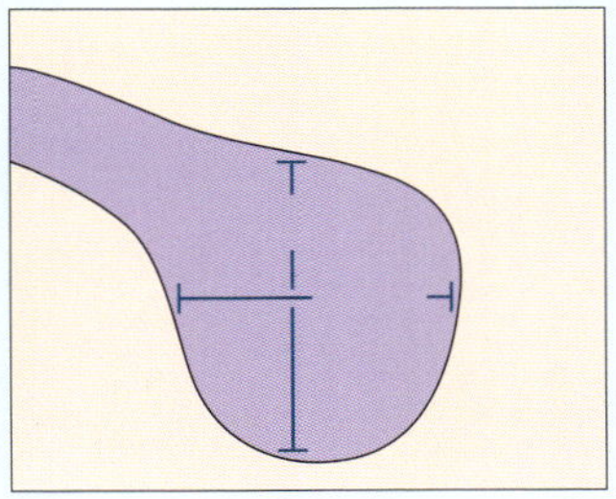

上下径 40~70 mm
左右径 10~30 mm
前后径 10~20 mm
男性的体积 <25 mL
女性的体积 <20 mL

1 腹主动脉
2 髂动脉
3 腹腔干
4 肝动脉
5 脾动脉
6 胃左动脉
7 肠系膜上动脉
8 右肾动脉
9 左肾动脉

10 下腔静脉
11 肝左静脉
12 肝中静脉
13 肝右静脉
14 右肾静脉
15 左肾静脉
16 髂静脉
17 门静脉
18 脾静脉
19 肠系膜上静脉

20 肝右叶
21 肝左叶
22 方叶
23 尾状叶
24 肝圆韧带
25 静脉韧带
26 外侧段
27 内侧段
28 前段
29 后段

30 胆囊
31 胆囊底
32 胆囊体
33 胆囊颈
34 胆囊漏斗部
35 螺旋皱襞
36 胆总管
37 胆囊管

40 胰腺
41 胰头
42 胰体
43 胰尾
44 钩突
45 胰管

50 脾脏
51 副脾

60 右肾
61 左肾
62 肾皮质
63 肾柱
64 肾锥体
65 肾盂
66 输尿管
67 –
68 –
69 肾上腺

70 胃
71 胃底
72 胃体
73 胃窦
74 贲门
75 十二指肠球部
76 十二指肠
77 小肠
78 结肠肝曲
79 结肠脾曲

80 膀胱
81 输尿管开口
82 尿道
83 前列腺
84 精囊
85 子宫
86 阴道
87 右侧卵巢
88 左侧卵巢
89 直肠

90 脊柱
91 耻骨联合
92 声影
93 气体
94 伪影
95 腰大肌
96 膈肌
97 骨盆
98 心脏

100 甲状腺
101 胸骨舌骨肌
102 胸骨甲状肌
103 胸锁乳突肌
104 肩胛舌骨肌
105 颈内静脉
106 颈总动脉
107 气管软骨